# Nutrition for Dummies

## (7th Edition)

# 人人都能看懂的营养学

## （第 7 版）

［美］卡罗尔·安·林兹勒（Carol Ann Rinzler） 著

刘燕萍　王嫩寒　钟　岚　译

马良坤　审译

**WILEY**

 湖南科学技术出版社 · 长沙

国家一级出版社　全国百佳图书出版单位

# 引 言

　　1997 年出版的《人人都能看懂的营养学》( Nutrition For Dummies )( 第
1 版 ) 一开始就指出，过去，人们只是坐下来吃饭，吃东西仅仅是为了填饱
肚子，或者只是为了开心。没有人会说："哇，那奶油汤含有大量卡路里！"
也没有人会问："面包是不是高纤维面包？"也没有人会因为鸡肉上还带着鸡
皮而感到不安。而如今，餐桌已成为健康和快乐之间的战场。您精确地计划
着饮食，就像将军在前线指挥军队战斗一般。对大多数人来说，吃对身体有
益的而不仅仅是美味的食物已经成为一场终生的斗争。

　　之后的 6 个版本，包括您现在读到的这一版，都在不断增添新的知识，
旨在结束这场对良好营养的需求和对美味佳肴的欲望之间的战争。本书根据
营养学研究人员提供的事实和数据，让您更加清楚地知道，哪些食物有益且
美味——反之亦然。

# 关于本书

《人人都能看懂的营养学》（第 7 版）的目的不是让您回到教室，坐下来，写下从现在起到 104 岁每天该吃些什么。您正在读的是一本科普书，所以不需要记住任何东西——当您想了解更多信息时，只要翻到相应位置去查找就行了。

本书旨在给您提供必要的信息，以便您对食物能做出明智的选择，满足味觉、心灵及健康的需求。您会在本书中读到一些非常非常基础的知识，如维生素、矿物质、蛋白质、脂肪、碳水化合物的定义，当然还有纯水和不纯的水。您还会获得一些技巧，比如如何拟定一份营养丰富的购物清单，如何使用食材来制作美味佳肴，让人迫不及待大快朵颐。

如果您对营养学一无所知，本书就是一个起点；如果您对营养学知之甚少，读这本书就像复习功课，可以了解自上次查看卡路里表以来发生的事情；如果您想全面了解营养学，本书涵盖了最新的研究进展，包含了 2020 年修订的《美国膳食指南》中的热门信息，以及营养学家对"好食品"和"坏食品"进行博弈得到的最终结果，注意，这可是最新的一版哦。

无论您身处营养信息之旅的哪个阶段，您可能会注意到，本书中有一些有趣的小信息，丰富的知识点，但对您理解营养学并不是很重要。例如：

» 专栏中的文本：专栏中的阴影框时不时就会出现，分享个人故事和观点，不是必读内容。

# 愚蠢的假设

每本书的作者在写作时都有一个特定的读者群，本书也不例外。在我写这本书的时候，我对您是谁以及为什么要花血汗钱买一本关于营养的书做了以下基本假设：

» 您在高中或大学时没有学习营养学，现在才发现，如果知道怎样安排营养均衡的膳食，就有更好的机会保持健康。

» 关于维生素和矿物质、蛋白质、脂肪和碳水化合物的相互矛盾的建议让您感到困惑。换句话说，您需要一个可靠的路线图来穿越营养迷宫。

» 您想要了解一些营养方面的基本信息，但又不想成为营养学专家，也不想花几个小时在医学教科书和期刊上钻研。

# 除此以外

除了您现在正在阅读的内容之外，本书还有免费的"随时随地"备忘录，提供关于减少卡路里摄入、计算何时可能需要补充保健品、确保食品安全以及理解营养术语和检测方法的有用信息。要获取此备忘录，只需访问 www.dummies.com，并在搜索框中搜索 "Nutrition For Dummies Cheat Sheet"。

# 阅读说明

---

　　本书不需要从头到尾按顺序阅读（第1章、第2章、第3章……）。事实上，您可以选择感兴趣的章节阅读，例如可以在第5章中选择一个主题，比如卡路里，直接跳进去阅读，然后跳到"水在身体中的作用"（第12章）。这样做不会影响您对文章内容的理解，因为每一章都为您提供了完整的信息。（偷偷告诉您：本书中偶尔会有某些参考文献被另一章节甚至多章引用，快去营养学宝藏中寻宝吧。）

　　简而言之，如果蛋白质是您的钟爱，请直接阅读第6章；如果您想知道为什么完全无法抗拒涂有巧克力的椒盐卷饼，请参阅第15章；如果您对制作美食着迷，请选择第19章。您可以通过目录广泛查找信息类别，或使用索引查找更具体的内容。

　　另一方面，如果您不确定想读些什么，那不妨从头开始，第1部分，第1章。这样，您可以了解营养学的所有基本信息，并可以找到更详细的解读。

# 可能涉及的英制单位换算

**长度单位**

   1 英寸（inch）= 2.54 厘米（cm）

   1 英尺（foot）= 12 英寸（inch）= 30.48 厘米（cm）

   1 英里（mile）= 1.60 千米（km）

**容量单位**

   1 品脱（pint）= 0.568 升（L）= 568 毫升（mL）

   1 夸脱（quart）= 2 品脱（pint）= 1.14 升（L）

   1 加仑（gallon）= 4 夸脱（quart）= 4.55 升（L）

**质量单位**

   1 盎司（ounce）= 1/16 磅（pound）= 28.35 克（g）

   1 磅（pound）= 0.4536 千克（kg）= 453.60 克（g）

# 目　录

**第1部分　营养学101：关于营养的基本事实　／01**

**第1章　营养即生命：吃什么才能得到需要的营养　／03**

营养学的首要原则　／04

保护食物中的营养　／07

了解营养状况　／08

把食物装进药箱　／09

寻找营养学的真谛　／09

**第2章　消化：不间断的食品工厂　／13**

消化系统简介　／13

消化：一步一个脚印　／15

**第3章　您究竟需要多少营养？　／21**

膳食营养素推荐供给量：营养指南　／22

适宜摄入量：最初被称为估计安全和充足的每天膳食摄入量　／24

DRI：完整的营养指南　／24

**第4章　身体不是越重越好　／31**

流行性肥胖　／32

观察肥胖地图　／32

体重多少才合适？　／34

BMI：另一种评估体重的方法　／36

读懂这些数字的真正含义　／38

正确看待异常的体重指标　／39

**第5章　卡路里：为身体赋能　／43**

计算食物中的卡路里　／44

i

确定卡路里需求　／47

计算每天卡路里需求　／51

## 第 2 部分　食物中的好朋友　／ 53

### 第6章　蛋白质的力量　／55

了解身体如何利用蛋白质　／55

蛋白质是如何从餐盘进入细胞的　／57

区分膳食蛋白　／58

弄清楚人体对蛋白质的需求　／62

### 第7章　直面脂肪和胆固醇　／65

身体利用脂肪的奥秘　／65

脂肪酸的定义及其与膳食脂肪的关系　／67

关注膳食中的脂肪　／69

胆固醇与您　／74

### 第8章　碳水化合物：一个复杂的故事　／81

碳水化合物　／81

碳水化合物和能量：生化爱情故事　／83

寻找碳水化合物　／86

膳食纤维：碳水化合物膳食中的非营养成分　／88

### 第9章　酒精：葡萄和谷物的另一种表现形式　／97

制作酒类饮料　／98

检查瓶子里的酒精含量　／100

酒精在人体中的代谢　／100

酒精对健康的影响　／102

智者的建议：适可而止　／106

### 第10章　维生素的功效　／107

身体需要何种维生素　／107

从哪里能获得维生素　／117

过多或过少：避免维生素出现两种错误　／117

可接受的例外情况：根据需要补充维生素　／120

## 第11章　变个"矿物质"戏法　／123

获取身体需要的矿物质　／124

何为过量？何为不足？　／131

何时需要超过RDA的矿物质　／134

## 第12章　奇妙的水　／137

身体利用水的多种方式　／138

保持身体内适当的水分　／138

喝水要充足　／140

评估电解质　／142

脱水：身体得不到足够的水　／145

## 第13章　一种新时尚：保健品　／147

保健品简介　／148

人们使用保健品的两个原因　／149

保健品的安全性：一个不确定的命题　／151

选择最有效的保健品　／154

尽可能从食物中获取营养，而不是保健品　／155

# 第3部分　饥饿、健康和习惯　／159

## 第14章　为什么饿的时候要吃饭　／161

饥饿和食欲之间的区别　／161

该加油了：饥饿与饱腹的循环　／162

凭直觉对所处环境做出反应　／167

人体与食物的不健康关系　／168

## 第15章　对于食物，为什么您会爱您所爱　／173

解决味觉问题：大脑和舌头如何协同工作　／173

确定美味的程度　／177

改变菜单：适应异国食物　／181

**第16章　构建更新、更进步的健康饮食　／185**

美国居民膳食指南　／186

2020—2025年版《美国居民膳食指南》的创新点　／187

指南有用吗？　／194

**第17章　明智地选择膳食结构金字塔、膳食结构餐盘及膳食模式　／197**

查看基本饮食图片　／197

营养成分标签　／203

使用膳食结构金字塔、膳食结构餐盘、膳食模式和成分标签
选择健康食品　／210

**第18章　如何明智地外出用餐　／213**

如何解读餐厅的菜单　／214

编辑菜单选项　／215

为连锁餐厅制定规则　／219

探索快餐健康的一面　／220

如何买自动售货机里的食物　／222


**第 4 部分　食物的制作过程　／ 223**


**第19章　值得表扬的食品加工过程　／225**

保存食物：五种加工方法　／226

提高食品的吸引力和营养价值　／229

伪装：食品替代品　／231

结束语：跟随那只鸟，来了解食品加工　／237

**第20章　加热使食物健康又美味　／239**

探索不同的烹饪方法　／240

烹饪如何改变食物　／241

选择合适的炊具　／246

在烹饪过程中保住食物中的营养素　／249

通过烹饪确保食品安全　／251

**第21章　如何用冷冻、罐装、干燥和辐射杀菌的方法**
**　　　　来保护食物　/255**

冷气的作用：冷藏和冰冻　/255

罐装食品：防止污染物进入　/259

干制食品：没有水就没有生命　/260

辐射：一个热门话题　/262

**第22章　化学如何让饮食更健康　/265**

自然馈赠的化学物质　/266

探索天然和合成的食品添加剂的性质　/267

确定食品添加剂的安全性　/272

添加剂之外：自然界不存在的食物　/275

**第 5 部分　食物与药物　/ 277**

**第23章　当食物开始反击　/279**

诊断食物过敏　/280

如何应对食物过敏　/282

识别身体对食物的其他反应　/287

**第24章　健脑食物　/289**

滋养发育中的大脑　/290

保护成人大脑　/293

改变情绪化大脑　/297

修复受伤的大脑　/304

饮食有益于大脑和身体　/306

**第25章　食物与药物的相互作用　/309**

食物和药物的相互作用　/310

药物和某些食物的反应　/311

药物与营养素的相互作用　/312

利用食物改善药物性能　/314

### 第26章　以食为药　/317

像药物那样给食物下定义　/317

具有绝对积极的医疗效果的饮食　/318

利用食物预防疾病　/319

为更好的身体（和大脑）而吃　/324

关于食物与药物的最后一句话　/325

## 第6部分　五个"十大"　/ 327

### 第27章　美国十大可信的食物与营养网站　/329

美国农业部（USDA）食品成分网　/330

美国食品药品监督管理局（FDA）　/331

营养与饮食学会（AND）　/331

美国心脏协会（AHA）　/332

美国癌症协会（ACS）　/332

食物过敏研究与教育（FARE）　/332

梅奥医学中心（Mayo Clinic）　/333

科学日报（Science Daily）　/333

WebMD　/333

食品安全新闻（Food Safety News）　/334

### 第28章　加拿大十大营养规则　/335

注意饮食习惯　/335

多做饭　/336

享受食物　/336

和他人一起用餐　/336

多吃蔬菜、水果、全谷物食品和蛋白质食品　/336

限制精加工食品的摄入　/336

让水成为您的首选饮料　/337

利用食品标签　/337

食品营销手段可以影响您的选择　/337

检查更新指南　/337

## 第29章　十大明星食品　/339

鳄梨　/339

香蕉　/340

豆类　/340

芹菜　/341

奶酪　/341

巧克力　/341

坚果　/342

沙丁鱼　/343

白茶　/343

全谷物　/344

## 第30章　咖啡（和茶）的十大好处　/345

咖啡点亮大脑　/346

咖啡消除忧郁　/346

咖啡增强耐力　/347

咖啡在提升胆固醇方面是安全的　/347

咖啡可以降低卒中风险　/347

咖啡可以降低某些癌症的发病风险　/348

咖啡可以预防2型糖尿病　/348

咖啡不能让每个人都保持清醒　/348

咖啡可以降低男性勃起功能障碍（ED）的风险　/349

喝咖啡的人更长寿　/349

## 第31章　十大以字母"p"开头的上佳食物　/351

番木瓜（papaya）　/351

梨（pear）　/352

豌豆（peas）　/352

菠萝（pineapple）　/353

芭蕉（plantain）　/354

猪肉（pork）　/354

马铃薯（potato）　／355

对虾（prawn）　／356

西梅（prune）　／356

南瓜（pumpkin）　／357

附　录　营养学术语表　／359

# 1

## 营养学 101：
## 关于营养的基本事实

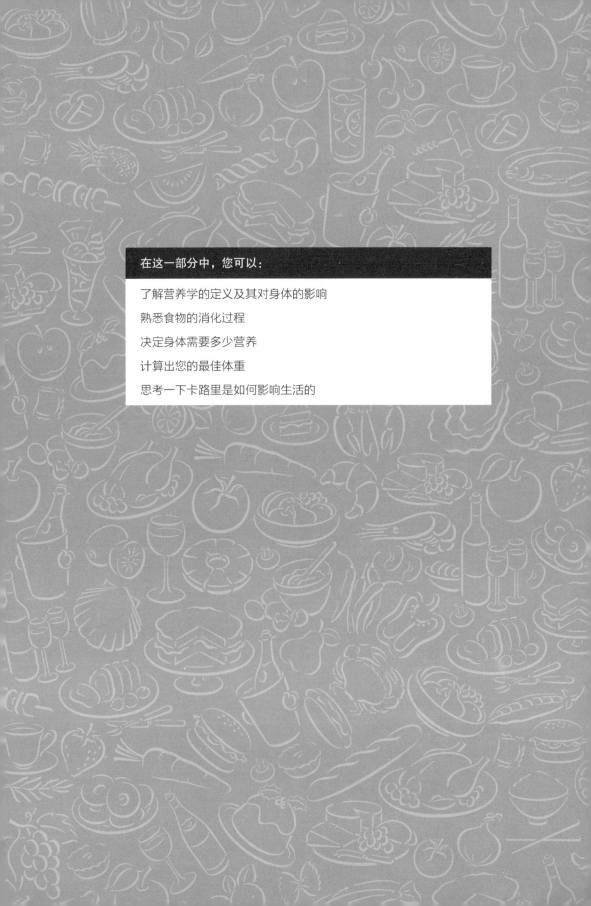

**在这一部分中，您可以：**

了解营养学的定义及其对身体的影响

熟悉食物的消化过程

决定身体需要多少营养

计算出您的最佳体重

思考一下卡路里是如何影响生活的

# 第1章
## 营养即生命：
## 吃什么才能得到需要的营养

俗话说：人如其食。事实上，也与怎么吃、何时吃有关。

各种健康饮食有助于身心健康。但选择何种健康食品在很大程度上反映了一个人的喜好以及文化背景。

饮食方式也一样：您用刀叉吗？或者是一双筷子？或者用手抓面包吃？每种饮食方式都是一种文化。至于什么时候吃，什么时候停下来，这纯粹是个人对消化器官和大脑发出的信号的生理反应："现在就吃！"或者"谢谢你，我饱了。"

想了解更多关于营养学的知识，意味着要探索食物从杯盘到嘴、到消化道，再到每一个组织和细胞的过程，并且探索各个器官和系统是如何工作的。首先，您要知道为什么某些食物和饮料对健康至关重要。接着，学习如何管理饮食，以求从最少的食物（卡路里）中获得最多的能量（营养），达到物超所值。

## 营养学的首要原则

从科学技术层面上讲，营养学是研究人体如何利用食物的科学。从广义上讲，它既包括如何处理食物，也包括对食物提供何种营养物质的研究。事实上，营养就是生命。包括您在内的所有生物都需要食物和水才能生存。除此之外，您还需要有适当营养物质的食物才能活得更好。如果不吃不喝，必定会走向生命的终点。在一段时间内，如果不摄入营养丰富的食物和饮品，身体必然会为此付出代价，包括：

» 骨骼弯曲或断裂（钙缺乏）。

» 牙龈出血（维生素 C 缺乏）。

» 血液不能将氧气输送到每个细胞（铁缺乏）。

想要了解营养物质如何帮助我们维持健康的体魄，首先需要了解营养学的术语和概念。

在学习营养学的过程中，了解一些基本的化学知识大有裨益。（不要惊慌：我们会用通俗易懂的语言解读化学，使得化学学习轻而易举。）掌握一些社会学和心理学的知识，对理解营养学也很有帮助，因为虽然营养学主要是关于食物如何加速和维持身体健康，但正如我在第 15 章中解释的那样，营养学也与个人的文化背景和个体差异有关。

您肯定听说过"人如其食"这句话，这也是本章开头的第一句话。这句话经得住推敲，因为人体由从食物中获得的营养成分组成：水、蛋白质、脂肪、碳水化合物、维生素和矿物质等。

营养学的首要任务是弄清楚构建和维护身体的每个器官和系统需要哪些饮食，以及其摄入量。为了做到这一点，营养学的研究集中在食物的两个基本属性上，即能量和营养物质。

» 能量维持机体运转。食物中的能量用卡路里来衡量，即食物在人体细胞中燃烧（代谢）时产生的热量。关于卡路里，您可以阅读第 5 章中的相关内容，但首先您要知道，食物是身体运行的燃料，没有足够的食物，就没有足够的能量。

» 营养物质是机体用来构建、维持和修复组织的天然化学物质。营养物质的存在，使得细胞能够传递信息，进行必要的化学反应，能够进行以下生理活动：

• 呼吸

• 运动

- 排出废物
- 思考
- 视物
- 倾听
- 闻味道
- 品尝

以及健康生活所需的一切活动。

## 营养物质可分为两类

食物中的任何一种营养物质都可归为这两类中的一类，即常量营养物质和微量营养物质：

» **常量营养物质**（Macronutrient，macro= 大量）：蛋白质、脂肪、碳水化合物和水。

» **微量营养物质**（Micronutrient，micro= 微量）：维生素、矿物质以及多种其他物质。

这二者有什么区别呢？最大的区别在于每天的需求量。

一个人每天所需的常量营养物质通常多于 1 克。1 盎司固体食物，如鸡肉，约为 28 克；1 盎司液体，如水，约为 30 克。为了让您更直观地理解营养物质的需求量，举个例子：男性平均每天需要约 63 克蛋白质（略多于 2 盎司），女性平均每天需要约 50 克（略少于 2 盎司）。

需要注意的是：这里说的是蛋白质的重量，而不是肉、鱼或家禽等高蛋白食物的重量。

例如，在第 27 章提到的美国农业部国家营养数据库参考标准（http://ndb.nal.usda.gov），是十大可靠数据来源之一，提供了以下关于肉的克重和蛋白质克重的相关信息：

» **鸡肉**：3 盎司 /86 克鸡胸肉（无骨、无皮），烤制后，可提供 26.7 克 /0.96 盎司蛋白质。

» **瘦碎牛肉**（脂肪含量 7%）：4 盎司 /113 克可提供 23.6 克 /0.86 盎司蛋白质。

» **罐装三文鱼**：3.5 盎司 /100 克提供 19.68 克 /0.70 盎司蛋白质。

与常量营养物质相比，一个人每天需要的微量营养物质的量要少得多。以维生素为例：维生素 C 的膳食营养素推荐供给量（recommended dietary allowance，RDA）以毫克（1/1 000 克）为单位，而维生素 D、维生素 $B_{12}$ 和叶酸的 RDA 则更小，以微克（1/1 000 000 克）为单位。有关 RDA 的更多信息，包括不同年龄段的人之间的 RDA 差异，请参阅第 3 章。

## 关注必需元素

一般人可能会认为必需元素是维持健康身体所必需的。但一般人不会像营养学家一样思考问题。从营养学的角度来说，必需元素是非常特殊的东西：

» 必需元素无法由人体合成，必须从食物或保健品中获得。

» 某种必需元素的缺乏与特殊疾病症状相关，比如维生素 C 缺乏症，该病会折磨长期缺乏足够维生素 C 的人；再比如水肿型营养不良（kwashiorkor），即蛋白质缺乏型营养不良。富含必需元素的饮食可以预防或治疗营养缺乏症，但需要摄入相应的营养物质。换句话说，您不能用过量的蛋白质来治疗维生素 C 缺乏症。

» 并非所有的营养物质对所有种类的动物都是必需的。例如维生素 C，您需要每天摄入，它是人类必需的营养物质。但对狗来说却不是，因为狗的身体可以合成它生命活动所需要的维生素 C。您可以看看罐装或袋装狗粮的营养成分表。看见没有？是的，里面不含维生素 C。因为狗狗已经有了它——抱歉，他或她需要的维生素 C 了。

下面给大家说说其他三种营养物质，它们对一些动物和植物来说是必不可少的，但对人类来说不一定如此：

» **肌醇（Myoinositol）**：肌醇是一种类似于葡萄糖——我们从碳水化合物中获得的燃料——有机化合物，是沙鼠和大鼠必需的营养物质，这些动物不能在自己的体内合成肌醇，因此必须从食物中获得。但是对于我们人类来说，能够自己合成肌醇，然后将其用于几十个重要的生命过程中，如细胞间的信号传输，所以肌醇对人类是不必要的。

» **牛磺酸（Taurine）**：牛磺酸这种氨基酸对猫来说是必需的营养物质，但对于人类来说，是部分必需的，也就是说对某些人是必需的，但不是所有人。除新生儿外，所有人都能利用蛋氨酸和半胱氨酸合成牛磺酸（详见第 6 章）。因此，成年人可以自己制造牛磺酸，但新生儿需要从食物中获取牛磺酸，可以是母乳，也可以是配方奶粉。这就是为什么它是部分必需的营养物质。

### 人体由什么组成？

人体是由糖、香料和其他很多物质组成，更准确地说是水、脂肪、蛋白质和碳水化合物（包括第 8 章中所提到的单糖和复合糖）以及维生素和矿物质。

平均而言，当您站在体重秤上时，大约 60% 的体重是水，20% 是体脂（男性略低），20% 是蛋白质，加上碳水化合物、矿物质、维生素和其他自然产生的生化物质。

根据这一百分比，可以合理地推算一个 140 磅的人的体重组成：

· 84 磅水。

· 28 磅体脂。

· 28 磅混合物，包括蛋白质（最多 25 磅）、矿物质（最多 7 磅）、碳水化合物（最多 1.4 磅）和维生素（微量）。

您可能发现了：这些数字的总和超过了 28 磅。是的，这是因为"最多"（如"最多 25 磅蛋白质"）意味着每个人的蛋白质含量可能会有所不同。矿物质和碳水化合物也是如此。

为什么会出现这种情况？这种情况是如何造成的呢？因为年轻人的身体比老年人的肌肉多，脂肪少，而女性的身体比男性的肌肉少，脂肪多。因此，男性的体重更多来自蛋白质、肌肉和骨量，而女性的体重更多来自脂肪。富含蛋白质的肌肉和富含矿物质的骨骼是比脂肪密度更高的组织。

让两个身高和体型大致相同的男人和女人坐在跷跷板的两端，拥有大骨架和结实肌肉的男人每次都能使女人高高在上。

» **硼**：有几种矿物质，如硼，对植物来说是必需的，但尚未证明对微生物（如细菌）或动物（包括人）是必需的。

有关维生素和矿物质、氨基酸（即蛋白质的组成物质）和脂肪酸的更多信息，请参阅第 6、第 7、第 10、第 11 章。

## 保护食物中的营养

确定食物中含有营养物质是一回事，确保它们能进入身体是另一回事。需要特别关注的是，如何采用适当的保存方法，使有营养的食物一直有营养，并在加工过程中保证营养物质不流失。

有些人认为"食品加工"本身就意味着营养物质的破坏。但是，他们错了。如果没有食品加工和防腐，你我每天早上就会被迫去采集或捕猎食物，并在它们变质之前迅速将其消化。关于采用哪种加工方法和防腐技术能生产出最安全、最有营养——同时，也是最美味的大餐的知识，请参阅第 4 部分。

正是因为食品保存如此重要，您可以想象一下，当一名不知名的厨师第一次注意到用盐或酸来腌制食品可以延长保质期时，或者那些发明了制冷和冷冻技术的人，发现用这种技术可以减缓食物的自然变质时，他会是怎样的欢呼雀跃。

或者想想路易斯·巴斯德（Louis Pasteur），就是他明确提出，将食物加热至沸腾可以杀死导致食物中毒的细菌（微生物）。让我们在这里为这些人的成就鼓掌吧！

# 了解营养状况

营养状况是指与饮食相关的健康状况。饮食不当时易发生营养不良。大多数人认为营养不良是由于饮食中卡路里和维生素等必需营养物质过低造成的，但是，摄入过多的食物会导致肥胖，这也是一种形式的营养不良。后者在粮食供应充足、人口相对稳定的发达国家更为常见。造成必需营养物质过低的原因可能是：

» **无法获得足够的食物**：这种情况可能发生在饥荒时期，也可能是由于饮食失调或生活中的某些事情扰乱了您的食欲而使您自愿挨饿。在老年人中，营养不良可能是牙齿脱落造成的进食困难引起，或与年龄相关的食欲减退，或者是因为老年人独自生活，有时只是忘记了吃饭。

» **大多数营养物质足够，但缺乏特定营养物质的饮食**：这种营养不良会导致某些缺乏症，比如脚气病——由缺乏维生素 $B_1$（硫胺素）引起。

» **由于代谢紊乱或疾病，身体不能吸收特定的营养物质，如碳水化合物或蛋白质**：最常见的例子是糖尿病，患者无法产生足够的胰岛素，即身体用来代谢（消化）碳水化合物的激素。另一种常见疾病是乳糜泻，这种疾病使患者的身体无法消化小麦中的一种蛋白质——麸质。想了解更多关于糖尿病或乳糜泻的信息，可以去翻翻艾伦·鲁宾（Alan L. Rubin）的《糖尿病》（*Diabetes For Dummies*）、托比·史密森（Toby Smithson）和艾伦·鲁宾合著的《糖尿病膳食规划与营养》（*Diabetes Meal Planning & Nutrition For Dummies*），以及《无麸质饮食一本通》（*Gluten-Free All-in-one For Dummies*），这是一本关于乳糜泻患者日常生活的五合一的书（所有书均由 Wiley 出版）。

医生和注册营养师会用到很多方法来评估患者的营养状况。他们可以：

» 查阅病史，看看您是否患有某种疾病，例如佩戴假牙，会使进食某些食物变得困难，或干扰营养的吸收。

» 体格检查，寻找明显的营养不良迹象，如头发无光泽和眼神黯淡（可能缺乏某种维生素？），体态不端正（没有足够的钙来维持脊椎骨的形态？），或者极度消瘦（进食不足？或存在潜在疾病？）。

» 实验室血液和尿液检测，以发现营养不良的早期迹象，例如红细胞减少，这是缺铁性贫血的主要特征。

在人生的各个阶段，良好饮食的目的都是保持健康的营养状态。

## 把食物装进药箱

食物是身体和心灵的良药。健康饮食可以成为我们的益友。现代研究不仅证实了奶奶的鸡汤对身体有益，而且证实了大蒜和洋葱中含有益于心脏健康的含硫化合物，谷物和豆类中含有抗胆固醇的膳食纤维，牛奶和绿色蔬菜中含有健骨的钙，以及咖啡、茶和巧克力中含有情绪提升剂。

当然，食物也会带来一些风险：食物过敏、食物不耐受、食物和药物的相互作用，以及偶尔出现的有害物质，如可怕的饱和脂肪酸和反式脂肪酸（详见第7章）。换句话说，要构建健康饮食结构，需要根据自己的身体状况来选择食物，这是本书第5部分的主题。

## 寻找营养学的真谛

要想获取有关营养学的可靠信息并不容易。在大多数情况下，人们可以从电视、广播、脱口秀或新闻、日报、喜欢的杂志、各种以营养为导向的书籍和互联网上获得营养信息。

如果您不是营养学专家，该如何判断听到或读到的内容是否正确呢？当然是通过找专家咨询咯！并且您也得知道该问什么问题。

### 靠谱的"营养人"

并非每一条营养学信息都有"营养"。制造新闻的人可能只是带来了一个新的理论——"洋蓟可以治愈癌症""切忌在同一餐中吃樱桃和奶酪""服用维生素 C 的女性更容易生双胞胎"等等，越奇怪越好。

那些最有可能为您带来准确营养学信息的人是：

» **营养学科学家和研究人员**：这些人都是本科生，甚至是理工科的研究生，如化学、生物学、生物化学或物理学专业，主要从事研究食物对动物和人类的生物效应。一些营养学研究人员也可能来自其他领域，比如历史学家或社会学家，他们的研究集中在食物史和饮食习惯上。

» **营养师和营养学家**：这些人拥有食品和营养学或食品项目管理的本科学位，完成营养学实习并通过美国营养学协会执照考试，也就是那些姓名后面带有字母 RD（registered dietitian，注册营养师）的人。在美国的一些州，拥有"营养师"头衔的人必须拥有与营养相关的基础科学课程的研究生学位。

» **营养学专题记者和作家**：这些人专门为您提供有关食品医学和/或科学方面的信息。他们中的大多数人都具备一定的科学背景，能够将技术信息翻译成非科学家能够理解的通俗语言。其中的一些人受过营养师、营养学家或营养科学家的培训，其他人则通过多年的报道积累专业知识。

不管消息来源如何，营养新闻都应该通过所谓的"合理性测试"。换句话说，如果一个故事、报告、研究或理论听起来很荒谬，就像前面的例子一样，那么很可能它就是荒谬的。

## 要对任何研究提出质疑

当您打开早报或开始收看晚间新闻时，可能会读到或听到这样一则新闻：一个无懈可击的著名科学机构的一组研究人员发表了一项研究，表明您一直认为理所当然的一件事对您的健康有害。因此，您扔掉那些令您不快的食物或饮料，或者重新安排您的日常生活，以避免那些曾经喜闻乐见，现在却视之为洪水猛兽的食物、饮料或添加剂。然后会发生什么呢？接下来的两周、两个月或两年，第二个同样享有盛名的科学家小组发表了另一项研究，最终证明第一个小组的结论是错误的。

举个例子，您知道膳食纤维与结肠癌的传说吗？ 20 世纪 90 年代初，基于大量研究，包括 1992 年对 9 个不同国家 13 项病例控制工作的荟萃分析，多位健康专家敦促每个人增加高纤维食物的摄入量，以降低结肠癌的发病风险。然而，在 1999 年，哈佛大学公共卫生学院

（Harvard School of Public Health）长期开展的护士健康研究的数据显示，吃大量高纤维食物的女性与不吃高纤维食物的女性患结肠癌和直肠癌的风险完全没有差异。

可以想象，人们听到这一消息后该有多么困惑！一直以来，早餐中有多少炒蛋被高纤维谷物所代替！炒蛋曾被认为有升高胆固醇的风险，但现在认为是非常健康的。想象一下，如果两年以后，《美国国家癌症研究所杂志》（Journal of the National Cancer Institute）上的一篇报道称，高膳食纤维的谷物没有保护作用，而饮食中水果和蔬菜比例低的人患结直肠癌的风险最大。那时候要怎么办？把麦片扔了？只吃香蕉？

没人知道明确的答案。这就让您，一个外行，自己去想答案。永远不要害怕——虽然您可能不是营养师，但这并不意味着不能就任何研究提出五个常识性问题，从而得出一个合理的结论，即"是的，这可能是真的"或"不，这可能不是真的"。

## 问题一：这项研究包括人类吗

诚然，动物试验可以提醒研究人员注意潜在的问题，但单独研究动物并不能为人类提供确凿的证据，因为不同物种对各种食物、化学品和疾病的反应不同。牛和马能消化青草和草料，人类不能。当母鼠服用沙利度胺时，小鼠和大鼠的胚胎不会受到不良影响。但是这种镇静药如果给怀孕的猴子和人类服用，尤其是在四肢发育期，会导致胎儿肢体畸形。

## 问题二：研究对象的数量足够吗

一位研究人员说："嗯，我确实把这个食物给了几个人。"不，这样是不够的。为了提供可靠的结论，一项科学的研究必须包括足够多的样本来建立模型。否则，一切结果的出现总有可能是偶然发生的。

同样重要的是，这项研究需要包括不同年龄、人种、民族和性别的人。如果不能做到，该项研究结果就无法适用于全人类。再举一个很好的例子，最初，通过对男性进行研究，研究人员认为高血胆固醇水平与男性心脏病风险增加有关，且小剂量阿司匹林与男性第二次心脏病发作风险降低有关。直到对女性进行了后续研究，研究人员才能够确定地说，高胆固醇可能对男性和女性都有害，阿司匹林对女性和男性都有保护作用——但方式不尽相同。心血管研究人员最终发现，服用低剂量阿司匹林的男性往往会降低心脏病发作的风险。对于女性来说，阿司匹林可以降低脑卒中的风险。

在这里，我们要高呼："差异万岁！"

### 问题三：研究的设计或方法是否会影响其结论的准确性

一些研究方法比其他方法更可能导致偏颇或结论不准确。一般认为，回顾性研究（要求人们讲述他们过去做过什么）不如前瞻性研究（在人们实际进行某活动时跟踪它们）准确，因为记忆并不总是可靠的。人们往往会忘记一些细节，或者无意中改变一些细节以适应研究人员的问题。

### 问题四：该研究是否由作者的同行进行审查

认真的研究人员会对他们的研究进行同行评审，他们会让同一领域的其他人阅读数据并认可他们的结论。所有可靠的科学期刊在发表研究之前都需要同行评审。

### 问题五：该项研究的结论合理吗

如果您发现一项研究的结论不合逻辑，研究人员很可能也有同样的感受。1990 年，护士健康研究报告称，高脂肪饮食会增加患结直肠癌的风险。但数据显示，这只与牛肉含量高的饮食有关，并没有发现与高脂乳制品有关。简言之，这项研究需要进行第二次研究以证实（或否认）其结果。2005 年，《美国临床营养学杂志》（*American Journal of Clinical Nutrition*）报道了一项针对 6 万多名瑞典女性的大型研究，结果表明，食用大量高脂乳制品实际上降低了患结直肠癌的风险。

# 第2章
# 消化：不间断的食品工厂

当您的眼睛看到（或鼻子闻到）令人胃口大开的食物时，消化器官就开始活动了。流口水了吧。胃收缩了吧。肠道腺体也开始分泌化学物质，将食物转化为营养素，以形成新的组织，提供工作、娱乐和日常生活所需的能量。本章介绍了消化系统从头到尾的基本入门知识，看看您代谢这些食物需要经过哪些站点，从苹果到西葫芦，到所有食物。

## 消化系统简介

消化系统是一套精心设计组装、专门用来将复杂物质（食物）转化为基础成分（营养素）的器官。这些器官形成了一条长而有序的管道，从嘴巴开始，经过喉咙和胃，然后再到小肠和大肠，最后到肛门。

在消化系统内，在肝脏、胰腺和胆囊的帮助下，吃进去的东西中可用（可消化）的部分都会转化为简单的化合物，身体可以很容易地吸收这些化合物，将其燃烧产生能量或构建新的组织。不可消化的残渣被打包，作为废物清除。

图2-1列出了构成消化系统的身体部位和器官。

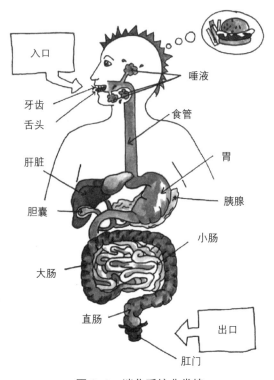

入口

牙齿
舌头

肝脏

胆囊

大肠

直肠

肛门

唾液

食管

胃

胰腺

小肠

出口

图2-1　消化系统非常棒

消化器官的消化过程有两种简单的方式：一种是机械性的；一种是化学性的。

» 机械消化发生在口腔和胃。首先，牙齿会把食物分成小的、易于吞咽的碎片，这些碎片会从嘴里迅速滑落，穿过食管（喉咙）到达胃。在这里，一种叫作"蠕动的"搅拌动作继续将食物分解成更小的颗粒，然后将这些颗粒移动到小肠。在那里，搅拌和破碎继续进行。

» 化学消化发生在消化道的多个站点，每个站点都有酶和其他物质参与，如盐酸（来自胃）和胆汁（来自肝脏）可用来溶解食物，释放食物中的营养物质。

本章的其余部分将为您解释不同部位的消化道都发生了什么。

# 消化：一步一个脚印

消化系统中的每个器官在消化过程中都扮演着特定的角色。但消化的第一个动作发生的地方很特殊，是在三个没有被归为消化道的地方：大脑、眼睛和鼻子。

接下来的消化动作发生在口腔、胃、小肠和大肠。

## 大脑、眼睛和鼻子

当看到开胃的食物时，您会经历一种条件反射（关于消化系统如何适应食物的细节，请参阅第14章；关于食物偏好，请参阅第15章）。换句话说，您的想法——"哇！看起来不错！"——刺激大脑，让消化器官做好行动的准备。

鼻子里发生的事情纯粹是生理上的。美食诱人的香味通过分子传递，这些分子从食物表面飞到鼻孔的黏膜上，刺激嗅觉神经纤维上的受体细胞，这些神经纤维从鼻子延伸到大脑。当受体细胞与大脑沟通时，大脑向口腔和消化道发送令人鼓舞的信息，因为食物的视觉刺激和气味使您的嘴里流出口水，胃在预期的饥饿感中收缩。

如果遇到不喜欢的东西呢？对一些人来说，仅仅是一想到肝脏，就足以让他们起身离开，更别说吃了。此时，身体就会奋起反抗：会经历一种排斥反应。您撅起嘴巴，皱起鼻子，好像这样就可以尽可能远离这讨厌的食物（及其气味）。当肌肉收缩时，喉咙会紧绷，胃也会翻滚起来，这不是因为预感到的不适，而是在准备呕吐不需要的食物。这是一个不愉快的时刻。

假如您喜欢"盘中餐"呢？上，干掉它！

## 嘴

把叉子举到嘴边，牙齿和唾液腺就会"舞动"起来。您的牙齿会咀嚼、研磨食物，并将其破碎成可处理的小块。因此：

» 食物变得容易吞咽。

» 一些食物（如水果、蔬菜、全谷物）周围包裹的难以消化的纤维被分解，这样消化酶就可以获得其中的营养。

同时，舌下和口腔后部的唾液腺分泌一种称为唾液的水状液体，它具有两个重要功能：

» 湿润和压缩食物，这样舌头就可以把食物推到口腔后部，利于吞咽，把食物顺着食管送到胃里。

» 可提供淀粉酶，启动复合碳水化合物（淀粉）消化的过程，将淀粉分子分解成单糖（有关碳水化合物的更多信息，请参阅第8章）。

### 淀粉转化为糖类

唾液酶（如淀粉酶）不涉及蛋白质及脂肪的消化，它们的作用是开启复杂的碳水化合物的代谢，将长链淀粉分子分解成单独的糖单位。下面这个简单的实验可以让您亲身体验一番淀粉酶对碳水化合物的影响。

1. 在舌头上放一小片普通的无盐饼干。不要奶酪，不要切碎的肝脏，只要饼干。

2. 闭上嘴，让饼干在舌头上停留几分钟。有没有突然品尝到一丝丝甜味？这是因为唾液酶将长而复杂的淀粉分子分解为其组成部分（糖）。

3. 吞咽。其余的淀粉消化发生在消化道中更远的地方，在您的小肠里。

口腔中不会发生蛋白质消化。尽管唾液中确实含有极少量的舌脂肪酶——由舌根细胞分泌的分解脂肪的酶——但数量如此之少，以至于此处的脂肪消化作用微乎其微。

## 胃

如果把消化道从体内拿出来，放在一张桌子上，它的大部分结构看起来就像一个简单的、相当窄的管道。唯一的例外是胃，它是食管下方的一个袋状结构，除了那些沉迷于电视剧《我的600磅人生》的观众之外，很少有医生以外的普通人见过它。

像消化道的大部分结构一样，胃被强壮的肌肉环绕，这些肌肉有节奏地蠕动收缩，使胃成为一种食物处理器，机械地将食物碎片分解成越来越小的颗粒。在这个过程中，胃壁的腺体分泌胃液——酶、盐酸和黏液的强效混合物。

其中的一种酶——胃乙醇脱氢酶——可消化少量乙醇。乙醇是一种特殊的营养物质，在消化之前就可以直接被血液吸收。其他酶，加上胃液，启动蛋白质和脂肪的消化，将它们分解为基础成分——氨基酸和脂肪酸。

如果"氨基酸"和"脂肪酸"这两个词对您来说非常陌生，如果您突然想立刻了解更多关于"氨基酸"和"脂肪酸"的内容，那么在本页中夹上 1 枚漂亮的书签，做个记号，然后迅速翻到第 6 章和第 7 章，去了解细节吧。

大多数情况下，碳水化合物的消化在胃中会暂停。虽然胃酸可以破坏一些碳水化合物的化学键，但总的来说，胃酸的酸性太强了，它们会使淀粉酶失活，还记得吧，淀粉酶就是将复杂的碳水化合物分解成单糖的酶。最终，翻腾的胃会把里面的东西混合成一团厚厚的汤状物，称为食糜（来自希腊语 cheymos，意为"果汁"）。当食糜从胃溢出进入小肠时，碳水化合物的消化会迅速恢复，身体开始从食物中摄取营养。

## 小肠

下面请张开您的手，把它平放在肚脐上，大拇指向上，小指向下。

现在，在您的手掌覆盖的相对较小的空间里，约 20 英尺（1 英尺 =30.48 厘米）长的小肠整齐盘绕其中。当部分消化的食糜从胃溢出到消化道的这一部分时，一整套新的消化液就会释放出来：

» 胰腺酶和肠酶，完成蛋白质向氨基酸的转化。

» 胆汁，一种绿色液体（由肝脏合成，储存在胆囊中），能使脂肪与水混合（就像油和醋混合后发生乳化）。

» 碱性胰液使食糜的酸性降低，因此淀粉酶可以重新将复杂的碳水化合物分解成单糖。

» 肠道内的乙醇脱氢酶消化之前未被吸收入血的酒精。

在这些化学物质发挥作用的同时，小肠收缩，继续将食物团在消化道中向下推送，这样，身体就能将糖、氨基酸、脂肪酸、维生素和矿物质吸收到肠壁的细胞中。

小肠的内壁有一系列褶皱，其上覆盖着"手指状"或"乳头状"的凸起，这些细小结构的学名是绒毛。每个绒毛上还有更小的凸起，称为微绒毛。绒毛和微绒毛都会吸收特定的营养物质。

营养素的吸收不是按照到达肠道的顺序，而是根据它们分解为基础物质的速度，如下所示：

» 碳水化合物——迅速分解为单糖——是最先被吸收的物质。

» 其次是蛋白质（分解为氨基酸）。

» 脂肪——吸收最慢，因为脂肪分解成脂肪酸耗时最长。这就是为什么一顿高脂肪饮食比一顿像炒面或普通沙拉这样的食物能延长饱腹感，因为后者大多是低脂的碳水化合物。

» 溶于水的维生素比不溶于水的维生素更早被吸收。

当食物被消化并通过小肠吸收营养后，会发生以下情况：

» 氨基酸、糖、维生素 C、维生素 B、铁、钙和镁通过血液运输到肝脏，在那里被加工并输送到身体的其他部位。

» 脂肪酸、胆固醇和维生素 A、维生素 D、维生素 E 和维生素 K 进入淋巴管，然后进入血液。它们最终也进入肝脏，经过处理后，被运送到其他身体细胞。

在细胞内，发生营养物质的代谢——燃烧产生热量和能量，或用于构建新的组织。提供能量的代谢过程被称为分解代谢（来自希腊单词 katabole）。利用营养物质构建新组织的代谢过程被称为合成代谢（源于希腊语 "anabole" 一词）。

哎呀，不小心透露了，身体如何利用营养物质获取能量和构建新组织是下一章的主题。事实上，这个主题足以填满 7 个不同的章节，每个章节都可以专门讨论一种特定的营养素。有关蛋白质代谢的信息，请参阅第 6 章；关于脂肪代谢，在第 7 章；碳水化合物的代谢，在第 8 章；关于酒精代谢，在第 9 章；关于维生素代谢，在第 10 章；关于矿物质代谢，在第 11 章；关于水的代谢，在第 12 章。

## 大肠

当食物中除水以外的每一种有用的、可消化的成分都被榨干后，剩下的——如纤维等不可消化的废物——就会进入大肠的前端，即结肠。结肠的主要工作是从这种混合物中吸收水分，然后将剩余的物质挤压成紧密的粪便。

粪便（由于含有残留的胆汁色素而呈棕色）由食物中不可消化的物质、脱落的肠壁细胞和细菌组成，这些细菌是正常微生物群的成员（参见专栏"益生元和益生菌：消化道双雄"）。事实上，粪便总重量的 30% 左右由这些微生物组成，它们生活在结肠的永久性菌落中，它们在结肠中生长，能够：

» 产生维生素 $B_{12}$，通过结肠壁吸收。

» 产生维生素 K，也可通过结肠壁吸收。

» 分解氨基酸并产生氮（这会使粪便产生特殊的气味）。

» 以难以消化的复合碳水化合物（纤维）为食，排出让您身体不舒服——或者有味道的气体。

当细菌死亡后，它们的身体被吸收到粪便中，粪便——昨天丰盛的大餐留下的一小部分——通过您的直肠和肛门排出。但粪便的排出不一定是马上发生的：任何一餐的消化都可能需要一天以上的时间才能完成。

## 益生元和益生菌：消化道双雄

100多年前，俄罗斯科学家伊利亚·伊里奇·梅奇尼科夫（Ilya Ilyich Metchnikoff）认为，寿命短的人类与肠道的"腐烂细菌"有关。为了寻找补救办法，梅奇尼科夫通过研究最终发现，在保加利亚农民中，其中相当一部分人活到了80多岁。历史学家可能会争辩说，在保加利亚，长寿的唯一原因是避免参与保加利亚的政治活动，但梅奇尼科夫将这个国家人民的长寿归功于酸奶，这是第一次有人认识到益生菌的好处，这一发现使他在1908年获得了诺贝尔生理学和医学奖。

美国国立卫生研究院（National Institutes of Health，NIH）将益生菌定义为"与人类肠道中的有益微生物相似的活的微生物"，食物中最常见的益生菌是乳酸杆菌家族的成员，比如梅奇尼科夫提到的神奇的保加利亚酸奶中的益生菌。益生菌在其他发酵食品中也很活跃，包括开菲尔（kefir）、丹贝（tempeh）、一些腌菜（pickle）、德国酸菜（sauerkraut）和韩国泡菜（kimchi）。需要注意的是：高温会杀死这些微生物，因此为了使其发挥作用，必须确保它们是活菌，正如许多酸奶标签上注明的那样。最近，一个新的术语进入了人们的视野：益生元，英文名称为prebiotics。可以想到，"pre"这个词缀指的是益生菌之前的东西——在这里，指的是那些身体不能吸收的膳食纤维，可以作为保护益生菌的食物。（有关膳食纤维的更多信息，请参阅第8章。）

虽然食品是益生元和益生菌的最佳天然来源，但目前市场上最热门的是一系列补充剂：益生菌片剂、胶囊、粉末、含片和口香糖，其全球销售额预计从2018年的25亿美元上升到2025年的746.9亿美元。这也难怪。在健康方面，支持者声称益生菌有很多好处，包括预防或缓解腹泻的能力，腹泻可能是感染引起，也可能是使用抗生素治疗而导致，这些抗生素可以清除肠道中的正常菌群。该项好处平淡无奇但深受欢迎，足以让人们纷纷解囊。2014年，对24个不同试验的荟萃分析显示，益生菌也有助于预防新生早产儿中危及生命的肠道炎症。

一些研究还表明，益生菌可以缓解肠易激综合征（irritable bowel syndrome，IBS）等消化系统疾病的症状，改善甚至缓解抑郁症，但没有证据支持益生菌增强免疫系统或有助于减肥的说法。还有一点：益生菌产品是补充剂，这意味着美国食品药品监督管理局（FDA）将其作为食品而非药物进行监管，因此它们不必证明其安全性或有效性（有关补充剂安全使用的更多内容，请参阅第13章）。这一点很重要，因为人们对"天然"产品众说纷纭，显然缺乏关于长期使用这些补充剂可能带来的风险的数据。

一句话：益生菌是一个很有前途的研究领域，有朝一日它们可能被用来治疗或预防许多疾病。但目前，没有足够的证据表明它们可以被广泛使用。

本章亮点

» 膳食营养素推荐供给量（recom-
mended dietary allowance，RDA）
的定义

» 适宜摄入量（adequate intake，
AI）的标准

» 膳食营养素参考摄入量（dietary
reference intake，DRI）的意义

# 第 3 章
# 您究竟需要多少营养？

健康的饮食能提供每天所需足够的营养。那么问题来了，多少才叫足够？

有三种参考值可为这一疑问做出解释，每一种都有自己的优点和不足。第一种，也是最常见的，是膳食营养素推荐供给量（RDA）。第二种，最初被称为估计安全和充足的每天膳食摄入量（estimated safe and adequate daily dietary intakes，ESADDI），现在被简写为适宜摄入量，英文首字母缩写为 AI，对没有 RDA 的营养素进行了规范。第三种是膳食营养素参考摄入量（DRI），这是一个概括性术语，包括 RDA 和几类创新的营养参考值：平均需要量（estimated average requirement，EAR）、适宜摄入量（AI）和可耐受最高摄入量（tolerable upper intake level，UL）。有些摸不着头脑吗？不用担心，本章将对以上内容进行详细说明。

# 膳食营养素推荐供给量：营养指南

膳食营养素推荐供给量（RDA）是 1941 年由美国国家研究委员会下属的食品和营养委员会（Food and Nutrition Board）制定的，该委员会隶属于华盛顿特区的美国国家科学院（National Academy of Sciences），目的是调查可能"影响国防"的营养问题。1941 年，该委员会更名为食品和营养委员会，之后他们开始审议一系列建议，即每种营养素的标准每天摄入量。这些标准将用于为武装部队、平民和可能需要粮食救济的海外人口提供营养建议。

最初定义 RDA 的目的，是让人们可以更科学简便地提前计划几天的食谱。RDA 中的"D"代表膳食（dietary），而不是每天（daily），因为 RDA 是平均值。您可能在某一天摄入较多的营养，第二天摄入的比较少，但在几天内能达到平均水平。

例如，目前女性维生素 C 的 RDA 为 75 毫克，男性（18 岁及以上）为 90 毫克。1 杯 250 毫升的新鲜橙汁含有 120 毫克的维生素 C，因此女性可以在周一和周二各喝 1 杯橙汁，周三不喝，但是在 3 天内仍然能达到 RDA。男性可能需要再加点其他东西——比如一根花椰菜——才能达到同样的目的。这很好理解吧。

RDA 为健康人提供了一个安全限度，但不是治疗性的。换句话说，RDA 不能治愈营养缺乏症，但可以预防营养缺乏症的发生。

## 蛋白质、维生素和矿物质：必需营养素

RDA 包含蛋白质、18 种必需维生素和矿物质的摄入量。有关具体数值，请参阅第 6 章（蛋白质）、第 10 章（维生素）和第 11 章（矿物质）。

## 关于碳水化合物、脂肪、膳食纤维和酒精的建议

在 RDA 的必需营养素清单中缺少哪些？那就是碳水化合物、纤维、脂肪和酒精。为什么没有？原因很简单：如果您的饮食能提供足够的蛋白质、维生素和矿物质，那么几乎可以肯定的是，这样的膳食也能提供足够的碳水化合物，以及比需要量更多的脂肪。虽然没有针对碳水化合物和脂肪的特定 RDA，但是有针对碳水化合物和脂肪以及

膳食纤维和酒精的其他指南。

1980 年，美国公共卫生服务局和美国农业部联合编制了第 1 版《美国居民膳食指南》（见第 16 章）。从那时起，每 5 年就颁布一版新的膳食指南，提供合理的热量、碳水化合物、膳食纤维、脂肪、蛋白质和酒精的摄入量。在这些膳食指南中，有几条一般规则，建议您：

» 进行有规律运动，使能量摄入和输出达到平衡。您可以查看第 5 章，了解在您的体重、身高和活动水平（宅在家里？马拉松运动员？）下，每天需消耗多少卡路里。

» 让含有复杂碳水化合物和膳食纤维的食物（定义见第 8 章）作为每天活动所需热量的主要来源。在每天 2 000 卡路里的饮食中，这些食物提供的热量应达到 900—1 300 卡路里，膳食纤维应达到 25 克。

» 专注于不饱和脂肪酸。更具体的指南，请查看第 16 章、第 17 章和第 7 章，这些章节有关于每天饮食中脂肪摄入量的知识。

» 适量饮酒。适量指的是女性每天 1 杯（关于不同种类的酒 1 杯的量，参阅第 9 章），男性每天 2 杯。正如指南所指出，这不是美国农业部饮食结构的组成部分。

## 不同的人，不同的需求

不同的身体状况需要不同量的营养素，RDA 目前针对多达 22 种特定类型的人群制定参考值：男孩和女孩，男性和女性，从婴儿期到中年等等。2006 年，RDA 进行了扩展，纳入了针对 50—70 岁和 71 岁及以上人群的参考值。

分组细化真是个好主意。1990 年，根据美国人口普查，65 岁以上的人口约 3 110 万。到 2050 年，美国政府预计将有 6 000 万以上的老年人，其中大部分是活跃的老年人。

年龄对膳食需求量的影响很重要，性别也很重要。例如，由于育龄妇女在月经时会丢失大量铁，因此她们对铁的 RDA 高于男性。另一方面，由于性活跃的男性在射精过程中损失了锌，因此男性的锌 RDA 高于女性。

性别会影响身体的组成，这会影响其他 RDA，比如蛋白质的需要量：蛋白质的 RDA 是以每千克体重的蛋白质克数为单位设定的，由于普通男性的体重比普通女性重，所以蛋白质 RDA 比女性高。19 岁及以上的成年男性的 RDA 为 56 克，对于相同年龄段的女性来说，是 46 克。

### 孕妇七项原则

在 2020 年版的《美国居民膳食指南》中，科学咨询委员会首次关注孕妇的饮食如何影响其腹中胎儿的健康。根据他们的研究发现，提出以下建议：

1. 应鼓励育龄妇女在妊娠前和妊娠期间达到并保持健康体重（有关健康体重的更多信息，请参阅第 4 章）。

2. 在选择膳食的时候，应以富含水果和蔬菜、全谷物、海鲜和植物油为目标，同时减少添加糖、精制谷物、红肉和加工肉类的比例。（更多信息请参阅第 17 章。）

3. 尽量选择富含叶酸等重要维生素和钙等矿物质的植物性食物。

4. 不要担心食物引起胎儿过敏，除非是母亲对该食物过敏。孕妇吃的东西几乎不会引起胎儿过敏。

5. 每周至少食用 8 盎司海鲜，但不要超过 12 盎司。尽量选择低汞和富含保护性 ω-3 脂肪酸的海鲜。

6. 妊娠期禁止饮酒。

7. 远离危险、可能受污染的食品，如未经高温消毒的牛奶和未煮熟的肉类都不要食用。

## 适宜摄入量：最初被称为估计安全和充足的每天膳食摄入量

除了 RDA 之外，食品和营养委员会还为健康所需的 8 种营养素制定了适宜摄入量（AI），虽然没有人知道身体究竟需要多少营养。不用担心，迟早，那些杰出的营养学研究人员会给出一个硬指标，并将这些营养物质移至 RDA 列表。

您可以在第 10 章找到生物素、胆碱、泛酸以及其他维生素的 AI 值。钙、铬、钼和锰等矿物质与其他膳食矿物质的 AI 都在第 11 章。

## DRI：完整的营养指南

1993 年，食品和营养委员会的膳食营养素参考摄入量委员会成立了几个专家小组，根据新的研究结果和营养信息，审查 RDA 和其他主要营养素（维生素、矿物质和其他食物成分）的参考值。这些专家小组的首要任务是建立新的营养推荐标准，称为膳食营养素参考摄入量（DRI）。DRI 是一个概括性指标，包括数种营养物质，如维生素、矿物质和其他营养素。DRI 包括：

» 平均需要量（estimated average requirement，EAR）：满足任何一
个群体（如少女或 70 岁以上的人）中半数以上人口的营养需求。
营养学家利用 EAR 来判断全人群的正常饮食是否能提供足够的
营养。

» 膳食营养素推荐供给量（RDA）：RDA 现在基于 EAR 提供的信息，
仍然是满足 97% 特定人群（如 18—50 岁的女性或 70 岁及以上的
男性）需求的天平均值。

» 适宜摄入量（AI）：是一种新的测量方法，为未设定 RDA 的营养
素提供建议摄入量。（注：AI 取代了 ESADDI。）

» 可耐受最高摄入量（UL）：是一个人每天可以摄入的某种营养素
的最高量，在这个范围之内不会产生不良影响。

DRI 小组的第一份报告列出了有关钙、磷、镁和氟化物的新建议，
发表于 1997 年。其最显著的变化是，对于 31—50 岁的成年人以及
服用雌激素补充剂的绝经后妇女，建议的钙摄入量从 800 毫克增加到
1 000 毫克；对于未服用雌激素的绝经后妇女，建议服用 1 500 毫克。

DRI 小组的第二份报告发表于 1998 年。该报告包括硫胺素、核
黄素、烟酸、维生素 B₆、叶酸、维生素 B₁₂、泛酸、生物素和胆碱的
新的建议。最重要的修订是将叶酸推荐摄入量提高到每天 400 微克，
因为有证据表明叶酸降低了女性生育神经管缺陷婴儿的风险，并降低
了男性和女性患心脏病的风险（请参阅本章中的专栏"复习关于营养
素推荐摄入量的术语"，以复习这些缩略语）。

根据 1998 年 DRI 小组的报告，FDA 要求食品制造商在面粉、大
米和其他谷物产品中添加叶酸（在这之前，已经有多种维生素产品含
有 400 微克叶酸）。1999 年 5 月，弗雷明翰心脏研究（Framingham
Heart Study）发布了一项研究结果，该研究对波士顿郊区居民的心脏
健康状况进行了近半个世纪的跟踪调查，结果显示，居民血液中叶酸
水平显著升高。在强化食品添加叶酸之前，22% 的研究参与者缺乏叶
酸；在要求食品中添加叶酸之后，这个数字下降到了 2%。

2000 年 DRI 发表了一份报告，其中对维生素 C、维生素 E、矿物
质硒、β - 胡萝卜素和其他抗氧化维生素提出了修订意见。2001 年，
针对维生素 A、维生素 K、砷、硼、铬、铜、碘、铁、锰、钼、镍、
硅、钒和锌发布了新的 DRI。2004 年，美国国家科学院医学研究所
（Institute of Medicine，IOM）发布了关于钠、钾、氯化物和水的新建议，
以及针对两组老年人（50—70 岁和 71 岁及以上）的建议的特别报告。
到 2005 年，食品和营养委员会推荐 71 岁以上的男性和女性维生素 D

的 AI 为 600 国际单位（IU）。本章中涉及的建议，在以上报告中都有详细说明。

表 3-1 是健康成年人维生素的最新 RDA；表 3-2 是健康成年人矿物质的 RDA。如果未给出 RDA，则会有带星号（＊）的 AI。

## 复习关于营养素推荐摄入量的术语

营养素列表使用公制单位。蛋白质的 RDA 以克（g）为单位；维生素和矿物质的 RDA 和 AI 以毫克（mg）和微克（μg）为单位。1 毫克 =1/1 000 克；1 微克 = 1/1 000 毫克。

维生素 A、维生素 D 和维生素 E 是特殊维生素。例如，维生素 A 的一种形式是预成型维生素 A，是一种身体可以直接吸收的营养物质。预成型维生素 A，即视黄醇（retinol），存在于动物性食物——肝脏、牛奶和鸡蛋之中。类胡萝卜素（植物中的红色或黄色色素）也可提供维生素 A。但要从类胡萝卜素中获得维生素 A，身体必须将这些色素转化为类似视黄醇的化学物质。由于视黄醇是一种现成的营养素，维生素 A 的 RDA 以视黄醇当量（retinol equivalent，RE）为单位给出。1 微克（μg）RE 大约等于 3.33 国际单位（维生素 A 的前测量单位）。

维生素 D 由三种化合物组成：维生素 $D_1$、维生素 $D_2$ 和维生素 $D_3$。胆钙化醇（cholecalciferol）是维生素 $D_3$ 的化学名称，是三种维生素中最活跃的，因此维生素 D 的 RDA 是以胆钙化醇的当量来衡量的。

身体可从食物中的两类化学物质中获得维生素 E：生育酚（tocopherols）类和三烯生育酚（tocotrienols）类。维生素 E 活性最高的化合物是一种生育酚：α- 生育酚。维生素 E 的 RDA 以 α- 生育酚当量（α-TE）的毫克数计量。

## 营养素有多少？

营养素含量以各种单位计量：
· 1 g=1 克
· 1 mg=1 毫克 =1/1 000 克
· 1 mcg = 1 微克 =1/1 000 000 克
· 1 IU=1 国际单位
· RE= 视黄醇当量 =IU 中"真实"维生素 A 的量
· α-TE=α- 生育酚当量 = 单位维生素 E 中 α- 生育酚的含量

表3-1　健康成人的维生素 RDA

| 年龄/岁 | 维生素 A/(RE/IU)+ | 维生素 D/(微克/IU)‡* | 维生素 E (α-TE) | 维生素 K/微克* | 维生素 C/毫克 | 硫胺(维生素 B₁)/毫克 | 核黄素(维生素 B₂)/毫克 | 烟酸(NE)/毫克 | 泛酸(维生素 B₅)/毫克* | 维生素 B₆/毫克 | 叶酸/微克 | 维生素 B₁₂/微克 | 生物素/微克 |
|---|---|---|---|---|---|---|---|---|---|---|---|---|---|
| **男性** | | | | | | | | | | | | | |
| 19—30 | 900/2 970 | 15/600 | 15 | 120 | 90 | 1.2 | 1.3 | 16 | 5 | 1.3 | 400 | 2.4 | 30 |
| 31—50 | 900/2 970 | 15/600 | 15 | 120 | 90 | 1.2 | 1.3 | 16 | 5 | 1.3 | 400 | 2.4 | 30 |
| 51—70 | 900/2 970 | 15/600 | 15 | 120 | 90 | 1.2 | 1.3 | 16 | 5 | 1.7 | 400 | 2.4 | 30 |
| >71 | 900/2 970 | 20/800 | 15 | 120 | 90 | 1.2 | 1.1 | 16 | 5 | 1.7 | 400 | 2.4 | 30 |
| **女性** | | | | | | | | | | | | | |
| 19—30 | 700/2 310 | 15/600 | 15 | 90 | 75 | 1.1 | 1.1 | 14 | 5 | 1.3 | 400 | 2.4 | 30 |
| 31—50 | 700/2 310 | 15/600 | 15 | 90 | 75 | 1.1 | 1.1 | 14 | 5 | 1.3 | 400 | 2.4 | 30 |
| 51—70 | 700/2 310 | 15/600 | 15 | 90 | 75 | 1.1 | 1.1 | 14 | 5 | 1.5 | 400 | 2.4 | 30 |
| >71 | 700/2 310 | 20/900 | 15 | 90 | 75 | 1.1 | 1.1 | 14 | 5 | 1.5 | 400 | 2.4 | 30 |
| 妊娠期 | | | | | | 1.4 | 1.1 | 18 | 6 | 1.9 | 600 | 2.6 | 30 |
| 哺乳期 | | | | | | 1.4 | 1.1 | 17 | 7 | 2.0 | 500 | 2.8 | 35 |

*AI

+ 对于男性,维生素 A 的"官方"RDA 仍然是 1 000 RE/5 000 IU;对于非妊娠或哺乳期的女性,RDA 仍然是 800 RE/4 000 IU;本表中列出的较低数字是目前成人的推荐水平。

‡ 目前的推荐摄入量是预防维生素 D 缺乏症所需的剂量;最近的研究表明,为了达到最佳的健康水平,实际上可能需要更高的摄入量,在每天 800—1 000 IU 的范围内。

表 3-2 健康成年人的矿物质 RDA

| 年龄/岁 * | 钙/毫克 * | 磷/毫克 | 镁/毫克 | 铁/毫克 | 锌/毫克 | 铜/微克 | 碘/微克 | 硒/微克 | 钼/微克 | 锰/毫克 * | 氟化物/毫克 * | 铬/微克 * | 胆碱/毫克 * |
|---|---|---|---|---|---|---|---|---|---|---|---|---|---|
| **男性** | | | | | | | | | | | | | |
| 19—30 | 1 000 | 700 | 400 | 8 | 11 | 900 | 150 | 55 | 45 | 2.3 | 4 | 36 | 550 |
| 31—50 | 1 000 | 700 | 420 | 8 | 11 | 900 | 150 | 55 | 45 | 2.3 | 4 | 36 | 550 |
| 51—70 | 1 200 | 700 | 420 | 8 | 11 | 900 | 150 | 55 | 45 | 2.3 | 4 | 30 | 550 |
| >71 | 1 200 | 700 | 420 | 8 | 11 | 900 | 150 | 55 | 45 | 2.3 | 4 | 30 | 550 |
| **女性** | | | | | | | | | | | | | |
| 19—30 | 1 000 | 700 | 310 | 18 | 8 | 900 | 150 | 55 | 45 | 1.8 | 3 | 25 | 425 |
| 31—50 | 1 000 | 700 | 320 | 18 | 8 | 900 | 150 | 55 | 45 | 1.8 | 3 | 25 | 425 |
| 51—70 | 1 000/1 500** | 700 | 320 | 8 | 8 | 900 | 150 | 55 | 45 | 1.8 | 3 | 20 | 425 |
| >71 | 1 000/1 500** | 700 | 320 | 8 | 8 | 900 | 150 | 55 | 45 | 1.8 | 3 | 20 | 425 |
| 妊娠期 | 1 000—1 300 | 700—1 250 | 350—400 | 27 | 11—12 | 1 000 | 220 | 60 | 50 | 2.0 | 1.5—4.0 | 29—30 | 450 |
| 哺乳期 | 1 000—1 300 | 700—1 250 | 310—350 | 9—10 | 12—13 | 1 300 | 290 | 70 | 50 | 2.6 | 1.5—4.0 | 44—45 | 550 |

*AI

** 较低的推荐量是针对服用雌激素作为补充剂的绝经后妇女；不服用雌激素补充剂的绝经后妇女 RDA 更高。

经 RDA 许可改编（华盛顿特区：国家科学院出版社，1989 年），并参考 DRI 小组报告，1997—2004 年。

　　您还希望了解更多细节？您注意到表格中少了什么内容吗？是的，没有脂肪、碳水化合物的推荐摄入量，当然还有水。您可以分别在第 7 章、第 8 章和第 12 章中找到这些内容。

　　我最喜欢的一家服装品牌的销售广告上印着这样一句口号："出售不等于服务的终结"，这句话绝对适用于营养学。RDA、AI 和 DRI 应始终被视为"在建工程"，一旦有新的研究成果，这些数字就会被修正。换句话说，在一个不断变化的世界里，有一件事您可以绝对肯定：很抱歉，这一章中的数字将发生变化。

# 第 4 章
# 身体不是越重越好

　　根据美国疾病预防控制中心（CDC）的数据，2016 年，在美国，几乎每 10 名成年人中就有 7 人超重或肥胖。请注意"超重"和"肥胖"，这是本章中将要定义的两个术语。不仅是成年人，未成年人也呈现出越来越胖的趋势。总体而言，2013 年全国儿童健康调查报告称，每 5 名 12—19 岁的儿童中就有一人体重超标。这些多出来的肉肉并不友好，它们会损害健康。2019 年的一项研究对 100 多万名美国女性进行了跟踪调查，结果显示中年肥胖与晚年患痴呆症之间存在关联。另一项研究表明，儿童肥胖可能会影响血常规检查的准确性。不要忘了那些金钱成本。据 CDC 估计，每年治疗肥胖相关疾病的费用接近 2 000 亿美元，相当于美国所有医疗支出的 6%。

　　如果这一趋势继续下去，约翰·霍普金斯大学布隆伯格公共卫生学院、卫生保健研究和质量研究所和宾夕法尼亚大学医学院的研究人员预测，到2030年底，将近90%的美国成年人会超重。届时，治疗肥胖相关健康问题的成本将接近每年1万亿美元。美国心脏协会表示，我们正处于肥胖流行病的控制之下。这只是我们在本章中讨论的主题之一。您自己的体重应该是多少？如何判断您是否肥胖（以及如何评估数字的准确性）？再加上肥胖对健康的危害，您有很多关于体重的事情要解决。下面，我们开始吧！

## 流行性肥胖

"流行性"这个词让人联想到脊髓灰质炎、鼠疫、流感、麻疹等一系列传染病，这些疾病或多或少很容易从一个人传染给另一个人。但肥胖符合传染的条件吗？信不信由你，也许肥胖真的可以传染。

2007，哈佛大学社会学家尼古拉斯·克里斯塔基斯（Nicholas Christakis）和加州大学政治学家詹姆斯·福勒（James Fowler）在《新英格兰医学杂志》(The New England Journal of Medicine, NEJM) 上发表研究成果声称，体重增加可能是一种"社会传染病"。换句话说，生活在某一群体中的人倾向于采取类似的行为，比如与朋友和亲戚一起增重或减肥可能就是其中之一。

为了得出这个结论，克里斯塔基斯和福勒分析了著名的弗雷明翰心脏研究中12 000多名志愿者30多年来的信息，该项目自1948年以来一直跟踪这座位于美国马萨诸塞州的城市居民心脏病发病率和病因。

弗雷明翰的居民每2—4年进行一次体检。克里斯塔基斯和福勒公布了研究结果，他们发现有肥胖朋友的人，肥胖的风险增加了近60%；有肥胖兄弟姐妹的人，肥胖的风险增加了40%；丈夫或妻子肥胖的人，肥胖的风险增加了37%。而这些人肥胖风险增加，甚至不必居住得太近：即使受试者居住在不同的城市，发生肥胖的概率也是存在的。这就引出了下面的文字，根据统计数据，发现了超重美国人最有可能出现的城市和州。

## 观察肥胖地图

有多少人胖？有多少人瘦？美国各州和各个城市的数字各不相同，这取决于一系列变量，从遗传学到体育活动，当然还有当地的饮食风俗。表4-1列出了美国十个最瘦和最胖的州。表4-2是关于最胖和最瘦前十名的城市。这两个表格中的信息都来自疾病预防控制中心、美国人口普查局和美国农业部等知名统计来源，非常可靠。

表 4-1　美国最胖和最瘦的十个州

| 胖州（肥胖前十名） | 瘦州（苗条前十名） |
| --- | --- |
| 密西西比州 | 犹他州 |
| 肯塔基州 | 科罗拉多州 |
| 俄克拉何马州 | 康涅狄格州 |
| 弗吉尼亚州 | 爱达荷州 |
| 田纳西州 | 俄勒冈州 |
| 阿拉巴马州 | 明尼苏达州 |
| 阿肯色州 | 蒙大拿州 |
| 路易斯安那州 | 马萨诸塞州 |
| 密歇根州 | 阿拉斯加州 |
| 俄亥俄州 | 华盛顿特区 |

数据来源来自"美国最胖的州"（ https://wallethub.com/edu/fattest-states/16585/ )。

表 4-2　美国最胖和最瘦的十个城市

| 胖市（肥胖前十名） | 瘦市（苗条前十名） |
| --- | --- |
| 麦卡伦 - 爱丁堡 - 米森，得克萨斯州 | 旧金山奥克兰，加利福尼亚州 |
| 什里夫波特伯锡尔城，洛杉矶 | 火奴鲁鲁，夏威夷 |
| 孟菲斯，田纳西州 | 明尼阿波利斯圣保罗，明尼苏达州 |
| 杰克逊，密西西比州 | 西雅图塔科马贝尔维尔，华盛顿州 |
| 诺克斯维尔，田纳西州 | 波特兰，俄勒冈州 |
| 塔尔萨，俄克拉荷马 | 波士顿，马萨诸塞州 |
| 莫比尔，阿拉巴马州 | 丹佛，科罗拉多州 |
| 纳什维尔，田纳西州 | 亚历山大特区，弗吉尼亚州 |
| 哥伦比亚，密苏里州 | 斯普林斯，科罗拉多州 |
| 拉斐特，洛杉矶 | 盐湖城，犹他州 |

数据来源于 https://walletyhub.com/edu/fattest-cities-in-america/10532。

最胖的城市和州有什么共同点呢？据南达科他州立大学地理信息科学卓越中心的迈克尔·温伯利（Michael Wimberly）说，生活在这些地区的人：

» 不经常参加体育活动。

» 每天吃的水果和蔬菜少于 5 份。

» 很可能吃了"错误"的食物。

» 居住地周围没有大型综合超市。

温伯利称之为"肥胖环境"，是能够促进体重增加的。

# 体重多少才合适？

多年来，从保险公司到美国联邦政府，许多健康组织都制作了一些图表，旨在为成年美国居民制定健康体重标准。其中一些将这些数字设定得非常低，以至于如果不严格限制饮食，或是干脆换一个身体，最好是拥有轻飘飘的骨骼，并且没有曲线，否则很难达到目标。但另外一些还是很合理的。

## 体重图表

1959 年，大都会人寿保险公司发布了第一套标准体重表。这些数字根据保险统计数据得出，提供了最健康、最长寿的人的体重 [ 穿衣体重，如果是女性，还穿着 1 英寸（2.54 厘米）高的鞋子 ]。这个体重表有什么局限性吗？当时，有保险的人群规模很小，范围很窄，很难确定他们的体重是否能预测其他人群的健康体重。

31 年后，美国政府公布了表 4-3 所示的体重表。1990 年版的《美国居民膳食指南》( 关于膳食指南的更多信息，请参见第 16 章 ) 中出现了这套适中、使用方便的体重表。此表中的重量按特定身高的男性和女性的范围给出。身高为不穿鞋测量，体重也是不穿衣服称量。因为大多数人随着年龄的增长都会有些发福，所以编写这些标准体重的人做了一件非常明智的事情：他们将体重按年龄分为两大类，一类是19—34 岁人群，另一类是 35 岁及以上人群。

我们都知道，肌肉比脂肪重，所以身材矮小、脂肪比肌肉多的人体重更轻。身材魁梧、肌肉比脂肪多的人会更重一些。作为一条普遍但并非一成不变的规则，这意味着身材较小、肌肉较少的女性体重比同等身高和年龄的男性轻。

表 4-3　标准体重表

| 身高 * | 19—34 岁的标准体重 / 磅 ** | 34 岁以上的标准体重 / 磅 ** |
|---|---|---|
| 5' | 97—128 | 108—138 |
| 5' 1" | 101—132 | 111—143 |
| 5' 2" | 104—137 | 115—148 |
| 5' 3" | 107—141 | 119—152 |
| 5' 4" | 111—146 | 122—157 |
| 5' 5" | 114—150 | 126—162 |
| 5' 6" | 118—155 | 130—167 |
| 5' 7" | 121—160 | 134—172 |
| 5' 8" | 125—164 | 138—178 |
| 5' 9" | 129—169 | 142—183 |
| 5' 10" | 132—174 | 146—188 |
| 5' 11" | 136—179 | 151—194 |
| 6' | 140—184 | 155—199 |
| 6' 1" | 144—189 | 159—205 |
| 6' 2" | 148—195 | 164—210 |
| 6' 3" | 152—200 | 168—216 |
| 6' 4" | 156—205 | 173—222 |
| 6' 5" | 160—211 | 177—228 |
| 6' 6" | 164—216 | 182—234 |

* 5'即为 5 英尺，1 英尺约为 30.48 厘米，5 英尺约为 152.4 厘米；1"即为 1 英寸，约为 2.54 厘米，5'1"约为 154.94 厘米。
**1 磅 =0.45 千克。
摘自《营养与健康：美国居民膳食指南》，第 3 版（华盛顿特区：美国农业部、美国卫生和公共服务部，1990 年）。

　　在后来的膳食指南中，省略了老年人的体重上限，因此在 1990 年，每个人（无论年轻人还是老年人）的"健康"体重统一为 19—34 岁人群的体重。在此，我要冒昧地说，我更推荐 1990 年的指南，因为：

» 无须持续节食即可达到标准体重。
» 更实际地看待体重随着年龄的增长而发生的变化。
» 不太可能让您对自己的体重抓狂。

### 年龄大了，我们看中的不一定就是体重的数字

减肥以保持健康苗条通常被认为是一种积极的生活态度，但在 2019 年，《英国医学杂志》( *British Medical Journal* ) 发表的一项研究表明，年长者减肥可能会有一些问题。根据美国国家健康与检查调查从 36 000 名受试者收集的数据来看，在中年以后减肥可能会增加过早死亡的风险，尤其是患有糖尿病、癌症或心脏病等潜在疾病的情况下。研究人员想要传达的重要信息是："年轻时尽量不要增重，老年时要注重保持健康的生活方式。"

这些很好地说明了营养指南应该如何发挥作用，您不觉得吗？

# BMI：另一种评估体重的方法

体质指数（body mass index，BMI）是衡量体重和身高之间关系的数字。目前在美国，体质指数 < 18.5 被认为是体重不足，18.5—24.9 为正常，25.0—29.9 为超重，30.0—39.9 为肥胖，≥ 40.0 为严重肥胖。此前，其他国家对正常和超重的标准略为宽松。例如，在澳大利亚，体质指数 < 20 被认为是体重不足。如今，美国标准已被全世界普遍接受。

用来计算体质指数的方程式又称凯特莱指数，以 19 世纪比利时数学家和天文学家的名字命名，他提出了"平均人"的概念（见下文"发明'平均人'的人"）。这个方程式是 $W/H^2$，意思是体重（千克）除以身高的平方（米$^2$）。

想要更简单地计算标准体重，请访问 www.nhlbi.nih.gov/health/educational/lose_wt/BMI/bmicalc.htm，填上相应数字，就完成了！贝勒医学院（Baylor College of Medicine）有一个更简便的计算网站，可以计算 BMI 以及每天卡路里摄入量，让您保持现状或减掉几磅，您只需访问 www.bcm.edu/cnrc-apps/caloriesneed.cfm/TheBaylorCollegeofMedicine%20Calorie%20Needs%20and%20BMI%20calculator。

## 发明"平均人"的人

兰伯特·阿道夫·雅克·凯特莱（Lambert Adolphe Jacques Quetelet，1795—1874）是比利时数学家、天文学家、统计学家和社会学家，他提出了"平均人"的概念，即站在钟形曲线中心的普通人。

凯特莱提出这个概念，主要目的是预测犯罪行为。为此，他希望根据一个人与平均（或者说"正常"）社会行为的偏差，开发一种统计模型，用于预测他的行为，包括道德（好）和犯罪（坏）行为。尽管这个想法在19世纪的社会学家中引发了许多热烈的讨论，但它从未真正成为打击犯罪的工具。但歪打正着，它在评估健康风险时非常有用。

下图改编自《成人超重和肥胖的鉴别、评估和治疗临床指南：证据报告》（*Clinical Guidelines on the Identification, Evaluation, and Treatment of Overweight and Obesity in Adults: The Evidence Report*）。

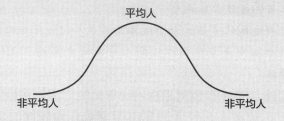

## 追踪脂肪的高级方法

卷尺或体重表是任何人都能掌握的低端的衡量肥胖的方法。但是科学喜欢复杂，所以体重专家有几种高精尖的方法来判断您是否肥胖。下面是三个很有趣的例子。需要注意：这些方法都不简单，不适用于家庭测试，多在一些医院使用，但更可能是在研究机构或专门的减肥诊所进行。

· 生物电阻抗：您的身体内充满了电解质，比如钠和钾，这些离子传导电脉冲，在细胞中来回发送信息。肌肉组织比脂肪组织含有更多的液体，因此如果体内肌肉含量大于脂肪，身体对外部电流的阻抗较低。为了测量身体对电流的电阻（一种被称为阻抗的现象），进行测试的技术人员在被测试者的手腕和脚踝处放置电极，释放对身体无害的低强度电流。然后测试人员计算出身体组织对电流的阻抗。根据计算值，可以推断体内脂肪的含量。

· 生化需氧量测定箱（BOD POD）：这是一种蛋形的测试箱，可以检测受试者进入时释放出的气体量。因为肌肉组织比体脂密度更高，排出的气体也更多，所以技术人员可以称量受试者的体重，然后根据在BOD POD中排出的气体量来计算体脂量。

> · 双能 X 射线吸收法（dual-energy X-ray absorptiometry, DEXA）：该测试使用 X 射线测量肌肉、骨骼和体脂。这项测试需要大约 10 分钟的时间，可以生成组织图像，技术人员可以根据图像估算出人体脂肪的含量。

# 读懂这些数字的真正含义

体重图表、表格、数字和统计数据非常丰富，您可能会认为它们在预测谁健康和谁不健康方面是完全可靠的。其实不然。真实的人和他们真正的差异一直潜藏在公式中。

例如，BMI 对下面这些人来说，并不是一个可靠的健康指标：

» 怀孕或哺乳期妇女。

» 非常高或非常矮的人。

» 肌肉发达的专业运动员或举重教练。记住：肌肉比脂肪重，所以一个拥有大量肌肉组织的人可能有更高的 BMI，并且仍然非常健康。

此外，BMI 在预测患病风险方面的价值似乎与年龄有关。如果是30 多岁的成年人，较低的 BMI 显然意味着较好的身体状态。但对于70 岁及以上的老年人，至今没有确切的证据表明体重与健康程度或寿命方面的关系。从 30 岁到 74 岁之间，BMI 和健康之间的关系是介于有关与无关之间——年轻时关系更密切，晚年时则关系没那么密切。

## 提高 BMI 的准确率

为了使 BMI 在预测超重带来的健康风险方面更准确，美国国立卫生研究院建议增加另一项测量指标，即腰围——换句话说，也就是苹果形 / 梨形身材测试。

苹果形身材是指身体的中间部位，也就是腰部有很多脂肪囤积。梨形身材的人，臀部和大腿周围有较多的脂肪。苹果形身材的人患糖尿病、高血压和心脏病的风险更高。

为了弄清楚您是哪种体型，用卷尺在您身体的中部绕一圈，也就是髋骨上方。深吸一口气，再慢慢把气吐出来。看看卷尺怎么说。那就是您的腰。

表 4-4 是与腰围相关的 2 型糖尿病、高血压和心脏病的相对风险。

表 4-4　BMI 和腰围相关的预测患病风险

| | BMI | 男性腰围 < 40 英寸 / 女性腰围 < 35 英寸的患病风险 | 男性腰围 > 40 英寸 / 女性腰围 > 35 英寸的患病风险 |
|---|---|---|---|
| 低体重 | < 18.5 | — | — |
| 正常 | 19—24.9 | — | — |
| 超重 | 25—29.9 | 增加 | 高 |
| 肥胖 | 30—34.9 | 高 | 很高 |
| | 35—39.9 | 很高 | 很高 |
| | > 40 | 特别高 | 特别高 |

国家心脏、肺和血液研究所，国家卫生研究院：www.nhlbi.nihgov/health/public/heart/obesity /lose_wt/bmi_dis.htm。

## 注意体重和健康的危险信号

没有任何一个因素，比如体重，能全面反映一个人的健康状况。无论 BMI 或其他检测结果如何，如果有不止一个常见问题，健康问题的风险就会增加。例如：

» 高血压。

» 高水平的低密度脂蛋白（LDL，"坏胆固醇"）。

» 低水平的高密度脂蛋白（HDL，"好胆固醇"）。

» 高水平的甘油三酯（血液中的一种脂肪）。

» 早发心脏病家族史，指家族中的一名或多名近亲，男性在 50 岁之前或女性在 60 岁之前心脏病发作。

» 不运动或吸烟。

如果您出现了以上情况，请赶快咨询医生，制订合理的健康计划。

# 正确看待异常的体重指标

现在，您可能觉得非常需要一大块巧克力——这不是个坏主意，因为营养学家已经发现，黑巧克力富含对抗疾病的抗氧化剂，有益于身体的各个器官（只要坚持每天服用可可的"剂量"高达 1 盎司）。

但是，另一个相反的问题也是有意义的，现实的规则是需要您安全、有效地控制体重。

» 并不是每个人一开始都有相同的基因，所以并不是每件衣服什么人穿都合适。有些人天生就比其他人更大、更重。如果您的指标和别人不同，但所有的重要数据都令医生满意，就不要浪费时间去尝试符合别人的完美想法。放松放松，享受自己的健康身体。

» 如果您已经超重，并且医生同意您节食，不用想着要减掉大块的肥肉来改善您的健康。即使减掉很少的体重，也是对健康有益的。根据美国疾病预防控制中心的数据，仅仅减掉 5%—10% 的体重就可以降低高血糖、高胆固醇和高血压的发病率，降低患糖尿病、心脏病和脑卒中的风险。

» 您真正需要记住的数字是 3 500，即增加或减少 1 磅脂肪所需的卡路里。换句话说，产生 3 500 卡路里热量的食物相当于增加了 1 磅体重。所以如果您：

- 将卡路里摄入量从每天 2 000 卡路里减少到 1 700 卡路里，保持同样的体力劳动，大约 12 天，您能减掉 1 磅脂肪（"大约"是因为不同的身体以不同的速度燃烧卡路里 / 能量）。

- 换一种方式，在不增加运动量的情况下，将热量从每天 1 700 卡路里增加到 2 000 卡路里，大约 12 天后，您会增重 1 磅。

» 适量是控制体重的最佳途径。合理饮食，适当减少热量摄入，能使您健康、适度地减肥。合理饮食，就需要食物的种类丰富，且含有足够的必需营养素。过分减少热量的摄入，会让您变得皮包骨，而且缺乏正常健康生活所需的营养。有关饥饿——无论是主动还是被动的潜在破坏性影响的更多信息，请参阅第 14 章。

» 多运动。锻炼可以让您在摄入更多的卡路里的同时还能减肥。此外，锻炼可以降低许多健康问题的风险，比如心脏病。听起来像是成功的秘诀吧。所以，赶快动起来吧！

尽管许多美国人应该努力减肥，但事实是，许多大块头，甚至是明显肥胖的人，都能长寿、快乐、健康地生活。

为了弄清楚为什么一些超重者的健康状况不符合"规则"，许多营养学家现在把重点放在一些混合因素的重要性上——科学表明"这些人的身上发生了其他事情"。

以下是肥胖 / 健康方程中的 3 个潜在变量：

» 也许超重的人更容易患病，因为他们运动量较少，在这种情况下，加强锻炼可能会降低超重的风险。

» 超重的人更容易生病，因为他们吃了大量含有高热量成分的食物，如饱和脂肪酸，会造成不利的健康影响。如果是这样，只需改变饮食习惯，建立更健康的生活方式，如锻炼。

## 好好睡觉也能减肥

科学家在 2010 年开展了两个独立的研究，一个在芝加哥大学医学中心进行，另一个在布里格姆睡眠医学中心、妇女医院和波士顿的贝思以色列女执事医疗中心进行，研究发现，几个晚上睡眠不足与体重增加有关。当然，这需要后续研究进行确定。果然，2012 年，哥伦比亚大学内科医生和外科医生学院的研究人员发现，缺乏睡眠会影响"饱腹感"激素——促生长激素释放素（ghrelin，意思是"我需要食物"）和瘦素（leptin，意思"够了！"），产生更多的促生长激素释放素，更少的瘦素，最终导致体重增加。简单地说，困倦的大脑会做出错误的决定，比如深夜吃零食，再比如伸手去拿一块糖果，而不是苹果。

# 第 5 章
# 卡路里：为身体赋能

汽车燃烧汽油以获得正常行驶所需的能量。您的身体燃烧（代谢）食物，以热的形式产生能量，使您保持温暖，并为您的每一个动作和思想活动提供能量。

食物代谢产生的热量以千卡为单位，即在海平面的高度，使 1 千克水温度升高 1 摄氏度所需的能量。

营养学家通常用卡路里（calorie）代替千卡（kilocalorie）。准确地说，真正的卡路里只有千卡的 1/1 000，但是在英语里，卡路里这个词更容易说，也更容易记住，所以当您读到食物中的能量时，会经常看到卡路里，而非千卡。

# 计算食物中的卡路里

当我们说一份食物——比如一根香蕉——含有105卡路里时，这意味着香蕉的新陈代谢可产生105卡路里的能量，用于人体正常工作。

不同的食物有不同的卡路里含量，这取决于食品的营养成分。例如，高脂肪食物比低脂食物含有更多的卡路里，因为一克脂肪比一克碳水化合物、蛋白质或酒精含有更多的卡路里：

&raquo; 每克蛋白质含4卡路里能量。

&raquo; 每克碳水化合物含4卡路里能量。

&raquo; 每克脂肪含9卡路里能量。

&raquo; 每克酒精含7卡路里能量。

换句话说，同样质量的蛋白质和碳水化合物只能提供不到脂肪一半的卡路里。这就是为什么高脂肪饮食，如奶油奶酪，热量丰富，而低脂饮食，如水果和蔬菜，热量不高。

## 测量卡路里的含量

营养学家通过在弹式热量计中实际燃烧食物来测量食物中的卡路里含量。弹式热量计是一个有两个桶的盒子，两个桶相套叠。研究人员称取一份食物样本，将样本放入盘子中，再将盘子放入热量计的内桶。他们用氧气填充内腔，然后密封，使氧气不能逸出。外桶内充满一定量的冷水。将内桶放入外桶的冷水中，用电火花点燃其中的氧气。当食物燃烧时，观察者记录外桶中水温的升高情况。如果能使1千克水温度升高1摄氏度，食物就有1卡路里的热量；如果温度上升2摄氏度，则含有2卡路里热量；以此类推，235摄氏度，235卡路里，也就是一杯250毫升由混合奶粉和全脂牛奶制成的巧克力麦芽全脂牛奶的热量。

有些看似低热量的食物实际上并非如此。必须从各个角度衡量，除了蛋白质和碳水化合物外，还要注意脂肪含量。这里有一个很好的例子：鸡胸肉和汉堡包都是高蛋白食物。两者每盎司的热量应该相同。但是如果是没有皮的鸡肉，它的脂肪含量很低，而汉堡包的脂肪含量很高。一份3盎司的去皮鸡肉可以提供140卡路里的热量，而一份3盎司的汉堡可以提供230—245卡路里的热量，这取决于肉的切块和脂肪含量。

## 无营养卡路里

所有的膳食都能提供卡路里。所有的卡路里都能提供能量。但是有些膳食据说会带给您无营养卡路里。这个术语与卡路里提供的能量无关，仅仅是定义了一种食物，只含有蛋白质、脂肪和碳水化合物，而没有其他营养素，如膳食纤维、维生素和矿物质，而这些其他营养素可以提高您盘子里食物的营养价值。

最为人熟知的有无营养卡路里的食物是食用糖和乙醇（啤酒、葡萄酒和烈酒中的酒精）。食用糖和乙醇本身能提供能量，但没有营养。（有关糖的更多信息，请参阅第 8 章。有关酒精的更多信息，请参阅第 9 章。）

当然，食用糖和酒精一般都被加到可以提供其他营养素的食物中。例如，面包中含有糖，啤酒中含有酒精——这两种食物都能提供钙、磷、铁、钾、钠和 B 族维生素。

在美国，有些人营养不良，因为他们买不起足够的食物来获得所需的营养。1935 年，富兰克林·德拉诺·罗斯福总统启动了学校午餐计划。从那以后，几乎每一位总统，无论是共和党还是民主党，都在逐步扩大该计划。这在很大程度上防止了贫困学生营养不良，是一项成功的尝试。

还有一些美国人生活在"食物沙漠"里，买不到新鲜的农产品，没有更健康的膳食选择，或者能买到，但是价格很高。

奇怪的是，还有许多能负担得起足够食物的美国人出现营养不良，这是因为他们根本不知道如何选择既能提供营养又能提供热量的膳食。对这些人来说，摄入太多无营养卡路里可能会导致严重的健康问题，如骨质疏松、牙龈出血、皮疹、精神抑郁和可预防的出生缺陷。无营养卡路里也会导致肥胖，这是当前美国社会的一种流行病，在世界各地也越来越普遍，第 4 章对这一点有简单的概述。

## 每一种卡路里都很重要

虽然人体确实是代谢某种物质产生卡路里的速度比代谢其他物质快，比如人体最先使用的能量是碳水化合物代谢产生的，在脂肪代谢之前。但是不要相信那些说"卡路里不重要"或"某种食物代谢产生的卡路里比其他的重要"的人，他们多是试图说服您遵循某种饮食原则，只关注一种食物，而不考虑其他食物。在每一代节食者中都很常见的情况就是高蛋白饮食。

高蛋白饮食，现如今最常见的是阿特金斯或生酮/酮式饮食，都是要求使用者减少甚至完全不摄入碳水化合物，因为肌肉组织主要是蛋白质，吃进去的蛋白质食物会直接从胃进入肌肉，而其他营养素都会变成脂肪。换句话说，这种饮食法认为，您可以用蛋白质食物满足自己的需求，因为不管摄入多少卡路里，它们都是蛋白质卡路里，最终都会进入肌肉，而不会变成臀部的赘肉。如果真的是这样，那简直不要太好！问题是，事实并非如此。所有的卡路里，不管由何种物质代谢而来，都能提供能量。如果每天摄入的能量（卡路里）比消耗的多，就会增重；如果摄入的卡路里比消耗的少，就会减重。这条营养原则一视同仁，适用于所有人，每一个身体。

## 浅谈生酮饮食

一般我们都是选择基本均衡的健康饮食，使得身体的正常运转依靠糖原，也就是代谢碳水化合物时产生的糖。生酮饮食是通过限制碳水化合物的摄入来改变这种状况，使得身体通过燃烧脂肪来获取能量。在这种情况下，肝脏产生酮——一种可供给细胞能量的替代化学物质，这种情况被称为酮症。

20世纪20年代，为了治疗对抗癫痫药物无反应的癫痫儿童，设计了最初的生酮饮食：每天90%的热量来自脂肪，6%来自蛋白质，只有4%的热量来自碳水化合物。使用这一方案一年后，近一半的儿童癫痫发作减少，12%没有癫痫发作，这一结果得到了癫痫基金会的证实。

在现代医学，生酮饮食更为灵活，将脂肪提供的卡路里减少到每天总热量的75%，将蛋白质中的卡路里增加到20%，并将碳水化合物提供的卡路里增加了1%。一些非医学版本的生酮饮食，比如阿特金斯饮食，宣称是能够快速减肥的方法，对卡路里来源的要求更加宽松。请注意：到目前为止，还没有任何严谨的长期研究表明，除了暂时的体重减轻外，生酮饮食还有其他好处。

没有一种生酮饮食是无风险的。在最初使用生酮饮食的儿童中，最常见的副作用是便秘、体重减轻和生长问题，目前认为这些问题是由限制蛋白质摄入引起的。如今，肥胖专家认为，生酮饮食可能会引发尿钙水平增高（高钙尿症）、肾结石、暂时性高胆固醇、口臭、头晕，以及在采用生酮饮食的最初几周内，会出现称为"酮式流感"的低能量水平。由于存在这一系列的潜在问题，所以孕妇、糖尿病患者和有肾结石病史的人，在未经医生批准的情况下不能尝试生酮饮食。

# 确定卡路里需求

把您的能量需求想象成一个银行账户。当摄入卡路里时，"存款"增加。当您的身体把精力花在工作上时，"存款"会减少。营养学家将每天消耗的能量分为两部分：

» 身体在休息时所需的能量。

» 身体在"工作"时所需的能量。

为了使能量账户保持平衡，需要每天摄入足够的能量来负担能量的支出。一般来说，婴儿和青少年每千克体重消耗的能量比成年人多，因为他们不断制造大量新的组织。同样，一般男性比女性会消耗更多的能量，因为他的身体块头更大，肌肉也更多（详见下一节"性别、腺体和巧克力蛋糕"），这就导致了一个不公平但完全正确的命题，一个体重 70 千克的男性，可以比同样体重 70 千克的女性多燃烧约 10%的热量，而且不会增重。相关数字，请查看下一节和表 5-1。

## 静息能量消耗（resting energy expenditure，REE）

即使休息的时候，身体也依然忙碌：心脏在持续跳动；肺会扩张和收缩；肠道继续消化食物；肝脏处理营养物质；各种腺体分泌激素；肌肉通常会轻轻地收缩；细胞之间来回传递电脉冲；大脑不断地向每个组织和器官发送信息。

休息时身体用来进行以上活动的能量称静息能量消耗（resting energy expenditure，REE）。REE，也被称为基础代谢，占每天所需能量的 60%—70%。

要计算静息能量消耗（REE），必须先计算出您的体重，单位为千克（kg）。将其代入表 5-1 中相应的方程式，就能计算出 REE。

该如何对待这些信息呢？首先，要认识到它的科学价值，这些信息提供了最基本的数据，需要多少卡路里才能生存；第二，更务实一点，以这些信息为基础，可以构建日常生活中营养丰富的菜单。

表 5-1　休息时需要多少卡路里

| 性别 / 年龄（岁） | REE 计算公式 |
| --- | --- |
| **男性** | |
| 18—30 | ( 15.3 × 体重 /kg ) + 679 |
| 31—60 | ( 11.6 × 体重 /kg ) + 879 |
| > 61 | ( 13.5 × 体重 /kg ) + 487 |
| **女性** | |
| 18—30 | ( 14.7 × 体重 /kg ) + 496 |
| 31—60 | ( 8.7 × 体重 /kg ) + 829 |
| > 61 | ( 10.5 × 体重 /kg ) + 596 |

美国国家研究委员会，《膳食营养素推荐供给量》( 华盛顿特区：国家科学院出版社，1989 年 )。

## 性别、腺体和巧克力蛋糕

　　腺体是分泌激素的器官，激素是一种化学物质，可以改变身体其他部位的功能，有时还可以改变身体其他部位的结构。垂体、甲状腺和肾上腺这三个腺体分泌的激素会影响身体的静息能量消耗。

　　脑垂体是大脑中心的一个小结构，可以刺激甲状腺（位于咽喉前部）分泌激素，从而影响组织"燃烧"营养物质以产生能量的速率。

　　当甲状腺分泌的激素不足时（甲状腺功能减退症），代谢食物的速度会减慢，REE 下降；当甲状腺分泌激素过多时（甲状腺功能亢进症），食物的代谢加快，REE 也会更高。

　　当您感到恐惧或兴奋时，肾上腺（两个小腺体，每个肾上各有一个）会释放肾上腺素，这种激素能唤醒您的身体。当肾上腺素释放时，心跳加快，呼吸加快，肌肉收缩。食物在体内更快地"燃烧"，尽可能快地转化为您所需的能量，以抵御或躲避刺激，即"战斗或逃跑"。

　　以上这些激素的影响一般是暂时的。但性腺分泌激素的影响会持续终生。

　　如果您是女性，您可能会体会到，食欲会随着月经周期的变化而起伏。事实上，这种波动与 REE 变化的情况相似，REE 在排卵前或排卵时上升。当月经开始时，食欲大增，然后急剧下降。如果您是男性（并且睾丸激素分泌量大），正常的美国式饮食更容易满足您的营养需求。男性的骨骼天生密度更高，因此不太依赖饮食或补充钙来预防老年骨质疏松症（一种骨组织严重丧失的疾病）。由于男性没有月经期间失血的状况，所以对铁元素的需求也只有女性的一半左右（成年男性需要 8 毫克铁，而绝经前既未怀孕也未哺乳的女性需要 18 毫克铁）。最重要的是，同样体重的男性比女性即使多摄入大约 10% 的卡路里，也不会增加体重。

当十几岁的男孩长出宽大的肩膀和二头肌时，十几岁的女孩长出了丰满的臀部，这并非偶然。雄激素睾酮促进肌肉和骨骼的生长，而雌激素能带给女性更多的脂肪组织。因此，相同年龄段的男性身体拥有更多的肌肉，而女性身体的平均脂肪比例更高。

肌肉是活跃的组织，它通过扩张和收缩来活动。当肌肉工作时，比脂肪消耗更多的能量（脂肪可以保护机体，与外界隔离，提供储存能量的来源，但不会自行移动 1 厘米）。这场肌肉与脂肪之战意味着，相同年龄段的男性的 REE 比女性高约 10%。实际上，年龄相同、体力劳动量相当、体重同为 140 磅的男性与女性相比，可以多摄入 10% 的卡路里而不增重。

无论怎样节食都不能改变这种不公平的局面。剧烈运动，可能会使女性体脂大幅减少，导致月经停止，这对一些职业运动员来说是一种职业危害。但即使这样，女性仍然会比同样体重的成年男子体脂含量高。如果女性吃的和男性一样多，而且他们的运动量也一样，女性仍然必须摄入比男性更少的卡路里来保持体重稳定。

### 肌肉 vs 脂肪 vs 减肥

肌肉比脂肪重。这就是为什么许多为了减肥而进行锻炼的人发现，在杠铃练习一个月左右的时间里，他们的衣服变得合身了，但体质指数却略有增高。这是因为，他们体内较轻的脂肪换成了较重的肌肉，在这种情况下，少即是多，可能会暂时让人困惑，但从长远来看，却非常健康。

## 工作能量

除 REE 之外，第二多的能量花费在体力劳动上，从早上刷牙到在花园里种一排矮牵牛花，或者在健身房锻炼。

一个人的总能量需求（每天所需的卡路里数）是 REE 加上足够的卡路里来负担工作需求。

"思考"这项活动会消耗能量吗？是的，但没有想象的那么多。

为了解决填字游戏，或者写这本书的一章，大脑平均每4分钟消耗大约1卡路里。这仅仅是60瓦灯泡在相同时间内持续照亮所需电量的1/3。

表5-2中列出了各种活动的能量水平，从能量最低的（如睡眠）到能量最高的（如踢足球、挖沟）。表5-3是关于完成不同水平运动需要的能量。

表5-2　当您很活跃的时候，究竟有多活跃

| 运动强度 | 运动 |
| --- | --- |
| 休息 | 睡觉，躺着 |
| 非常轻微的运动 | 坐着和站着原地活动、绘画、驾驶、实验室工作、打字、缝纫、熨烫、烹饪、扑克牌和演奏乐器 |
| 轻微运动 | 以2.5—3英里/时（1英里=1.6千米）的速度在平路上行走、修车、电气行业、木工、餐馆行业、房屋清洁、儿童保育、高尔夫、帆船和乒乓球 |
| 中等强度运动 | 3.5—4英里/时的速度步行、除草和锄地、搬重物、骑自行车、滑雪、网球和跳舞 |
| 重体力劳动 | 负重上山、砍树、重型人工挖掘、篮球、登山、足球和橄榄球 |
| 剧烈运动 | 专业运动训练 |

美国国家研究委员会，《膳食营养素推荐供给量》（华盛顿特区：国家科学院出版社，1989年）。

表5-3　完成工作需要多少卡路里

| 运动强度 | 运动1小时所需的卡路里 |
| --- | --- |
| 非常轻微的运动 | 80—100 |
| 轻微运动 | 110—160 |
| 适度运动 | 170—240 |
| 重体力劳动 | 250—350 |
| 剧烈运动 | 350+ |

食物和体重，《房屋和花园公报》，第74期（华盛顿特区：美国农业部）。

# 计算每天卡路里需求

要想计算出每天需要摄入多少卡路里，是一项非常消耗卡路里的工作。幸运的是，美国国家科学院医学研究所的食品和营养委员会（Food and Nutrition Board）确定了维生素、矿物质和其他营养素的RDA，根据一个人每天进行的活动量，为健康、正常体重的婴儿到老年人（见第 4 章）制定了一份平均日卡路里摄入量清单。

表 5-4 是美国农业、卫生与公众服务部提供的卡路里推荐量。请注意，在这里，久坐不动是指只有与日常生活相关的轻微体力活动；适度运动指的是每天体力活动相当于每天以每小时 3—4 英里的速度步行 1.5—3 英里；活跃意味着体力活动增加，相当于以每小时 3—4 英里的速度每天步行 3 英里。

表 5-4　基于活动强度的健康成人每天卡路里需求量

| 性别 | 年龄 / 岁 | 久坐不动 | 适度运动 | 活跃 |
|---|---|---|---|---|
| 儿童 | 2—3 | 1 000 | 1 000—1 400 | 1 000—1 400 |
| 女性 | 4—8 | 1 200 | 1 400—1 600 | 1 400—1 600 |
| | 9—13 | 1 600 | 1 600—2 000 | 1 800—2 200 |
| | 14—18 | 1 800 | 2 000 | 2 400 |
| | 19—30 | 2 000 | 2 000—2 200 | 2 400 |
| | 31—50 | 1 800 | 2 000 | 2 200 |
| | 51—60 | 1 600 | 1 800 | |
| 男性 | 4—8 | 1 400 | 1 400—1 600 | 1 600—2 000 |
| | 9—13 | 1 800 | 1 800—2 200 | 2 000—2 600 |
| | 14—18 | 2 200 | 2 400—2 800 | 2 800—3 200 |
| | 19—30 | 2 400 | 2 600—2 800 | 3 000 |
| | 31—50 | 2 200 | 2 400—2 600 | 2 800—3 000 |
| | 51—60 | 2 200 | 2 200—2 400 | 2 400—2 800 |
| | 61—65 | 2 000 | 2 400 | 2 800 |
| | 66—75 | 2 000 | 2 200 | 2 600 |
| | 76+ | 2 000 | 2 200 | 2 400 |

数据来源：( https://www.webmd.com/diet/features/estimated-calorie-requirement。
基于 https://fns-prod.azureedge.net/sites/default/files/usda_food_patterns/EstimatedCalorieNeeds PerDayTable.pdf )。

卡路里不是敌人。相反，它提供健康生活所需的能量。健康生活的诀窍是控制卡路里，而不是让卡路里控制我们。当您知道哪些食物能提供什么样的能量时，就可以根据自己的能量消耗制定能量摄入策略，反之亦然。当您这样做的时候，身体每天都会说"谢谢"。

# 2

## 食物中的好朋友

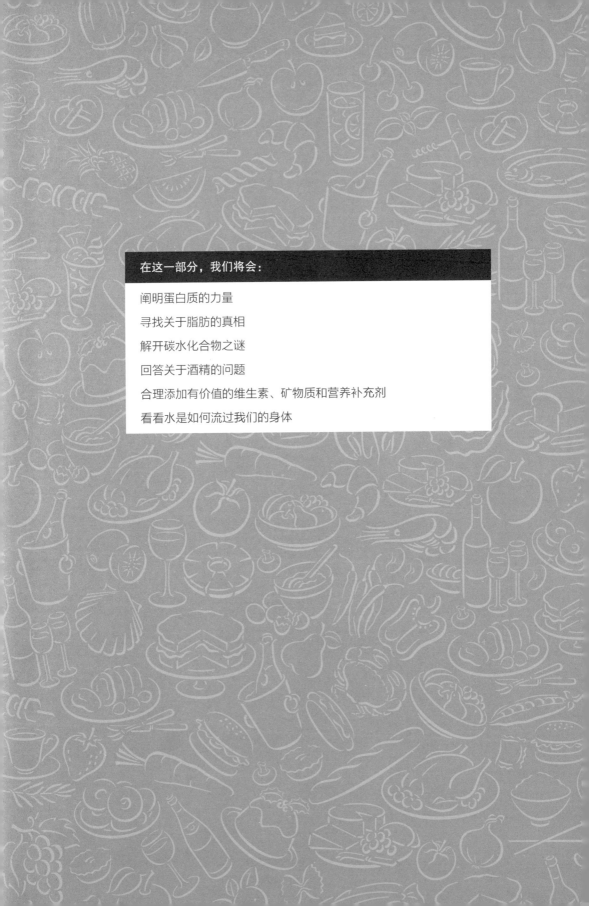

在这一部分，我们将会：

阐明蛋白质的力量

寻找关于脂肪的真相

解开碳水化合物之谜

回答关于酒精的问题

合理添加有价值的维生素、矿物质和营养补充剂

看看水是如何流过我们的身体

# 第 6 章
# 蛋白质的力量

蛋白质是一种重要的营养物质，它的名字来源于希腊语"protos"，意思是"第一"。让我们来一起想象一下蛋白质分子的样子。闭上眼睛，想象一条很长的链，由数根香肠连接成的链。链中的香肠是氨基酸，是蛋白质的基本组成部分。除了碳原子、氢原子和氧原子之外，氨基酸还含有一个氮（氨基）基团。氨基是合成（组装）体内特殊蛋白质所必需的。

在本章中，您将会了解身体如何利用从食物中获得的蛋白质。与之同等重要的是，身体如何制造健康生活所需的一些特殊蛋白质。

## 了解身体如何利用蛋白质

人体充满了蛋白质，用于构建新细胞和维持组织结构。为了实现这一点，蛋白质存在于每一个活细胞的外膜和内膜，同时也存在于：

» **头发、指甲和皮肤的外层**：这三种结构都由角蛋白构成，角蛋白是一种硬化蛋白，其名称来源于希腊语"skleros"，意思是"硬"。硬化蛋白不受消化酶的影响。换句话说，如果您有咬指甲的习惯，指甲碎片是不会被消化的。

» **肌肉组织**：肌肉中的特殊蛋白质是肌球蛋白、肌动蛋白和肌红蛋白。

» **骨髓**：骨骼的外层被硬的矿物质（如钙）包裹，内部是蛋白质构成的弹性结构；骨髓是骨内的软物质，同样富含蛋白质。

» **红细胞**：血红蛋白存在于红细胞中，是一种蛋白质化合物，能将氧气输送到全身。血浆是血液中的透明液体，其中含有脂蛋白（第7章将详细介绍各种脂蛋白），由脂肪和蛋白质组成，负责将胆固醇在身体内转运，并运送到身体外。

每天从膳食中摄入的蛋白质中，约有一半用于制造酶。酶是一种特殊的蛋白质，可以完成特定的工作，如消化食物、组装或裂解分子以制造新的细胞和化学物质。为了实现这些功能，通常需要特定的维生素和矿物质的参与。

## DNA/RNA

核蛋白是存在于每个活细胞细胞核中的化学物质，由核酸和与之相连的蛋白质构成。核酸是一种复杂化合物，由磷酸、糖和氨基酸构成的含氮碱基组成。

核酸（在细胞内的染色体和其他结构中发现的分子）携带遗传密码，这些基因决定了一个人的长相、智力水平和你是谁。核酸中含有核糖或脱氧核糖。含有核糖的核酸称为核糖核酸（RNA），含有脱氧核糖的核酸称为脱氧核糖核酸（DNA）。

DNA是一种位于染色体上的长链分子，由两条相互缠绕的链（双螺旋）构成，用于携带和传递遗传基因。DNA在体内起指导作用，决定体细胞的形成及其功能。RNA是一种单链分子，以DNA为模板在细胞核中产生。随后，RNA将DNA的指令带到细胞的其他部分。

DNA是身体中最能代表个体的物质。地球上的另一个人和您的DNA完全相同的可能性微乎其微。这就是为什么DNA分析在识别个体方面具有重要价值。DNA检测常用于犯罪分子的识别。现在，一些人建议父母保存孩子的DNA样本，以便在必要时能确定失踪儿童的身份。

虽然许多酶，如胃蛋白酶（分解蛋白质的酶），英文名称为"pepsin"，大多数酶的英文名称都是以"ase"三个字母结尾，意为"酶"。例如，作用于脂肪（lip-）的酶被称为脂肪酶（lipase），分解淀粉的酶被称为淀粉酶（amylase），"amyl"是"淀粉相关"的生化术语。

我们能够用眼睛看，能够思考问题，能够听到声音，能够活动，事实上，我们为健康生活所做的任何事情，都需要神经细胞相互传递信息，以及神经细胞向其他特殊类型的细胞，如肌肉细胞，发送信息。发送信息需要一种叫作神经递质的化学物质，合成神经递质需要蛋白质。

最后我要说的是，蛋白质在每一个新细胞和每一个新个体的创造中起着重要作用。毕竟，人类的染色体是由核蛋白、氨基酸和核酸构成的。（有关核蛋白的更多信息，请参阅上述"DNA/RNA"专栏。）

## 蛋白质是如何从餐盘进入细胞的

消化道中的细胞只能吸收 1 种氨基酸或由 2—3 种氨基酸组成的短链，称为肽。食物中的蛋白质要被消化酶分解成它们的组成氨基酸才能被吸收。然后，身体细胞中的其他酶构建新的蛋白质，将氨基酸重组成身体需要的特定化合物。这个过程称蛋白质合成。在蛋白质合成过程中：

» 氨基酸与脂肪结合形成脂蛋白，脂蛋白是将胆固醇在体内传送并运送到体外的分子。氨基酸也可与碳水化合物结合，形成消化道分泌的黏液中的糖蛋白。

» 蛋白质与磷酸结合形成磷蛋白，如酪蛋白，是牛奶中的一种蛋白质。

» 大多数人听到"蛋白质"时，会想到"肌肉"。但事实上，核酸与蛋白质结合形成核蛋白，核蛋白是每个细胞核和细胞质的基本成分，是每个细胞内的生命物质。

蛋白质合成过程完成后，剩下的碳、氢和氧被转化为葡萄糖并用作能量。氮残渣（氨）由肝脏处理，肝脏将氨转化为尿素。肝脏中产生的大部分尿素通过肾脏，形成尿液排出体外；少量通过皮肤、头发和指甲排出。

每天，体内转化的蛋白质比从食物中获得的要多，人体需要持续的蛋白质供应来维持稳定的状态。如果从饮食中不能获得足够的蛋白质，就会开始消化身体中的蛋白质，包括肌肉中的蛋白质，在极端情况下，也就是快要饿死的时候，也会消化心肌中的蛋白质（参阅本章后面的"避免蛋白质不足"一节）。

# 区分膳食蛋白

食物中的所有蛋白质都是由氨基酸组成的，但并非所有蛋白质都含有维持健康所需的所有氨基酸。有些蛋白质是必需的，有些则不然。有些是高质量的，另一些则不是。本节将对此进行详细解释。

## 必需氨基酸和非必需氨基酸

为了达到最佳健康状态，人类需要 22 种不同的氨基酸。其中 10 种是必不可少的，不能在体内合成，必须从食物中获取。（其中两种，精氨酸和组氨酸，仅对儿童来说是必需的）。还有一些是非必需的：如果不能从食物中获得，人体可以用脂肪、碳水化合物和其他氨基酸来合成。有三种氨基酸——谷氨酰胺、鸟氨酸和牛磺酸——对人类来说介于必需和非必需之间，只有在某些情况下才是必需的，比如受伤或疾病。关于人体必需和非必需氨基酸的列表，请参阅下文。

| 必需氨基酸 | 非必需氨基酸 |
| --- | --- |
| 精氨酸 * | 丙氨酸 |
| 组氨酸 * | 天冬酰胺 |
| 异亮氨酸 | 天冬氨酸 |
| 亮氨酸 | 瓜氨酸 |
| 赖氨酸 | 半胱氨酸 |
| 蛋氨酸 | 谷氨酸 |
| 苯丙氨酸 | 甘氨酸 |
| 苏氨酸 | 去甲亮氨酸 |
| 色氨酸 | 脯氨酸 |
| 缬氨酸 | 丝氨酸 |
| | 牛磺酸 # |
| | 酪氨酸 |

* 对儿童是必需氨基酸，而对成年人来说不是必需氨基酸，但对健康的猫和狗来说是必需氨基酸。
# 存在于母乳中，可能对新生儿来说是必需的，对成年人是非必需的；对猫和鸣禽来说必不可少。

## 如何评估蛋白质

有两种基本的方法来评估蛋白质的价值。第一种是高质量蛋白质与低质量蛋白质。第二种是完全蛋白质，有限或不完全蛋白质。

### 高质量蛋白质与低质量蛋白质

由于动物的身体和人体相似，所以动物蛋白质与人体蛋白质含有相似的氨基酸组成。这就是为什么营养学家称动物源性食物——肉、鱼、家禽、蛋和乳制品中的蛋白质为高质量蛋白质。人体可以更有效地吸收这些蛋白质，并利用它们来合成其他蛋白质，很少浪费。来自植物——谷物、水果、蔬菜、豆科植物（豆类）、坚果和种子的蛋白质中的必需氨基酸数量有限。

衡量食物中蛋白质价值的准绳是鸡蛋，营养科学家很武断地认为鸡蛋是百分之百有营养。也就是说，1克鸡蛋提供1克蛋白质，鸡蛋是提供完全蛋白质的最佳食物。其他食物的蛋白质含量可能较高，但没有鸡蛋那么有价值，因为它们缺乏足量的一种或多种必需氨基酸。

例如，鸡蛋含有11%的蛋白质，豆类含有22%的蛋白质。然而，豆类中的蛋白质并不能提供足够的所有必需氨基酸。大豆是个例外，这是一种豆科植物，含有丰富的人体必需氨基酸。很明显，大豆是素食者，特别是严格的素食主义者的一个极好的蛋白质来源。素食者不吃肉，严格的素食主义者避免食用所有动物源性食物，除肉类外，还包括牛奶和鸡蛋。

可以用氨基酸评分这个定义来描述任何一种食物中蛋白质的价值。因为鸡蛋含有大量的必需氨基酸，所以得分为100。表6-1列出了一些具有代表性食品相对于鸡蛋的蛋白质质量。

1993年，FDA和FAO/WHO采用蛋白质消化率校正氨基酸评分，作为确定蛋白质质量的首选方法。

### 完全蛋白质和不完全蛋白质

描述蛋白质质量的另一种形式是其完整性，即完全蛋白质和不完全蛋白质。完全蛋白质是指含有大量必需氨基酸的蛋白质；不完全蛋白质则不然。某种特定氨基酸含量较低的蛋白质被称为限制性蛋白质，

## 超级大豆：特殊蛋白质食品

营养学常识一：动物源性食物含有完整的蛋白质。

营养学常识二：蔬菜、水果和谷物含有不完整的蛋白质。

营养学常识三：大豆是特殊的。

与包括其他豆类在内的蔬菜不同，大豆含有完整的蛋白质，也就是说，含有人体健康所需的所有必需氨基酸。事实上，食品专家总是将大豆蛋白与蛋清和酪蛋白（牛奶中的蛋白质）相比较，这两种蛋白质最容易被人体吸收和利用（见表6-1）。半杯（4盎司）熟大豆含有14克蛋白质；4盎司的豆腐含有13克蛋白质。这两种食物的蛋白质含量大约是一个大鸡蛋或一杯8盎司脱脂牛奶蛋白质含量的2倍，或者是3盎司瘦碎牛肉蛋白质含量的2/3。8盎司无脂豆奶含有7克蛋白质，比相同重量的脱脂奶少1克，而且不含胆固醇。大豆还富含膳食纤维，有助于食物的消化。

既然大豆有如此多的优点，那么多吃大豆会出现什么问题呢？答案是：会有很多问题。大豆含有多种植物雌激素，植物雌激素是植物化合物，如异黄酮，可以模拟哺乳动物天然雌激素的作用。如果将大豆和大豆制品推广，作为绝经前后女性雌激素产品的替代品，在一定情况下可能会出现问题。例如，根据第27章中列出的可靠食品和药物网站之一 WebMD 的说法，即使是短期食用（最多6个月）大豆和大豆制品，也可能会导致胃部不适，如便秘、腹胀和恶心。长期食用可能不安全。虽然一些研究表明，大豆制品可以预防生殖系统癌症，但其他一些研究表明，大豆制品实际上可能会诱发乳腺癌和内膜肿瘤。妊娠期间，大豆雌激素可能对胎儿有害。一些专家认为，豆奶对牛奶过敏的婴儿和幼儿是安全的，但其他补充剂或大豆制品，若含有比这些配方豆奶高的植物雌激素，可能会不安全。

根据以上种种，我们得出一个结论，就像生活中任何事物一样，不管是食物，还是其他，平衡很重要。

适量大豆：很好。过量：不太好。

因为它只能依据所需氨基酸最少量，构建相应的组织。可以将含有不完全/限制性蛋白质的食物与含有足量限制性氨基酸的食物一起食用来提高蛋白质质量。

匹配食物以产生完整的蛋白质被称为互补性，这是弗朗西斯·摩尔·拉普（Frances Moore Lappé）在她的畅销书《一座小星球的饮食方式》（*Diet for a Small Planet*，Ballantine Books 出版）中首次推广的概念。摩尔的意图是说服人们成为素食主义者，或者至少增加饮食中植物性食物的摄入量，同时减少动物性食物的摄入量，以节约能源，

表 6-1 食品中氨基酸的评分

| 食品 | 蛋白质含量 /（克 /100 克） | 氨基酸评分（与鸡蛋相比） |
| --- | --- | --- |
| 鸡蛋 | 33 | 100 |
| 鱼 | 61 | 100 |
| 牛肉 | 29 | 100 |
| 牛奶（全牛奶） | 23 | 100 |
| 大豆 | 29 | 100 |
| 干豆 | 22 | 75 |
| 大米 | 7 | 62—66 |
| 玉米 | 7 | 47 |
| 小麦 | 13 | 50 |
| 小麦（白面粉） | 12 | 36 |

食品的营养价值（华盛顿特区：美国农业部，1991 年）；George M.Briggs 和 Doris Howes Calloway，《营养与身体健康》，第 11 版（纽约：霍尔特、林哈特和温斯顿，1984 年）。

降低生产食物的总成本。

　　大米和豆类是食物互补的一个例子。大米中所含的必需氨基酸赖氨酸含量较低，豆类中必需氨基酸蛋氨酸含量较低。米饭搭配豆类一起食用，可以增加两种蛋白质的摄入，甚至完全满足身体的需求。另一个例子是意大利面和奶酪。意大利面中的必需氨基酸赖氨酸和异亮氨酸含量较低，而乳制品中含有丰富的赖氨酸和异亮氨酸。在意大利面上撒上些帕尔马干酪可以制作出更优质的蛋白质菜肴。以上例子中，两种食物都含有互补氨基酸。其他可以互补蛋白质的食物还有花生酱配面包、牛奶配谷类食品等。在世界上动物蛋白质稀缺或非常昂贵的地区，许多这样的组合已成为自然的，或传统的饮食习惯。

　　表 6-2 罗列了如何组合食物以提高其蛋白质的质量。曾几何时，营养学家坚持认为，必须严格混合食用这些食物——也就是说，在同一道菜或同一顿饭中，必须包含这些食物。但随着时间的推移，营养知识也在不断进步。现在的营养学家逐渐接受了这样一种观点：当人们吃下一种不完整蛋白质的食物时，蛋白质会在身体中停留几个小时。这几个小时足够在下一餐中与其他食物中的不完整蛋白质结合在一起，当然，这就会让膳食计划变得更加容易操作。

表 6-2　食物互补以获得完全蛋白质

| 食品 | 互补食物 | 示例 |
| --- | --- | --- |
| 全谷物 | 豆类（豆子） | 大米和豆类 |
| 乳制品 | 全谷物 | 奶酪三明治、奶酪意大利面、煎饼（小麦与牛奶 / 鸡蛋制成面糊） |
| 豆类（豆子） | 坚果和 / 或种子 | 香菜籽辣椒汤（豆） |
| 乳制品 | 豆类（豆子） | 芝士辣椒豆 |
| 乳制品 | 坚果和 / 或种子 | 酸奶配碎坚果 |

### 明胶和指甲的内幕

部分人认为明胶是一种能使指甲强韧的蛋白质。可惜每个人的认知都有一半是错了。

是的，明胶是蛋白质，是的，蛋白质能使指甲强韧。但是明胶中的蛋白质，是通过用酸处理动物骨骼而得到的，因此破坏了必需氨基酸色氨酸，所以，明胶是不完整的。幸运的是，将香蕉（富含色氨酸）切片装盘，并倒入一些牛奶（也是色氨酸的良好来源），可以提高明胶的蛋白质价值。

# 弄清楚人体对蛋白质的需求

美国国家科学院食品和营养委员会（National Academy of Sciences Food and Nutrition Board）制定了维生素和矿物质的需求量，如第 3 章所述的膳食营养素推荐供给量（RDA）和膳食营养素参考摄入量（DRI），也制定了每天蛋白质消耗量。与其他营养物质一样，根据不同人群，年轻人、老年人、男性和女性，该委员会提出了不同的建议。

## 正确计算蛋白质的摄入量

2005 年，美国国家科学院食品和营养委员会规定，健康成年女性每天需摄入 46 克蛋白质，健康成年男性每天需摄入 56 克蛋白质。可以通过吃 2—3 份 3 盎司的瘦肉、鱼或家禽（每份 21 克）来轻松满足这些需求。素食者可以选择 2 个鸡蛋（12—16 克）、2 片无脂奶酪（10克）、4 片面包（每个 3 克）和 1 杯酸奶（约 10 克）。严格的素食主义者（那些不吃任何动物源食物的人，包括乳制品和鸡蛋）可以选择 8 盎司燕麦（6 克）加豆奶（7 克）、两汤匙花生酱（8 克）夹在一个大皮塔饼（5—6 克）中、6 盎司豆奶酸奶（6 克）、6 盎司豆腐（13 克）加 1 碗煮糙米（5 克）、8 盎司蒸花椰菜（5 克）。

要了解数千种食物中数千份的蛋白质含量，请访问美国农业部国家营养数据库以获取标准参考 http://ndb.nal.usda.gov/。

---

### 肌肉变脂肪？不可能

老年人合成新蛋白质的效率低于年轻人，因此肌肉含量（蛋白质组织）减少，而脂肪含量保持不变或增加。这种变化经常被错误地描述为肌肉"变成了脂肪"。事实上，老年人的身体仍然使用蛋白质来构建新的组织，包括头发、皮肤和指甲，这些组织会一直生长，直到死亡。顺便说一句，在惊悚片和恐怖漫画里经常会看到，指甲在死后继续生长，这仅仅是因为尸体指甲周围的组织收缩，使指甲看起来更长而已。

---

## 避免蛋白质缺乏症

蛋白质缺乏最先出现的迹象可能是肌肉无力——身体组织最依赖蛋白质。例如，缺乏足够蛋白质的儿童肌肉收缩乏力，也可能伴随头发稀疏、皮肤溃疡，血液检测可能提示血液中白蛋白水平异常降低。白蛋白是蛋白质的一种，有助于维持身体的体液平衡，在身体细胞内和细胞周围保持适量的液体。

蛋白质缺乏也可能影响红细胞。红细胞的生存期只有 120 天，因此身体需要有规律的蛋白质供应来制造新的红细胞。蛋白质摄入不足的人可能会贫血，红细胞数量远少于实际需求。蛋白质缺乏的其他表现还包括体液潴留（如饥饿儿童大腹便便）、脱发和肌肉萎缩等，这些都是由于身体试图通过消化自身肌肉组织中的蛋白质来维持正常功能。这也就是为什么忍饥挨饿的人看起来面黄肌瘦，皮包骨头。

由于一般的美国饮食中蛋白质含量较高（通常摄入的蛋白质远远超过实际需求），因此蛋白质缺乏症在美国很少见，除非是神经性厌食症（拒绝进食）和神经性贪食症（饭后呕吐）等饮食失调，这两种疾病都将在第 14 章中讨论。

## 增加蛋白质摄入的一些特殊情况

任何需要快速构建新组织的人都需要增加蛋白质的摄入。例如，孕妇或哺乳期妇女，蛋白质的 DRI 为每天 71 克，比未怀孕成年女性的 RDA 高 25 克。

受伤时机体也会增加对蛋白质的需求，因为垂体和肾上腺会释放超过正常水平的激素，使蛋白质分解增加。因此，机体需要补充蛋白质来保护现有的组织。例如，严重失血后，需要额外的蛋白质来为红细胞制造新的血红蛋白；外伤、烧伤或外科手术后，需要额外的蛋白质来制造新的皮肤和肌肉细胞；骨折时，需要额外的蛋白质来制造新的骨骼。如果受了重伤入院，不能口服蛋白质，此时就需要静脉注射含有葡萄糖（糖）或乳化脂肪的氨基酸溶液。

运动员比我们一般人需要更多的蛋白质吗？最近的研究表明，答案是肯定的。但运动员也仅仅是需要多吃点，并不需要增加特定食物的量，就很容易满足他们的需求。

## 避免蛋白质过量

是的，别怀疑，您可能摄入了过量的蛋白质。有几种疾病会使人体不能正确消化和处理蛋白质，造成废物在身体的不同部位堆积。

肝病或肾病患者要么不能将蛋白质有效地加工成尿素，要么不能通过尿液有效地排出。结果导致尿酸肾结石或尿毒症（血液中尿酸过量）。痛风（一种关节炎，男性和女性的患病比例为 9∶1）引起的疼痛是由尿酸结晶聚集在关节周围造成的。以上情况下，医生会推荐低蛋白饮食，作为治疗的一部分。

营养专家对植物和乳制品中的蛋白质与动物性食品（主要是红肉）中的蛋白质进行了比较，后者与冠状动脉疾病和某些癌症的风险增加有关。（关于脂肪之间类似差异的更多信息，请参阅第 7 章。）

# 第7章
# 直面脂肪和胆固醇

脂肪及其相关化合物（如胆固醇）的化学名称是脂类（lipid），来源于希腊语，意为"脂肪"。液态的脂肪被称为"油"；固体脂肪被称为"脂肪"，食物中的脂肪被称为"膳食脂肪"。

除了胆固醇和其他甾醇（一种不含卡路里且不提供能量的脂肪物质）外，膳食脂肪是高能量营养物质。每克脂肪的能量（卡路里）是蛋白质和碳水化合物的2倍多：每克脂肪含9卡路里，而另外两种物质每克只含4卡路里。（有关更多卡路里信息，请参阅第3章和第5章。）

本章将删繁就简，将重点放在您真正需要了解的内容上。

## 身体利用脂肪的奥秘

膳食脂肪可以为食物增添风味，例如牛排上特有的嗞嗞作响，会让人食欲大增。不幸的是，这种美味的奥秘也可能对健康造成伤害。关键在于如何区分其优缺点。

## 脂肪的作用

要想保持身体健康需要脂肪。脂肪可以构建身体组织，制造激素等生化物质。身体中的一些脂肪组织是显而易见的。例如，即使有皮肤覆盖，也可以看到女性乳房、髋部、大腿、臀部和腹部，以及男性腹部和肩部的脂肪沉积。

这些相对可见的身体脂肪：

» 是机体储备能量的来源。

» 能塑造身姿。

» 缓冲皮肤受到的冲击（想象一下，当坐在椅子上时，如果没有臀部的肉肉像个垫子一样保护骨头，会是怎样）。

» 起到隔热作用。

身体的其他脂肪则藏在内脏及其周边。这种隐藏的脂肪也很重要，它们是：

» 细胞膜的组成成分（细胞的外膜，能使细胞之间相互连接）。

» 髓鞘的组成成分。脂肪组织包裹着神经细胞，使神经细胞能够传递电子信息，完成思考、观看、说话、运动，以及正常生存所需的一系列活动。大脑的脂肪含量大约为60%，我们可以重新定义"肥头大耳"中的"肥头"。

» 激素和其他生化物质的重要组成成分，如维生素D和胆汁。

» 作为减震器，在摔倒或受伤时（尽可能）保护器官。

## 从脂肪中摄取能量

虽然膳食脂肪每克的能量比蛋白质和碳水化合物多，但与高蛋白质和高碳水化合物的食物相比，身体很难从脂肪类食物中获取能量。

想象一条长气球，就是那种可以被扭曲成类似腊肠、花朵和其他有趣的东西的气球。把一个这样的气球扔进水里，它就会浮起来。这就类似于吃下富含脂肪的食物时发生的事情。在胃里，脂肪漂浮在食物和液体混合物之上，这样就限制了脂肪酶的作用，使得脂肪酶不能很好地分解脂肪，以便消化。因此，脂肪的消化速度比蛋白质和碳水化合物慢，所以在吃高脂肪食物后会感觉更饱，这种状态被称为"饱腹感"。

### 进入肠道

当脂肪沿着消化道进入小肠时，一种称胆囊收缩素的肠道激素会提醒胆囊："是时候释放胆汁了"。胆汁是一种乳化剂，使脂肪与水混合，这样脂肪酶就可以开工，将脂肪分解成甘油和脂肪酸。这些小分子的碎片可储存在脂肪组织中的特殊细胞（脂肪细胞）中，也可被吸收到肠壁细胞中。当进入肠壁细胞后，以下情况之一就会发生：

» 与氧气结合（或燃烧）产生热量/能量、水，以及废物二氧化碳。

» 用来制造携带脂肪（包括胆固醇）的脂蛋白，进入血循环。

### 进入身体

我们知道，葡萄糖是人体消化碳水化合物产生的分子，是人体基本的能量来源。燃烧葡萄糖比燃烧脂肪更容易、效率更高，所以身体总是先利用碳水化合物产能。但是，如果所有可用的葡萄糖已消耗殆尽——比如您被困在北极的一间小屋里，已经一周没吃东西了，外面暴风雪呼啸而过，沿路500英里外的街角熟食店也无法供应食物——那么，是时候开始燃烧您的体脂了！

第一步是让脂肪细胞中的一种酶分解储存的甘油三酯（脂肪组织中脂肪的形式）。这种酶的作用是释放甘油和脂肪酸，它们通过血液进入人体细胞，在那里与氧气结合产生热量/能量，以及水（大量的水）和废物二氧化碳。

那些尝试过高蛋白/高脂肪/低碳水化合物减肥饮食的人，比如那些使用阿特金斯方案或生酮饮食（更多信息请参阅第5章）的人，都可以告诉您，脂肪燃烧产能的同时，除了产生水，还会产生酮类。对于低碳水化合物饮食的人来说，出现酮症的表现多为尿液恶臭，呼气有丙酮（洗甲水）气味，或称烂苹果气味。

## 脂肪酸的定义及其与膳食脂肪的关系

如同氨基酸是蛋白质的组成部分（第6章对此进行了解释）一样，脂肪酸是脂肪的基本组成成分。从化学角度讲，脂肪酸是一条碳原子链，连接着氢原子，并且一端和一个碳—氧—氧—氢基团（使其具有酸性的基团）相连。

必需脂肪酸是指身体需要，但不能利用其他脂肪合成的脂肪酸，必须从膳食中获得。亚油酸存在于植物油中，是一种必需脂肪酸。另外两种脂肪酸——亚麻酸和花生四烯酸——究竟是不是必需脂肪酸，目前科学家的意见尚不统一。在没有原材料的情况下，人体不能合成这两种脂肪酸，但如果有足够的亚油酸，就可以合成。所以食品学家经常争论亚麻酸和花生四烯酸是否真的是"必需的"

实际上，是不是必需的，这很重要吗？亚油酸广泛存在于食物中，哪怕在每天摄入的热量中仅占2%，就不太可能缺乏亚油酸，也就不会缺乏亚麻酸或花生四烯酸。

## 脂肪酸的化学结构

分子是通过化学键连接在一起的原子群。不同的原子与其他原子形成不同数量的化学键。例如，一个氢原子可以与另一个原子形成一个键；一个氧原子可以与其他原子形成两个键；一个碳原子可以与其他原子形成四个键。

想更深入了解这种键是如何工作的，可以将碳原子想象成孩子的建筑模型玩具中的一个圆形部件。碳原子（C）有四个孔——当然，打个比方——一个在顶部，一个在底部，每侧各一个。在每个孔中插入一个木钉，并分别将一小块代表氢原子（H）的木头连接到顶部、底部和左侧的木钉上，就会得到如下结构基团：

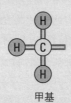

甲基

这个结构称甲基，是所有脂肪酸中的第一个基团。为了生成剩余的脂肪酸部分，需要添加碳原子和氢原子，以形成一条链。最后，再加上一个由一个碳原子、两个氧原子和一个氢原子组成的基团，这个基团被称为羧基，使碳原子和氢原子形成的链成为脂肪酸。

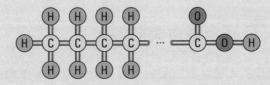

饱和脂肪酸

上图中的分子是饱和脂肪酸，因为在链中每个可用的碳原子上都有一个氢原子。单不饱和脂肪酸是脱掉两个氢原子，在两个碳原子之间形成一个双键。多不饱和脂肪酸会脱掉更多的氢原子，并在几个碳原子之间形成几个（或多个）双键。每个氢原子仍然形成一个键，每个碳原子仍然形成四个键，但它们的方式略有不同。这些草图并不是真正的脂肪酸的图片，脂肪酸链中有更多的碳，并且在不同的位置有双键，但这些图可以让您大概了解脂肪酸的样子。

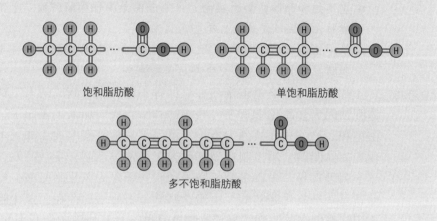

# 关注膳食中的脂肪

膳食中含有三种脂肪：甘油三酯、磷脂和甾醇。以下是它们的区别：

» **甘油三酯**：身体利用这部分脂肪制造脂肪组织并燃烧产生能量。

» **磷脂**：磷脂是一种混合物——一部分是脂质，一部分是磷酸盐（一种由矿物磷构成的分子）——它将激素和脂溶性维生素 A、维生素 D、维生素 E 和维生素 K 在血液中运输，并进行跨细胞膜的转运。

» **甾醇**：甾醇是不含卡路里的脂肪和醇的化合物。维生素 D 是一种甾醇，性激素睾酮是甾醇，胆固醇也是甾醇，它是身体合成激素和维生素的基础。

## 膳食中的脂肪酸

膳食中的所有脂肪都是脂肪酸的复合物。营养学家将脂肪酸分为饱和脂肪酸（saturated fatty acid，SFA）、单不饱和脂肪酸

（monounsaturated fatty acid，MUFA）和多不饱和脂肪酸（polyun-saturated fatty acid，PUFA），具体取决于链中碳原子上附着的氢原子数量。氢原子越多，脂肪酸就越饱和。根据膳食中何种脂肪酸占主导地位，膳食脂肪同样具有饱和、单不饱和或多不饱和的特征。

» 饱和脂肪，如黄油，主要含有饱和脂肪酸。饱和脂肪在室温下是固态，冷却后变硬。

» 单不饱和脂肪，如橄榄油，主要含有单不饱和脂肪酸。单不饱和脂肪在室温下是液态，冷却后变浓稠。

» 多不饱和脂肪，如玉米油，主要含有多不饱和脂肪酸。多不饱和脂肪在室温下是液态，冷却后保持液态。

那么，为什么由玉米油和豆油等不饱和脂肪制成的人工黄油是固体呢？因为食品化学家在一些不饱和脂肪酸中加入了氢原子，进行人工饱和。这一过程被称为氢化，可以将一种液态的油（如玉米油）转化为固体脂肪，用于制造固体的人工黄油等产品，不会洒漏，弄得桌子上到处都是。含有多余氢原子的脂肪酸称为氢化脂肪酸。反式脂肪酸就是一种氢化脂肪酸。由于这些额外氢原子的存在，氢化脂肪酸的作用就像饱和脂肪酸一样，会堵塞动脉，提高血液中的胆固醇水平。

解决氢化脂肪酸问题的一个方法是植物甾醇和甾烷醇。植物甾醇是谷物、水果和蔬菜（包括大豆）油中的天然化合物。甾烷醇是将氢原子添加到木浆和其他植物来源的甾醇中而合成的化合物。第一个商品化的甾烷醇食品是 Benecol（bene= 好，col= 胆固醇）。

甾醇和甾烷醇的作用就像小海绵，在胆固醇进入血液之前，吸收肠道中的胆固醇。这样的话，人体总胆固醇水平和低密度脂蛋白（LDL，"坏胆固醇"）水平会下降。一些研究发现，每天食用 1—2 汤匙的甾醇和甾烷醇可以使有害胆固醇水平降低 10%—17%，在短短 2 周内就显现出效果来。

表 7-1 列出了一些常见膳食脂肪和油类中的脂肪酸种类。脂肪的特征由其主要脂肪酸所决定。例如，正如我们从表 7-1 中清楚地看到的，玉米油中近 25% 的脂肪酸是单不饱和脂肪酸，但是其多不饱和脂肪酸含量更高，所以玉米油被认为是一种多不饱和脂肪。数学专业的学生可能会注意到：表 7-1 中的一些数加起来总和不是 100%，因为这些脂肪和油类还含有其他种类的脂肪酸，但其含量非常小，不会影响脂肪的基本性质。

表 7-1　脂肪或油类中的脂肪酸

| 脂肪或油类 | 饱和脂肪酸 | 单不饱和脂肪酸 | 多不饱和脂肪酸 | 脂肪或油类种类 |
|---|---|---|---|---|
| 菜籽油 | 7 | 53 | 22 | 单不饱和 |
| 玉米油 | 13 | 24 | 59 | 多不饱和 |
| 橄榄油 | 14 | 74 | 9 | 单不饱和 |
| 棕榈油 | 52 | 38 | 10 | 饱和 |
| 花生油 | 17 | 46 | 32 | 单不饱和 |
| 红花油 | 9 | 12 | 74 | 多不饱和 |
| 大豆油 | 15 | 23 | 51 | 多不饱和 |
| 大豆－棉籽油 | 18 | 29 | 48 | 多不饱和 |
| 黄油 | 62 | 30 | 5 | 饱和 |
| 猪油 | 39 | 45 | 11 | 饱和 * |

* 因为猪油中超过三分之一的脂肪酸是饱和脂肪酸，故营养学家把猪油称为饱和脂肪。
数据来源：《食品的营养价值》（华盛顿特区：美国农业部）；《食物与生命》（纽约：美国科学与健康理事会）。

## 识别含有脂肪的食物

　　并非所有食物都含有脂肪。诚然，所有动物性食品，如牛奶、肉、鱼和家禽，都含有天然脂肪。谷物和一些谷物制品也一样，谷物本身可以含有天然脂肪，也可以通过添加黄油、人造黄油和鸡蛋等成分来制作蛋糕和饼干等含脂肪的谷物制品。但水果和蔬菜则完全不同。少数果蔬，包括橄榄和鳄梨在内，确实含有天然脂肪，但大多数的果蔬不含脂肪。简单概括一下：

» 水果和蔬菜只有极少量的脂肪，主要是不饱和脂肪。

» 谷物含有少量脂肪，约占其总重量的 3%。

» 乳制品的脂肪含量各不相同。奶油是一种高脂肪食物。普通牛奶和奶酪的脂肪含量适中。脱脂奶和脱脂奶制品是低脂食品。乳制品中的大部分脂肪都是饱和脂肪酸。

» 肉类脂肪含量适中，大部分脂肪是饱和脂肪。

» 没有皮的家禽肉（鸡和火鸡）脂肪含量相对较低。

» 鱼类的脂肪含量可高可低，主要是不饱和脂肪——幸运的是，即使鱼在冷水中游动，这些脂肪仍保持液态。（还记得吗？饱和脂肪在冷却后是会变硬的。）

» 植物油、黄油和猪油是高脂肪食物。植物油中的大部分脂肪酸是不饱和脂肪酸；猪油和黄油中的大部分脂肪酸都是饱和脂肪酸。

» 一些加工食品，如蛋糕、面包、罐装或冷冻肉类和蔬菜，通常比普通谷物、肉类、新鲜水果和新鲜蔬菜的脂肪含量更高。

关于食物中脂肪含量的高低，这里有一个简单的记忆法。油类的脂肪含量几乎是 100%，黄油和猪油紧随其后。随后的食物中，脂肪含量逐渐下降，一些坚果的脂肪含量为 70%，而大多数面包仅含 2% 的脂肪。从这些数字中总结出什么规律呢？那就是谷物和蔬菜含量高的饮食比肉类和油脂含量高的饮食脂肪含量低。

## 摄入适量脂肪

从饮食中摄入适量脂肪是一个微妙的平衡过程。如果摄入过多，就会增加患肥胖症、糖尿病、心脏病和某些癌症的风险。摄入脂肪过少，会导致婴儿长不大，儿童长不高。对每个人来说，无论年龄大小，都无法吸收和利用脂溶性维生素，而这些维生素可以平滑肌肤，保护视力，增强免疫力，并维持生殖器官的功能。

那么，到底每天摄入多少脂肪是安全的呢？营养学专家对特定种类的脂肪提出了一般建议，比如臭名昭著的饱和脂肪，这种脂肪被认为是造成动脉堵塞的罪魁祸首。因此，在每个食品包装的营养成分标签上都能看到推荐食用量。但总的来说，每天的脂肪摄入量应该是多少呢？您的猜测和营养学专家一样。多年以来，《美国居民膳食指南》一直对每天卡路里中来自脂肪的比例进行建议，但在 2015 年取消了具体数字后，情况发生了变化，控制脂肪的目标从限量变为了对"质"的追求。这一立场，立足于饮食结构，即第 17 章中将要讲到的内容。人们制定的地中海饮食等膳食结构，强调植物脂肪的重要性，具有吸引力、保护性和实用性。

当然，也有例外。

有时，一些饮食方面的建议会带来惊喜或者是惊吓。多年来，关于膳食脂肪的最佳建议是脂肪的摄入要少于实际想吃的量。但是，在 2020 年 1 月，《美国泌尿外科协会杂志》（*Journal of the American Urological Association*）上的一篇文章报道，对于男性来说，低脂饮食可能与睾酮的降低有关，"少量但作用显著"。关于膳食脂肪对儿童的影响，文中也有过一些忠告。尽管许多组织，如美国儿科学会、美国心脏协会和美国国家心脏、肺和血液研究所，均建议限制大龄儿童的脂肪摄入，但他们同时也强调，婴儿和幼儿需要脂肪，以确保正常的身体生长和精神发育。未经儿科医生检查，切勿限制婴儿饮食中的脂肪含量。

## 在鱼的故事中得到的启示

作词人威廉·吉尔伯特爵士（Sir William Gilbert）在亚瑟·沙利文爵士（Sir Arthur Sullivan）作曲的歌剧 Iolanthe 中写道："真尴尬啊（Here's a pretty kettle of fish）！"这句英语的字面意思是"这是多么棒的一罐鱼啊！"也许，他真的是在谈论最近比较关注的低脂肪海鲜食品。

2002 年，哈佛大学发布了一则好消息。通过对 43 000 多名男性医务人员进行了调查，结果显示，每月只吃一次 3—5 盎司鱼的人患缺血性中风（由颅动脉血栓引起）的风险降低了 40%。注意，哈佛大学的这项研究不包括女性。但 2000 年发表在《美国医学会杂志》（The Journal of the American Medical Association）上的一份关于女性与中风的报告显示，如果女性每周食用 2—4 次鱼，每次 4 盎司（比如一小罐金枪鱼），可以将中风风险降低 40%。

从 20 世纪 70 年代到 90 年代，鱼肉的益处被认为是由于 ω-3 脂肪酸的存在。ω-3 脂肪酸是最常见于鲑鱼和沙丁鱼等富含脂肪的鱼类中的不饱和脂肪酸。主要的 ω-3 家族的成员是 α - 亚麻酸，机体可将其转化为一种激素样物质——类花生酸。两种重要的类花生酸——二十碳五烯酸（eicosapentaenoic acid，EPA）和二十二碳六烯酸（docosahexaenoic acid，DHA）——可通过抑制一种名为 COX-2 的酶，从而起到抗炎的作用，COX-2 与类风湿关节炎（rheumatoid arthritis，RA）等炎症性疾病有关。

由于以上种种，人们多认为 ω-3 脂肪酸有益于心脏，服用鱼油保健品可以预防心脏病发作和中风的发生。唉，很可惜，到目前为止，大多数临床试验都没有证明这样的结果。2013 年，《新英格兰医学杂志》发表了一项对 12 000 名已知患有动脉粥样硬化（动脉斑块沉积）的患者进行的研究。研究数据显示，日常剂量的鱼油对心脏病发作或中风死亡的发生率没有影响。7 年后，制药巨头 Astra-Zeneca 停止了自家生产的鱼油制品 Epanova 的测试，因为它与他汀类药物联合使用时，对因低密度脂蛋白水平高而有心脏病风险的患者没有任何益处。另一方面，食用高脂肪含量的鱼类本身似乎在很多方面都是有益的，根据加州大学洛杉矶分校罗纳德·里根医学中心 2014 年的一项研究，其中最重要的一点是，能增大大脑中记忆和认知活动的区域。

鱼类也是牛磺酸的良好来源，《循环》（Circulation）杂志指出，牛磺酸是一种有助于维持血管弹性的氨基酸。最后，ω-3 脂肪酸还是骨骼的建设者。鱼油能使机体合成钙化醇，这是一种天然的维生素 D，是能够使机体吸收造骨钙的营养物质。这可能就是为什么 ω-3 脂肪酸有助于保持骨骼中的矿物质，并促进新骨的形成。

所以，这罐鱼真的很棒！

给消费者们提个醒：尽管食用鱼类会为健康带来诸多好处，但一些鱼类，尤其是那些在野外捕获（而不是在养鱼场饲养）的，可能会受到甲基汞等金属（工业排放进入水中的金属）的污染，可能对儿童以及怀孕或备孕的女性造成伤害，因为汞作用于发育中的胎儿和儿童的大脑和脊髓。为了尽可能减少甲基汞的摄入，专家建议这类人群避免食用所有鲭鱼、旗鱼和瓦片鱼，因为这些鱼类最有可能受到污染。

# 胆固醇与您

令人惊讶的是，每个健康的身体都需要胆固醇。仔细观察，您会发现，您的细胞及其周围、您的脂肪组织、内脏、大脑以及腺体中都有胆固醇。它在那里干什么？大量胆固醇可以：

» 保持细胞膜的完整性。

» 帮助神经细胞来回传递信息。

» 是维生素 D（一种甾醇）的组成部分，当阳光照射到皮肤下方的脂肪时产生（有关维生素 D 的更多信息，请参阅第 11 章）。

» 使胆囊产生胆汁酸，这是一种有消化作用的化学物质，反过来又使您能够吸收脂肪和脂溶性营养素，如维生素 A、维生素 D、维生素 E 和维生素 K。

» 是生成类固醇激素如雌激素和睾酮的基础。

## 胆固醇与心脏疾病

医生采集血液样本，通过计算 1 分升（1/10 升）血液中胆固醇的毫克数来测量胆固醇水平。如果您的年度体检报告上总胆固醇水平是这样的：225 毫克 / 分升。也就是说，每 0.1 升血液中含有 225 毫克胆固醇。血液中漂浮的胆固醇越多，就越有可能进入动脉壁。胆固醇可黏附在血管壁上形成沉积物，最终阻碍血液流动，从而增加心脏病发作的概率或中风的风险。

血液检测并不是测量胆固醇风险的唯一方法。当您做眼科检查的时候，医生会给您的眼底拍照，然后可以根据眼小动脉和眼小静脉的直径，对冠状动脉的健康状况做出评估。《英国医学杂志》上的一份报告基于对 3 600 名年龄在 49—75 岁的男性和女性眼睛中这些血管的测量发现，小静脉越宽，小动脉越窄，死于冠状动脉疾病的风险更高。

## 胆固醇的季节性

即使一年中每天您都让自己泡在高胆固醇的冰淇淋桶里，或捧着汉堡大快朵颐，您的胆固醇水平在夏天可能仍然低于冬天。

之所以得出这一有趣的结论，其基础是 2004 年麻省大学的季节（血脂季节性变化）研究。该研究的对象是 517 名健康男性和女性，年龄 20—70 岁。志愿者开始时的平均胆固醇水平为 213 毫克 / 分升（女性）和 222 毫克 / 分升（男性）。在为期一年的研究中，一系列五项血液检测显示，男性的胆固醇水平在夏季平均下降 4%，女性下降 5.4%。这一下降幅度在高胆固醇（超过 240 毫克 / 分升）的人中表现更明显，在夏天下降了 18%。

麻省大学的心脏病专家说，造成夏季胆固醇水平下降的一个原因可能是炎热天气下人体血容量的增加。胆固醇水平反映了血液中胆固醇的总量。随着血液循环中血容量的增加，每分升的胆固醇含量就会下降，使得胆固醇的检测值降低。第二种可能是，人们在夏天往往吃得更少，活动量更大。夏天时，人们多半会减重，也就等于降低了胆固醇。

这项研究告诉我们：首先，运动可以降低胆固醇水平；其次，环境很重要。也就是说，如果您打算开始一种新的降胆固醇饮食，最好在凉爽的季节开始。在一段时间内，比如说 6 个月，您的努力可能会使总胆固醇降低 12%。然后，当您的医生在第 2 年夏天进行随访检查时，由于季节的原因，这个数字会下降得更漂亮，让您对自己的表现相当满意。欲了解更多关于控制胆固醇的信息，请查阅《控制胆固醇》（*Controlling For Dummies*），第 2 版，是我与马丁·格拉夫（Martin W. Graf）博士合著（由 Wiley 出版）。

# 脂蛋白

脂蛋白是一种脂肪和蛋白质组成的颗粒，携带胆固醇在血液中转运。人体可以产生 4 种类型的脂蛋白：乳糜微粒、极低密度脂蛋白（VLDL）、低密度脂蛋白（LDL）和高密度脂蛋白（HDL）。一般来说，低密度脂蛋白会将胆固醇带入血管，高密度脂蛋白将胆固醇移出。

脂蛋白以乳糜微粒的形式诞生，由蛋白质和甘油三酯（脂肪）在肠道细胞中合成。乳糜微粒经过 12 小时的血液和身体循环后，几乎失去了所有脂肪。当乳糜微粒进入肝脏时，只剩下了蛋白质。

肝脏，一个名副其实的脂肪和胆固醇加工厂，从血液中收集脂肪酸片段，并利用它们来制造胆固醇和新的脂肪酸。从食物中获得的胆固醇量会影响肝脏每天产生胆固醇的量：吃的胆固醇越多，肝脏合成的胆固醇越少；吃的胆固醇越少，肝脏合成的胆固醇越多。事情就是这样。

## 大量生产有害脂蛋白

当肝脏产生胆固醇和脂肪酸后，会将它们包装成极低密度脂蛋白，这种蛋白比它们的前体乳糜微粒的蛋白质含量更高，密度也相对更大。当极低密度脂蛋白在血液中流动时，它们会失去甘油三酯，结合胆固醇，并转化为低密度脂蛋白。低密度脂蛋白为身体细胞提供胆固醇，细胞利用胆固醇制造新的细胞膜并释放激素等甾醇化合物。这是极低密度脂蛋白和低密度脂蛋白好的一面。

但是，事物往往具有两面性。极低密度脂蛋白和低密度脂蛋白都非常柔软和黏稠，可以穿过血管内皮。体积越大、越湿软，越有可能滑入血管中，也就是说尽管低密度脂蛋白水平升高被认为与心血管疾病风险增加密切相关，如血管阻塞导致心脏病发作，事实上极低密度脂蛋白比低密度脂蛋白对健康危害更大。

极低密度脂蛋白和低密度脂蛋白有时被称为"坏胆固醇"，但这种描述用词不当。极低密度脂蛋白和低密度脂蛋白不是胆固醇，它们只是胆固醇流入动脉壁的筏子。低密度脂蛋白在体内转运时，会不断流失胆固醇。最终，它们损失了大量脂肪成分，蛋白质成分的比例增高，也就是转化为高密度脂蛋白，这种颗粒有时被称为"好胆固醇"。又来了，这个标签也是不准确的。高密度脂蛋白不是胆固醇，只是蛋白质和脂肪颗粒，密度太大，很紧实，因此无法穿过血管壁。所以，高密度脂蛋白的作用是将胆固醇带出而不是带入血管。

这就是为什么无论您的总胆固醇水平如何，高水平的高密度脂蛋白都可以降低心脏病发作的风险。相反，高水平的低密度脂蛋白可能会增加心脏病发作的风险，即使总胆固醇水平很低。

## 给"坏家伙"加个上限

早在"胆固醇时代"初期，低密度脂蛋白的"安全"上限就被设定为 160 毫克 / 分升左右。现在，美国国家心脏、肺和血液研究所，美国心脏病学院和美国心脏协会都在美国国家胆固醇教育计划（NCEP）批准了新的低密度脂蛋白水平的建议。

表 7-2 列出了国家胆固醇教育计划和国家心脏、肺和血液研究所关于总胆固醇水平、高密度脂蛋白（所谓的"好胆固醇"）、和低密度脂蛋白（所谓的"坏胆固醇"，可以侵入血管并造成阻塞）水平的说明和建议。

表 7-2　按年龄和性别推荐的最佳胆固醇水平

| ≤ 19 岁（男性及女性） | ≥ 20 岁的男性 | ≥ 20 岁的女性 |
|---|---|---|
| 总胆固醇 * | | |
| < 170 | 125—200 | 125—200 |
| 非高密度脂蛋白胆固醇 | | |
| < 120 | < 130 | < 130 |
| 低密度脂蛋白胆固醇 | | |
| < 100 | < 100 | < 100 |
| 高密度脂蛋白胆固醇 | | |
| > 45 | ≥ 40 | ≥ 50 |

\* 所有胆固醇水平均以 mg/dL（毫克 / 分升）为单位，即 1/10 升中的毫克数（1/1 000 克）。数据来源：美国国家医学图书馆（20–19）《胆固醇水平：你需要知道的》（Cholesterol Levels: What You Need to Know）。

但总胆固醇水平并不是全部。许多胆固醇水平高的人健康长寿，而总胆固醇水平低的人反而患上了心脏病。这是因为胆固醇水平只是心脏病的几种危险因素之一。其他风险因素包括：

  » 脂蛋白的不利比率（见下一节）。

  » 吸烟。

  » 肥胖。

  » 年龄（年龄越大风险越大）。

  » 性别（男性风险更大）。

  » 心脏病家族史。

## 饮食与胆固醇

人体所需要的大部分胆固醇都是在肝脏中产生，每天利用摄入的蛋白质、脂肪和碳水化合物原材料可产生约 1 克（1 000 毫克）胆固醇。人类也会从动物性食物中获取胆固醇，如肉类、家禽、鱼类、鸡蛋和乳制品。虽然一些植物性食物，如椰子和可可豆，饱和脂肪的含量很高，但没有一种植物会产生胆固醇。

在过去的几年里，关于食物中的胆固醇与肝脏中产生的胆固醇在决定血液中胆固醇水平方面是否同等重要，一直存在着争论。对于一些人来说，即使是胆固醇和饱和脂肪含量很低的饮食也可能不会降低他们自己的胆固醇水平。第 16 章为您介绍了 2015 年《美国居民膳食指南》中得出的结论。同时，对于那些喜欢追踪饮食中胆固醇含量的人，表 7-3 列出了一些代表性食物的正常食用量中的胆固醇含量。

表 7-3　餐盘中的胆固醇

| 食物 | 食用量 | 胆固醇 / 毫克 |
| --- | --- | --- |
| **肉类** | | |
| 肥瘦相间的炖牛肉 | 3 盎司 | 87 |
| 炖瘦牛肉 | 2.2 盎司 | 66 |
| 瘦牛肉末 | 3 盎司 | 74 |
| 普通牛肉末 | 3 盎司 | 76 |
| 沙朗牛排 | 3 盎司 | 77 |
| 培根 | 3 条 | 16 |
| 瘦肉猪排 | 2.5 盎司 | 71 |
| **家禽类** | | |
| 烤鸡胸肉 | 3 盎司 | 73 |
| 烤鸡腿 | 3 盎司 | 78 |
| 烤火鸡胸肉 | 3 盎司 | 59 |
| **鱼类** | | |
| 蛤蜊 | 3 盎司 | 43 |
| 鲽鱼 | 3 盎司 | 59 |
| 生牡蛎 | 8 盎司 | 120 |
| 罐装鲑鱼 | 3 盎司 | 34 |
| 烤三文鱼 | 3 盎司 | 60 |
| 金枪鱼（水罐头） | 3 盎司 | 48 |
| 金枪鱼（油罐头） | 3 盎司 | 55 |

（续表）

| 食物 | 食用量 | 胆固醇 / 毫克 |
| --- | --- | --- |
| **奶酪类** | | |
| 美式奶酪 | 1 盎司 | 27 |
| 切达干酪 | 1 盎司 | 30 |
| 奶油 | 1 盎司 | 31 |
| 马苏里拉（全脂牛奶） | 1 盎司 | 22 |
| 马苏里拉（部分脱脂） | 1 盎司 | 15 |
| 瑞士奶酪 | 1 盎司 | 26 |
| **牛奶** | | |
| 全脂牛奶 | 8 盎司 | 33 |
| 2% 脂肪牛奶 | 8 盎司 | 18 |
| 1% 脂肪牛奶 | 8 盎司 | 18 |
| 脱脂牛奶 | 8 盎司 | 10 |
| **其他奶制品** | | |
| 黄油 | 1 块 | 11 |
| **其他** | | |
| 大个的蛋 | 1 个 | 213 |
| 猪油 | 1 大匙（约为 15 毫升） | 12 |

数据来源：《食品的营养价值》（华盛顿特区：美国农业部）。

## 红色 vs 白色

　　多年来，关于胆固醇的饮食建议都说，"白肉"（鸡肉）比"红肉"（牛肉）更健康。但是，现在情况也许不再是这样了。2019 年 6 月，奥克兰儿童医院研究所（Oakland Research Institute）的研究人员报告称，虽然鸡胸听起来比牛排更健康，但事实上它们对胆固醇水平的影响几乎相同。两者都会提高胆固醇水平。结论是什么？虽然鸡肉略好于牛肉，但最好的建议是用植物蛋白代替动物蛋白。想想豆子，想想辣椒，想想如何降低胆固醇。

# 第 8 章
# 碳水化合物：一个复杂的故事

碳水化合物是植物在光照下产生的糖类化合物。（这个名字的意思是"碳加水"。）这种制造糖类化合物的过程被称为"光合作用"（photosynthesis），在拉丁语中，"photo"意思是"光"，"synthese"意思是"放在一起"。

本章重点介绍不同种类的碳水化合物，阐明营养学方面的细节问题，力求让读者明白各种碳水化合物是如何让您充满活力的。当然，还有美味的日常菜单。

## 碳水化合物

碳水化合物有 3 种：简单碳水化合物、复合碳水化合物和膳食纤维。这些都是由糖单位组成。各种碳水化合物之间的不同之处在于其所含糖单位的数量以及这些糖单位之间的连接方式。

## 简单碳水化合物

简单碳水化合物之所以称之为简单，就是因为它很简单。这些相对较小的分子只有1—2个糖单位，因此它们易于消化——这就是为什么它们能快速提供能量。

> » 含有一个糖单位的碳水化合物称为单糖（monosaccharide，mono = 单一；saccharide= 糖）。果糖（如水果糖）是单糖；葡萄糖（如血糖）也是单糖，是消化淀粉时产生的糖；半乳糖是消化乳糖（奶里的糖）时产生的单糖。

> » 含有两个糖单位的碳水化合物也是非常简单的，称为双糖（disaccharide，"di"意为"二"）。蔗糖（食糖）是一种双糖，由一个单位的果糖和一个单位的葡萄糖组成。

## 复合碳水化合物

复合碳水化合物，又称多糖（polysaccharide，"poly"意为"多"），由两个以上的糖单位连接在一起组成。含有3—10个糖单位的碳水化合物也可以称为低聚糖（oligosaccharide，"oligo"意为"少量"）。

> » 棉子糖是一种三糖（trisaccharide，"tri"意为"三"），存在于土豆、豆类和甜菜中。由一个半乳糖单位、一个葡萄糖单位和一个果糖单位组成。

> » 水苏糖是一种四糖（tetrasaccharide，"tetra"意为"四"），也存在于土豆、豆类和甜菜这些蔬菜中。它由一个果糖单位、一个葡萄糖单位和两个半乳糖单位组成。

> » 淀粉是土豆、意大利面和大米中的一种复合碳水化合物，是一种多糖。事实上，它是一种由许多单位的葡萄糖构成的低聚糖（含10个以上葡萄糖单位）。

复合碳水化合物可能含有3个到几千个单位的糖，因此机体消化复合碳水化合物所需的时间比消化简单碳水化合物所需的时间更长，同时，可以更缓慢、更均匀地将葡萄糖释放到血液中。（有关碳水化合物代谢的更多信息，请参阅下文"碳水化合物和能量：生化爱情故事"一节。）

### 膳食纤维

膳食纤维这个术语，用于区分食品中的纤维与织物中使用的天然或合成纤维（丝、棉、羊毛和尼龙等）。膳食纤维是第三种碳水化合物。与复合碳水化合物一样，膳食纤维（纤维素、半纤维素、果胶、β-葡聚糖和树胶）也是一种多糖。木质素是另一种化学物质，也被称为膳食纤维。

某些种类的膳食纤维还含有可溶性或不溶性糖醛酸单位，即从果糖、葡萄糖和半乳糖中提取的化合物。例如，果胶——苹果中的一种可溶性纤维——含有可溶性半乳糖醛酸。

膳食纤维与其他碳水化合物不同，人类消化酶无法破坏膳食纤维中糖单位之间的连接键。天然存在于肠道中的细菌会将极少量的膳食纤维转化为脂肪酸，但膳食纤维并不被视为能量来源。（有关脂肪酸的更多信息，请参见第 7 章。）

## 碳水化合物和能量：生化爱情故事

葡萄糖分子燃烧使细胞获取能量，机体的正常运转离不开葡萄糖。（有关如何从食物中获取能量的更多信息，请参阅第 3 章。）

蛋白质、脂肪和酒精（如啤酒、葡萄酒和烈酒）也以卡路里的形式提供能量。蛋白质确实也能转化成葡萄糖，但相对而言，那需要很长时间。

当您进食碳水化合物时，胰腺分泌胰岛素，这种激素使您能够利用淀粉和糖。胰岛素的释放有时被称为"胰岛素峰"，又称"胰岛素分泌"。

与食用淀粉等复合碳水化合物相比，食用蔗糖（食用糖）等简单碳水化合物会刺激胰腺分泌更多的胰岛素。如果患有糖尿病等代谢紊乱疾病，无法产生足够的胰岛素，必须注意，不要摄入超过代谢能力的碳水化合物。（参见下文"一些人有碳水化合物代谢的问题"一节。）

对大多数健康人来说，即使摄入大量的碳水化合物，也可以很容易地代谢。此时，他们的胰岛素分泌量增加，以满足代谢需求，然后又可以迅速恢复到正常。换句话说，对大多数人来说，不管糖进入血液的速度有多快，碳水化合物就是碳水化合物。您可以在艾伦·罗宾（Alan L. Rubin）博士的《糖尿病》（*Diabetes For Dummies*，Wiley 出版）

中找到完整的解释。

想知道为什么简单碳水化合物和复合碳水化合物之间的差异对运动员很重要吗？请参阅下文："一些人需要额外的碳水化合物"。

### 浅谈血糖指数

一些非常健康的食物，如胡萝卜和土豆，比其他食物含有更多易于消化和吸收的碳水化合物。早在 1981 年，多伦多大学（University of Toronto）的科学家就引入了血糖指数（glycemic index，GI）这一概念，用以测算碳水化合物。这是一种测量简单碳水化合物含量的方法，将某种食物对血糖水平的影响程度，与葡萄糖（身体用作能量的糖的形式）对血糖影响程度进行比较。

有些食物含的碳水化合物太少，不能用 GI 来测算。正如梅里·拉斐托（Meri Raffetto）在《膳食血糖指数》（The Glycemic Index Diet For Dummies，Wiley 出版）中所解释的，需要用到第二种衡量标准，即 1997 年由哈佛公共卫生学院开发的血糖负荷（glycemic load，GL），是一种更准确的测算方法。例如，苹果中单糖（最主要的糖）的 GI 值可能在 28—44 之间，但其含量非常低，GL 值仅为 4。

想了解有关这方面的更多信息，您可以直接点击 www.health.harvard.edu，然后在搜索框中输入"GI"。

## 葡萄糖如何转化为能量

在细胞内，葡萄糖燃烧产生热量和三磷酸腺苷，三磷酸腺苷可以根据细胞需要，储存或释放能量。顺便说一句，营养学家们通常用三磷酸腺苷（adenosine triphosphate）的英文首字母 ATP 来代表它，因为这个单词的英文发音实在是太难了。

葡萄糖转化为能量的方式有两种：有氧呼吸和无氧呼吸。线粒体存在于细胞内胶状的细胞质中，葡萄糖与线粒体中的氧气一起燃烧产生能量，称为有氧呼吸。有氧呼吸在产生能量（ATP、热量）的同时，还生成水和二氧化碳，作为废物排出体外。

红细胞没有线粒体，所以它们在没有氧气的情况下将葡萄糖转化为能量，也就是无氧呼吸。无氧呼吸会产生能量（ATP、热量）和乳酸。

葡萄糖也可以在肌细胞中转化为能量。当肌细胞利用葡萄糖产能时，可以有两种方式。肌细胞有线粒体，因此可以进行有氧呼吸。但是，如果肌细胞中的氧水平下降到很低，细胞仍可以继续将葡萄糖转化为能量，而不需要氧气。这种情况最常见于运动过度时，也就是您（以及您的肌肉）上气不接下气的时候，能够在没有氧气的情况下将葡萄糖转化为能量是一个方便的本领，但也有缺点，那就是无氧呼吸的副产品：乳酸。这有什么大不了的？因为太多的乳酸会让您的肌肉酸痛。

## 满足您口腹之欲的过量意大利面，会囤积在臀部

细胞小心翼翼地分配能量。他们不会储存超过实际需要的东西。细胞日常工作用不到的那部分葡萄糖都会转化为糖原（动物淀粉），并作为能量储存在肝脏和肌肉中。

您的身体可以将大约 400 克（14 盎司）的糖原装入肝脏和肌细胞中。1 克碳水化合物——包括葡萄糖——含有 4 卡路里能量。如果将糖原中储存的所有葡萄糖与细胞和血液中的少量葡萄糖相加，大约相当于 1 800 卡路里的能量。

如果膳食中的碳水化合物太多，超过了产能的需求，也超过了细胞、血液、肌肉和肝脏中能够储存的糖原的量，那么多余的碳水化合物将转化为脂肪。这就解释了本节标题所说的，满足您口腹之欲的过量的意大利面，最终会囤积在您的臀部。

## 机体利用碳水化合物的其他方式

提供能量是一项重要的工作，但它不是碳水化合物为您做的唯一事情。碳水化合物还能保护肌肉。当您需要能量时，身体首先从碳水化合物中寻找葡萄糖。如果不够，比如您正在尝试用低碳水化合物的饮食来减肥，或者身体状况不允许食用碳水化合物类食物，此时，机体就开始从脂肪组织中提取能量，如果再不够，就会燃烧自身的蛋白质（肌肉）。如果这种利用蛋白质获取能量的方式持续足够长的时间，很遗憾，您就会耗尽燃料，结束游戏。

膳食中含有充足的碳水化合物可以防止机体消耗自身的肌肉。这就是为什么说富含碳水化合物的饮食能节省蛋白质。

碳水化合物还可以：

» 调节血液循环中的糖分含量，使所有细胞获得所需的能量。

» 为肠道中的益生菌提供营养，有助于消化食物。

» 促进机体钙质的吸收。

» 有助于降低胆固醇水平和调节血压，特别是膳食纤维（参阅本章后面的内容："膳食纤维：碳水化合物食品中的非营养成分"一节）。

# 寻找碳水化合物

碳水化合物最重要的来源是植物性食物——水果、蔬菜和谷物。牛奶和奶制品含有乳糖，也是一种碳水化合物，但肉类、鱼类和家禽基本不含碳水化合物。

美国国家科学院医学研究所建议，人每天所需 45%—65% 的热量应来自碳水化合物，如谷物（面包、麦片、意大利面和大米）、水果和蔬菜。这样的膳食能提供简单碳水化合物、复合碳水化合物和天然的膳食纤维。像食用糖、蜂蜜和糖果——能提供简单碳水化合物——只建议偶尔食用。

1 克碳水化合物含有 4 卡路里热量。要计算一份膳食中碳水化合物的热量，将碳水化合物的克数乘以 4 就可以了。例如，一个百吉饼含有约 38 克碳水化合物，相当于大约 152（38×4）卡路里。您必须说"大约"，因为百吉饼中的膳食纤维不提供热量，机体无法代谢它。但是，这个数字并不能代表所有的卡路里。请记住，这里所说的食物中至少含有一些蛋白质和脂肪，这两种营养物质也会增加热量。

## 一些人有碳水化合物代谢的问题

有些人很难代谢碳水化合物。例如，胰岛素是将碳水化合物产生的所有葡萄糖输送到身体细胞所需的激素，而 1 型糖尿病（胰岛素依赖型）患者不能产生足够的胰岛素。因此，葡萄糖继续留在血液中循环，直到通过肾脏排出。这就是为什么要诊断一个人是否患有糖尿病，可以检测此人尿液中的葡萄糖水平。

### 打断一下，我们来玩个文字游戏！

以下是一些有趣的营养学知识。大多数酶的英文名称以字母"-ase"结尾。消化食物中特定物质的酶通常有一个与该物质相称的名字，末尾有字母"-ase"。例如，蛋白酶（protease）是消化蛋白质的酶，脂肪酶（lipase）是消化脂肪（脂质）的酶，半乳糖酶（galactase）是消化半乳糖的酶。

还有一些人不能消化碳水化合物，是因为他们的体内缺乏能破坏碳水化合物糖单位结合键所需的特定酶。例如，许多（有人说是大多数）亚洲人、非洲人、中东人、南美洲人和东欧、中欧或南欧人缺乏乳糖酶，这种酶可以将乳糖（奶制品中的糖）分解为葡萄糖和半乳糖。如果这些人喝牛奶或吃奶制品，最终会在肠道中产生大量未消化的乳糖。这种未消化的乳糖使生活在那里的细菌非常开心——但肠道主人就不会开心了：当细菌享用未消化的乳糖时，它们会排出废物，给宿主的消化道带来气体和痉挛。

为了避免这种不愉快的现象，许多民族的菜肴有意避免将牛奶作为配料。（快！说出一道用牛奶做的亚洲本土菜。不，椰奶不算。很难做到吧！）为了获得身体所需的钙，这些人只能简单地用高钙食物代替牛奶，比如绿色蔬菜或富含钙的豆制品。

对于乳糖酶分泌不足的人来说，第二个解决方案是食用易消化的奶制品，如酸奶、乳酪或酸奶油，所有这些都是通过添加对人体有益的细菌来消化牛奶（也就是说，分解乳糖）来制作，同时不会破坏牛奶的营养成分。再有其他解决方案，就是食用无乳糖奶酪和酶处理过的牛奶。

## 一些人需要额外的碳水化合物

血液和细胞中的少量葡萄糖提供身体日常活动所需的能量。储存在肝脏和肌肉中的糖原约有 400 克，可以为日常活动之外的运动提供足够的能量。

但是，如果您不得不更加努力或更长时间地工作，会发生什么呢？例如，如果您是一名长跑运动员，这意味着您在比赛结束前会耗尽所有可用的葡萄糖储备（这就是为什么马拉松运动员经常在跑了 20 英里，差 6 英里就到终点时，会耗尽体力，这种现象被称为"撞墙"），该怎么办？

如果您被困在浮冰上或在森林中迷失了一个月左右，体内的葡萄糖以及糖原中的葡萄糖储备消耗殆尽，机体会首先从储存的脂肪中获取能量，然后再利用肌肉组织产能。但是从身体脂肪中获取能量需要大量的氧气——当机体经历了 20 英里长跑、20 英里长距离游泳或 20 英里的骑行之后，氧气很可能会供不应求。因此，运动员们找到了另一种"翻墙"的方法：提前摄入碳水化合物。

碳水化合物负荷是一种饮食法则，旨在临时增加肌肉中储存的糖原量，以应对即将到来的事件。缅因大学的阿尔弗雷德·布什韦（Alfred A. Bushway）博士说，要在即将到来的重体力活动前一周开始锻炼，运动到筋疲力尽，这样身体就可以从肌肉中拉出尽可能多的糖原。然后，连续三天吃高脂肪、高蛋白质、低碳水化合物的食物，以防止糖原水平再次上升。

在"大日子"到来前三天改变饮食结构。现在要做的是建立和保存糖原储备。此时需要的是一种含 70% 碳水化合物的饮食，可以提供 6—10 克碳水化合物 / 千克体重，男性和女性相差不多。请注意，此处需要的不是随便哪种碳水化合物都可以。您需要的是意大利面和土豆等淀粉类食物中的复合碳水化合物，而不是水果等含糖食物中含量较高的简单碳水化合物。当然还有糖果。

这种碳水化合物负荷的饮食不适合日常使用，对短时间的比赛也没什么帮助，应将其严格应用于持续时间超过 90 分钟的活动。

那么跑步、游泳或骑自行车的时候怎么办呢？在比赛中摄入单糖能带来额外的短期能量爆发吗？答案是肯定的！在这种情况下，摄入的糖迅速转化为糖原并被输送到肌肉中。但是，在这种情况下您需要的不是普通的糖（糖果、蜂蜜），因为这些糖具有亲水性（hydrophilic，hydro= 水；philic= 喜欢，亲近），这意味着它们会将身体组织中的水吸入肠道，造成运动者脱水并引发恶心。从加糖的运动饮料中摄取所需的糖更安全，因为运动饮料可以同时提供液体和能量，特别是其中还含有盐（氯化钠），以补充在大量出汗时流失的盐。欲知详情，请参阅第 13 章。

## 膳食纤维：碳水化合物膳食中的非营养成分

膳食纤维是一组复合碳水化合物。它不是人类的能量来源，因为人类消化酶不能破坏膳食纤维内的糖单位连接键，因此膳食纤维不会增加饮食热量，也不能转化为葡萄糖。

反刍动物（如奶牛等，可以将半消化的食物从胃送到嘴里再咀嚼）具有消化酶和消化微生物的组合，因此能够从不溶性膳食纤维（纤维素和一些半纤维素）中提取营养。但即使是这些反刍动物也不能从木质素（木质素是植物茎叶中的一种不溶性纤维，也是木材中的主要纤维）中提取营养素。因此，美国农业部明确禁止在动物饲料中使用木材或锯末。

但是，不能因为我们不能消化膳食纤维就否定它的价值。事实上恰恰相反，膳食纤维之所以很有价值，就是因为你无法消化它！

## 两种膳食纤维的定义

营养学家根据膳食纤维是否溶于水，将其分为不溶性纤维和可溶性纤维。

» 不溶性膳食纤维包括全谷物和其他植物中的纤维素、一些半纤维素和木质素。这种膳食纤维是一种天然的泻药。它能吸收水分，增加饱腹感，并刺激肠壁收缩和放松。这种收缩和放松称为蠕动，可以促进固体物质在消化道内移动。

由于可以使食物快速穿过肠道，不溶性纤维有助于缓解或预防便秘或憩室炎等消化系统疾病（当食物卡在结肠壁的小袋中时引发的感染）。不溶性纤维也会使大便膨胀，变得柔软，减少患痔疮的风险，并减轻痔疮患者的不适感。

» 可溶性膳食纤维包括果胶（存在于大多数水果中）、β–葡聚糖（存在于燕麦和大麦中），以及瓜尔豆、胡芦巴和刺槐豆等树胶，这些树胶来自植物的种子，用作各种食品的增稠剂。可溶性膳食纤维能降低血液循环中的胆固醇含量，这就是为什么富含纤维的饮食能降低胆固醇水平，从而起到预防心血管疾病的作用。

膳食纤维对节食者有好处：可溶性纤维在有水的情况下会形成凝胶，当苹果和燕麦麸皮到达消化道时就会形成凝胶。所以，像不溶性纤维一样，可溶性纤维也可以在增加饱腹感的同时不增加热量。

普通的可溶性膳食纤维不能被消化，所以身体不能吸收。但在2002年，底特律芭芭拉·安·卡拉莫诺斯癌症研究所的研究人员给实验室小鼠喂食了一种称改良柑橘果胶的可溶性膳食纤维。这种由柑橘果皮制成的纤维可以被消化。这些实验小鼠被植入人类乳腺癌和结肠癌细胞，当给它们喂食改良柑橘果胶后，似乎能缩小肿瘤的大小。研究人员认为，这种纤维可以防止癌细胞连接在一起形成肿瘤。如今，改良柑橘果胶被用作膳食补充剂，但美国癌症协会在其网站上指出，这种纤维对人体（和人类癌症）的影响尚未证实。

## 从食物中获取膳食纤维

动物源膳食中完全不含膳食纤维，如肉、鱼、家禽、牛奶、奶制品和鸡蛋。所有植物源性食物中含有大量的膳食纤维，如水果、蔬菜和谷物。

均衡的饮食搭配（植物源性食物占比大），既能提供不溶性纤维，又能提供可溶性纤维。大多数含有纤维的食物都同时包含这两种膳食纤维，只是含量不同。例如，苹果中主要的膳食纤维是果胶（一种可溶性纤维），但苹果皮也含有一些纤维素、半纤维素和木质素等不可溶性纤维。

从表 8-1 中，您可以了解哪些食物是特定种类纤维的良好的来源。富含植物源性食物（水果、蔬菜和谷物）的饮食能为您提供充足的膳食纤维。

表 8-1　不同膳食纤维的食物来源

| 膳食纤维 | 含膳食纤维的食物 |
| --- | --- |
| **可溶性纤维** | |
| 果胶 | 水果（苹果、草莓、柑橘类水果） |
| β - 葡聚糖 | 燕麦、大麦 |
| 树胶 | 豆类、谷物（燕麦、大米、大麦）、种子、海藻 |
| **不溶性纤维** | |
| 纤维素 | 叶子（卷心菜）、根（胡萝卜、甜菜）、麸皮、全麦、豆类 |
| 半纤维素 | 种皮（麸皮、全谷物） |
| 木质素 | 植物的茎、叶和外皮 |

## 确定机体对膳食纤维的需求

根据美国农业部的数据，美国女性平均每天从食物中获得约 12 克膳食纤维，男性约 17 克。这些数字远远低于以下美国国家科学院医学研究所列出的建议：

》 19—50 岁的女性 25 克 / 天。

》 19—50 岁的男性 38 克 / 天。

》 50 岁以上的女性 21 克 / 天。

》 50 岁以上的男性 30 克 / 天。

美国国家科学院医学研究所推荐的膳食纤维量能给您带来想要的益处，而不会造成膳食纤维相关的不愉快事件。什么？不愉快事件？什么情况算不愉快？怎样判断有没有不愉快事件发生？相信我，如果摄入的膳食纤维过量了，您的身体会在第一时间发出警告。过量的粗粮会刺激胃肠道，以肠道产气或腹泻的形式发出明确的抗议。在极端情况下，如果没有足够的液体来湿润和软化吃进去的纤维，使其能够更容易通过消化道，那么膳食纤维可能会形成团块，最终成为肠梗阻。（有关水的更多信息，请参阅第 12 章。）

如果您决定增加饮食中的膳食纤维含量，下面有几点建议：

» **慢慢来，每天增加一点点。** 这样不会造成肠道压力过大。换句话说，如果您目前的饮食中主要是无膳食纤维食物，如肉、鱼、家禽、鸡蛋、牛奶和奶酪，以及低纤维食物，如白面包和白米，不要同时摄入麸皮谷物（每 3.5 盎司含 35 克膳食纤维）或无花果干（每餐 9.3 克）。从早餐时加入玉米片（2.0 克膳食纤维）开始，午餐时可以添加一个苹果（2.8 克），下午三点时再来一个梨（2.6 克），晚餐时来上 4 盎司烤豆（7.7 克）。有这四样，您的膳食纤维摄入量已经能达到 15 克了。

» **购物时一定要查看营养成分标签。**（关于如何从营养成分标签上获得更多营养学信息，请参阅第 17 章。）在同类型的产品中进行比较时，只需选择纤维含量较高的产品即可。例如，白皮塔面包通常每份含有约 1.6 克膳食纤维，全麦皮塔面包的重量可能高达 7.4 克。所以，您知道该选谁了吧！

» **这里，还有一句话要对聪明的读者说：** 注意食物分量。看起来膳食纤维含量很高的食物，可能仅仅是因为分量大。

» **在进食膳食纤维的同时，摄入足够的液体。** 膳食纤维就像海绵，它会吸收液体，因此增加纤维摄入量可能会夺走细胞进行日常工作所需的水分。（有关身体如何利用水，请参阅第 12 章。）这就是为什么美国家庭医生学会（以及其他机构）建议在摄入更多膳食纤维时，要确保喝了足够的水。那么多少算足够？去第 12 章找答案吧。

表 8-2 列出了 100 克（3.5 盎司）食物中所有类型的膳食纤维（不溶性加可溶性）的含量。顺便说一句，营养学家喜欢用每 100 克食物中的某种营养物质的含量来衡量食物，因为这样更易于计算应该摄入的食物量。

或者您可以看一下包装侧面的营养成分标签，那上面列出了每一份食物的营养物质含量。

表 8-2　常见食品中的膳食纤维含量

| 食物 | 每 100 克食物中膳食纤维含量 / 克 |
| --- | --- |
| **面包类** | |
| 百吉饼 | 2.1 |
| 麸皮面包 | 8.5 |
| 皮塔面包（白） | 1.6 |
| 皮塔面包（全麦） | 7.4 |
| 白面包 | 1.9 |
| **麦片** | |
| 麸皮麦片 | 35.3 |
| 麸皮片 | 18.8 |
| 玉米片 | 2.0 |
| 燕麦粥 | 10.6 |
| 麦片 | 9.0 |
| **谷物** | |
| 大麦，加工（不含外壳）和未加工 | 15.6 |
| 玉米粉，全谷物 | 11.0 |
| 脱胚谷物 | 5.2 |
| 燕麦麸，未加工 | 6.6 |
| 大米，未加工（棕色） | 3.5 |
| 大米，未加工（白色） | 1.0—2.8 |
| 大米、未加工（野生） | 5.2 |
| 麦麸 | 15.0 |
| **水果** | |
| 苹果，带皮 | 2.8 |
| 杏干 | 7.8 |
| 无花果干 | 9.3 |
| 猕猴桃 | 3.4 |
| 梨，未加工 | 2.6 |
| 梅干 | 7.2 |
| 炖梅干 | 6.6 |

（续表）

| 食物 | 每 100 克食物中膳食纤维含量 / 克 |
| --- | --- |
| 葡萄干 | 5.3 |
| **蔬菜** | |
| 烤豆（素食） | 7.7 |
| 鹰嘴豆（罐装） | 5.4 |
| 熟利马豆 | 7.2 |
| 生西兰花 | 2.8 |
| 熟甘蓝 | 2.6 |
| 生卷心菜、白卷心菜 | 2.4 |
| 生菜花 | 2.4 |
| 熟的甜玉米 | 3.7 |
| 带豆荚的生豌豆 | 2.6 |
| 烘焙的带皮白土豆 | 5.5 |
| 熟红薯 | 3.0 |
| 生番茄 | 1.3 |
| **坚果** | |
| 杏仁，油烤 | 11.2 |
| 生椰子 | 9.0 |
| 榛子，油烤 | 6.4 |
| 烤花生 | 8.0 |
| 开心果 | 10.8 |
| **其他** | |
| 烤玉米片 | 4.4 |
| 塔希尼（芝麻酱） | 9.3 |
| 豆腐 | 1.2 |

数据来源：《特定食品的膳食纤维含量暂行表》（华盛顿特区：美国农业部，1988 年）。

　　最后要提一点，表 8-2 中的数值是平均值。不同品牌的加工产品（面包、一些谷类食品、熟食水果和蔬菜）膳食纤维含量可能有差异。

## 纤维趣事

一份食物中膳食纤维的含量可能与食物是生的还是熟的有关。例如，如表 8-2 所示，3.5 盎司的干梅子含有 7.2 克纤维，而 3.5 盎司的炖梅子呢？膳食纤维含量为 6.6 克。

这是为什么？炖梅子的时候，它们会丰盈起来，吸收大量的水分。水增加了重量，但（显然）没有增加纤维。因此，与同等重量的干梅子相比，每盎司的纤维含量略低。

## 膳食纤维与您的心：燕麦麸皮的传奇故事

1980 年左右，从麦麸开始，开启了一场纤维的时尚潮流，燕麦麸皮作为其第二章闪亮登场。麦麸是小麦中的纤维，富含不溶性纤维——纤维素和木质素。燕麦麸皮的神奇因子是可溶性纤维 β - 葡聚糖。30 多年来，科学家们已经认同食用可溶性纤维含量高的食物可以降低胆固醇，尽管没有人知道确切的原因。水果和蔬菜（尤其是干豆）的可溶性纤维含量很高，每盎司燕麦的可溶性纤维含量更高。此外，β - 葡聚糖比果胶和树胶（大多数水果和蔬菜中的可溶性纤维）能更有效地抑制胆固醇。

到了 1990 年，肯塔基大学的研究人员报告说，每天在日常饮食中添加 8 盎司的干燕麦麸皮（而不是燕麦片），可以降低低密度脂蛋白的含量，低密度脂蛋白中胆固醇的含量占总胆固醇的 25%（关于胆固醇，请参见第 7 章）。

再后来，西北大学医学院的科学家在桂格燕麦公司（Quaker Oats）的资助下，招募了 208 名健康志愿者参与了一项涉及燕麦麸皮的研究，他们的正常胆固醇平均值约为 200 毫克 / 分升。志愿者采用低脂、低胆固醇饮食，每天补充 2 盎司燕麦或燕麦麸皮。他们的总胆固醇水平平均下降了 9.3%，其中大约三分之一的胆固醇降低应归功于燕麦。

燕麦麦片制造商将总胆固醇下降值四舍五入至 10%，国家研究委员会表示，胆固醇下降 10%，可能使心脏病发作风险下降 20%。

您知道接下来发生了什么吗？关于燕麦麸皮的书登上了畅销书排行榜。Cheerios 和 Frosted Flakes 并列，成为美国头号谷物。人们将燕麦麸添加到所有食物中，从百吉饼到橙汁。

现如今，科学家们知道，虽然少量的燕麦麸皮不会对身体造成伤害，但燕麦在降低胆固醇水平方面也不是万能的。

一般来说，胆固醇水平高于 240 毫克 / 分升被认为是异常升高。胆固醇数值在 200—239 毫克 / 分升之间是临界值。胆固醇水平低于 200 毫克 / 分升是正常的。

如果您的胆固醇水平高于 240 毫克 / 分升，通过食用含有燕麦麸皮的膳食将其降低 10%，可以在不使用药物的情况下降低心脏病发作的风险。如果您的胆固醇水平低于 240 毫克 / 分升，燕麦麸皮的影响就不那么显著了。例如：

· 胆固醇水平低于 240 毫克 / 分升，单靠低脂、低胆固醇饮食可能会将其降低大约 24 毫克 / 分升，进入中等风险范围，但不会将您带入"安全"区域，即低于 200 毫克 / 分升。

· 如果您的胆固醇值已经很低，比如说 199 毫克 / 分升或更低，那么低脂、低胆固醇饮食加上燕麦可能会将其降至 180 毫克 / 分升，但燕麦的作用只占其中的三分之一。

FDA 也认识到了燕麦麸皮的好处，现在允许燕麦产品标签上打上有益健康的声明。例如，产品标签可能会说："燕麦麸皮等食物中的可溶性纤维，作为低饱和脂肪和低胆固醇饮食的一部分，可能会降低患心脏病的风险。"为了证明这个故事的持久力，从 2015 年到现在，一直有持续的研究，目的就是为了证明燕麦的好处。

**注：**苹果中的可溶性果胶以及豆类和豌豆中的可溶性 β - 葡聚糖（树胶）也能降低胆固醇水平，麦麸中的不溶性纤维则不能。

# 第 9 章

## 酒精：
## 葡萄和谷物的另一种表现形式

饮用含酒精饮料是人类最古老的家庭治疗方法，也是人类最简单的乐趣之一，历来受到高度重视。古希腊和古罗马将葡萄酒称为"上帝的礼物"。当苏格兰和爱尔兰的早期居民盖尔人（the Gael）首次制造出威士忌时，他们将其命名为 uisge beatha（whis-key-ba），是"水"和"生命"两个词的组合。今天，人们依然会分享古人对酒精的喜爱，但也知道，酒精有好处也有风险。

当微生物（酵母菌）消化（发酵）含碳水化合物食物中的糖时，会产生两种副产品：一种是气体，一种是液体。气体就是二氧化碳。那么这种液体就是酒精了，也被称为乙醇，是酒类饮料中令人陶醉的成分。

酒精产生的生化过程并不复杂。事实上，每次做酵母面包时，在您的厨房里，都会上演这一过程。还记得面团膨胀时空气中淡淡的啤酒味吗？这种气味来自酵母"咀嚼"面粉中的糖时产生的酒精。别担心吃了面包您会醉倒，烤面包时酒精会蒸发。酵母菌在消化糖类的同时，也会产生二氧化碳，因此面团膨胀。

在这一章节中，我将为您介绍酒类饮料的制作过程，讨论 ABV 的含义，告诉您酒精进入身体后发生了什么变化，还有很重要的一点：饮酒对健康的益处和风险。

# 制作酒类饮料

酒类饮料可以通过发酵获得，或通过发酵与蒸馏相结合的方式制作。啤酒、葡萄酒和烈酒，专业人士称这些产品为"酒"，而不是"酒类饮料"。前一种是指真正的酒；后一种是指那些五颜六色的、在货架上"跳舞"的瓶瓶罐罐，而不是"餐饮家族"中受人尊敬的成员。

## 发酵

发酵是一个简单的过程。在这个过程中，酵母或其他细菌被添加到碳水化合物的"引子"中，如玉米、土豆、大米或小麦。微生物消化食物中的糖，产生液体（酒精）；酒精被过滤以去除其中的固体残渣，再加入水稀释，这样就制作出了酒。

用以上方法，可以制作啤酒，也可以酿造葡萄酒。有一种发酵的乳制品，称作库米斯（Kumiss），它的制作方法略有不同，需要向马奶中添加酵母菌和有益的乳酸杆菌（lactobacillus，"lacto"意为"奶"）。这些微生物会发酵马奶产生酒精，也会残留在奶中，从而制成一种起泡的发酵饮料。

## 蒸馏

酿酒的第二种方法是蒸馏。

与发酵一样，蒸馏也需要在引子中添加酵母菌，从糖中提取酒精。但是，当酒精浓度高于 20% 时，酵母菌无法生长，就像大多数蒸馏产品一样。为了浓缩酒精，并将酒精与发酵液中的其他成分分开，蒸馏师会将发酵液倒入一个蒸馏器中。蒸馏器是一个大缸，顶部有一根宽的柱状管。加热蒸馏器，使得沸点比较低的酒精变成蒸汽，通过蒸馏器顶部的柱上升，收集在其他容器中，然后在容器中冷凝成液体。

这种浓缩液体称为中性酒精，是制作烈酒或蒸馏酒的基础，如杜松子酒、朗姆酒、龙舌兰酒、威士忌和伏特加。白兰地是一种特殊的蒸馏产品，是从葡萄酒中蒸馏出来的烈酒。强化葡萄酒，如波特酒和雪利酒，是添加白兰地的葡萄酒。

## 可以用来酿酒的食物

几乎所有的碳水化合物都可以用来酿酒，最常见的是谷物、水果、蜂蜜、糖浆或土豆。表 9-1 中列出了用于酿造不同酒的食物。

表 9-1　用于酿酒的食品

| 食物 | 酒 |
| --- | --- |
| **水果和果汁** | |
| 龙舌兰 | 龙舌兰酒 |
| 苹果 | 烈性苹果酒 |
| 葡萄和其他水果 | 葡萄酒 |
| **谷物** | |
| 大麦 | 啤酒、各种蒸馏烈酒、格瓦斯 |
| 玉米 | 波本威士忌、玉米威士忌、啤酒 |
| 大米 | 清酒（蒸馏产品）、米酒 |
| 黑麦 | 威士忌 |
| 小麦 | 蒸馏烈酒、啤酒 |
| **其他** | |
| 蜂蜜 | 蜜酒 |
| 奶 | 库米斯、酸牛乳酒 |
| 土豆 | 伏特加 |
| 甘蔗 | 朗姆酒 |

酒精本身可以提供能量（7 卡路里 / 克），但没有营养，所以蒸馏酒，如威士忌或纯伏特加，只能提供热量。啤酒、葡萄酒、苹果酒和其他发酵酒精饮料含有一些酿酒用的食物，因此它们可以提供极少量的蛋白质、碳水化合物、维生素和矿物质。

## 检查瓶子里的酒精含量

没有一种酒是含 100% 酒精的。酒是酒精加水的混合物，如果是葡萄酒或啤酒，还会有一些食物残渣。

在酒类产品的标签上，会看到这样的标示：ABV 或 Alc/Vol，即酒精体积比（alcohol by volume，ABV），表示酒精含量占容器中所有液体的百分比。例如，如果瓶子或罐子里装着 10 盎司的液体，其中 1 盎司是酒精，那么这个产品的 ABV 就是 10%——酒精含量除以液体总量乘以 100，计算公式如下：

$$1/10 \times 100\% = 10\%$$

标准酒精浓度，是早期用于定义酒精含量的术语，是 ABV 的两倍。例如，酒精含量为 10% 的酒精饮料，其标准酒精浓度是 20%。

目前，只有一部分食品和饮料被法律允许不标注营养含量，这部分产品由烟酒贸易和税务局（Alcohol and Tobacco Trade and Tax Bureau，ATT）管理，而非 FDA 监管。2013 年，ATT 宣布，啤酒、葡萄酒和烈酒的制造商可以自主决定是否在瓶子上列出产品的营养成分及其含量。

百威很快就推出了一个消费者易懂的标签，国内外的其他啤酒制造商紧随其后，截至 2020 年，只有 Stella Artois 和 Michelob 是两个著名的不合作生产商。2015 年，全球最大的酒精饮料生产商 Diageo 宣布，将在其每一种产品上贴上完整的营养成分标签，随后是百加得（Bacardi）和杰克·丹尼（Jack Daniels）等其他大公司。

## 酒精在人体中的代谢

其他食物在被细胞吸收之前必须经过消化，但酒精可以直接通过胃和肠道进入血液，再通过血液输送到身体组织和器官。下面是一张路线图，展示了当您喝下一杯酒后，酒精在体内的行程：

» **从口腔开始**：酒精是一种收敛剂，它会凝结口腔内壁表面的蛋白质，使其"皱缩"。一部分酒精通过口腔和喉咙的内壁被吸收，但大多数会流进胃中。在那里，一种名为胃乙醇脱氢酶（GADH）的酶开始代谢（消化）它。

胃乙醇脱氢酶，以及肝脏（下一阶段）产生的类似酶的量与种族和性别有关。例如，在亚洲人、美洲原住民和因纽特人中，这些酶的分泌量比大多数白种人少，而一般女性（不论其种族）比男性少。因此，对于酶分泌量少的人，更多不可代谢的酒精从胃流入血液，这就是为什么一般女性比男性酒量小。对于男性和女性来说，都会有一定量的非代谢酒精通过胃壁流入血液，并进入小肠。

» **停留在肝脏**：您喝下的酒中，大部分酒精都是通过十二指肠（小肠的第一部分）吸收，然后通过大血管（门静脉）流入肝脏。在那里，酒精会遇到乙醇脱氢酶（ADH），这是一种类似于葡萄糖酸脱氢酶的酶，它开始对酒精进行代谢。然后，酒精被一种名为烟酰胺腺嘌呤二核苷酸（NAD）的辅酶转化为能量。NAD还可将其他碳水化合物中的葡萄糖转化为能量，因此，当NAD作用于酒精时，葡萄糖代谢会停止。

正常情况下，健康的肝脏可以在1小时内处理大约0.5盎司的纯酒精（即6—12盎司啤酒、5盎司葡萄酒或1盎司烈酒）。剩下的酒精，会流入您的"心田"。

» **吸气和呼气**：酒精进入心脏后，会降低心肌收缩的力量。在几分钟内，心脏泵出血液减少，全身血管松弛，血压暂时下降。随后，心肌收缩很快就会恢复正常，但血管可能会继续保持放松状态，血压下降会长达半小时。

与此同时，血液中的酒精从心脏经肺静脉流入肺部。此时，您的每一次呼气都会呼出一点点酒精，因而呼吸中带有酒味。然后，新充满氧气的、仍含酒精的血液通过肺动脉流回心脏，并通过主动脉（将血液输送至身体的主要动脉）向上流出。

当酒精在血液中循环时，会提高"好胆固醇"的水平，即具有降低心脏病风险作用的高密度脂蛋白，但不一定是将胆固醇带出身体的特定脂蛋白。（有关脂蛋白的更多信息，请参见第7章。）酒精还能起到抗凝血的作用，暂时降低心脏病发作和脑卒中的风险。

» **浮出水面**：酒精可使血管扩张，因此更多温暖的血液会从身体中心流向皮肤表面，您会感到一阵阵暖意。如果是皮肤白皙的人，此时可能会脸红，皮肤变成粉红色。亚洲人往往比白种人产生的乙醇脱氢酶少，因此当他们喝少量酒时，就会出现特征性的面部潮红。同时，少量的酒精从毛孔渗出，使您的汗液中也有酒精的味道。

» **中途串个门**：酒精是一种镇静剂。当它到达您的大脑时，会减缓控制思考和移动能力的神经细胞之间的脉冲传输。

您有没有突然想小便？这是因为酒精会减少大脑中抗利尿激素的分泌，抗利尿激素会阻止您排尿过多。喝酒后，您会失去大量体液，同时失去的还有维生素和矿物质。您也会非常口渴，而且尿液可能会有淡淡的酒味。

» **结束行程**：只要血液中有酒精，这个循环就会继续，换句话说，直到您的肝脏能够产生足够的 ADH 来代谢所摄入的所有酒精，这个过程才会停止。这需要多长时间？因人而异。大多数人需要 1 个小时才能将 1 小时内喝下的 1 单位酒精（½ 盎司）代谢掉，但这是平均水平。有些人在喝下 1 单位酒精后，血液中的酒精循环时间可能长达 3 个小时。1 单位酒精是什么意思？见下一节。

# 酒精对健康的影响

酒精饮料既有好处，也有风险。这些益处来自于通常所说的适度饮酒——女性每天不超过 1 杯，男性每天不超过 2 杯。

1 杯酒是个什么概念？简单来说，就是 5 盎司葡萄酒、12 盎司啤酒、1.5 盎司烈性酒，如威士忌、伏特加、龙舌兰酒或杜松子酒。

适量的酒精不仅可以减轻压力，而且对人体各个部位都有好处。例如，正如梅奥医学中心的专家所说的那样，适度饮酒可能会：

» 降低发展为冠状动脉疾病（coronary artery disease，CAD）的风险，或因 CAD 死亡的风险，CAD 是由于血管狭窄或堵塞而导致的心脏病。

» 降低缺血性脑卒中的风险。缺血性脑卒中，即由于大脑血管狭窄或堵塞导致的脑卒中。

» 降低患糖尿病的风险。

## 很多、一点和适量

当科学家谈论酒精与心脏病之间的关系时，经常会用到"J 曲线"这个词。什么是"J 曲线"？即是字母"J"形状的统计图。

J 曲线左边的低峰值是滴酒不沾的人罹患心脏病的风险，右边的高峰值是饮酒过量者的风险，曲线中间是适量饮酒者的风险。换句话说，J 曲线表明，适量饮酒的人比饮酒过多或根本不饮酒的人患心脏病的风险更低。

以上都是关于酒精的好消息。但也有坏消息。尽管一些研究承认人适量饮酒对心脏健康有益，但酒精与癌症之间的关系并不那么令人放心。例如，美国卫生和公众服务部的国家毒理学项目将酒精饮料列为人类致癌物。美国国家癌症研究所表示，吸烟和饮酒的人患口腔癌、咽喉癌（食管癌、咽癌、喉癌）和肝癌的风险更高。美国癌症协会（American Cancer Society，ACS）的统计数据显示，每周饮酒超过3杯的女性患乳腺癌的风险比完全不饮酒的女性高20%。

## 酗酒对身体的影响

酗酒是指饮酒过多，以至于影响正常、高效的生活。过度饮酒，包括暴饮（参见本章后面的专栏"酗酒：一种禁忌行为"），也会让您第二天感觉很糟糕。这不是虚构，宿醉会对身体带来很多不利影响：

» 口渴，因为排尿过多，身体失去了大量的水分。

» 胃痛、恶心，因为即使是少量的酒精也会刺激胃壁，导致胃壁分泌过量的酸和大量的组胺。组胺是什么？就是蚊子叮咬时会分泌这种免疫化学物质，使皮肤发红发痒。想象一下如果这样的事情发生在胃壁，会有何种体验？

» 肌肉酸痛以及头胀痛。肝脏处理酒精需要一种酶——烟酰胺腺嘌呤二核苷酸，用于将肌肉活动的副产品乳酸转化为其他可产生能量的化学物质。多余的、未经加工的乳酸会堆积在肌肉中，使肌肉酸痛。

## 酗酒：一种成瘾性疾病

没有人确切地知道为什么有些人能够有节制地喝酒，每天1杯，或每月1杯，或每年1杯。他们享受这种状态，不会影响生活。而另一些人却对酒精上瘾。以前，人们认为酗酒是由于"不良基因"、缺乏意志力，甚至是糟糕的童年经历造成。

随着科学发展，科学家不断揭开人体化学的神秘面纱，我们有理由期待研究人员最终会对社交饮酒者和不能安全饮酒的人之间的差异做出合理的科学解释。只是，现在还没到那个时候。

然而，显而易见的是，酗酒者是难以控制饮酒量的。这种情况如果未得到及时治疗，会造成危及生命的不良事件，如急性酒精中毒，导致包括心、肺在内的身体器官衰竭、肝损伤（肝硬化）或营养不良。

酗酒者通常会很瘦，有明显的营养不良症状，如皮肤问题、指甲折断和头发暗淡等。维生素和矿物质缺乏的症状不太明显，可以隐藏在表面之下，因为：

» 酒精会抑制食欲。

» 酒鬼会用酒精代替食物，获得热量，但没有营养。

» 即使酗酒者饮食均衡、营养丰富，其组织中的酒精也会阻止维生素（尤其是 B 族维生素）、矿物质和其他营养物质的吸收。

» 酒精也可降低酗酒者合成蛋白质的能力。

这一系列问题不能简单地通过一边喝酒，一边吞下大把的维生素来解决，需要通过医学观察来发现饮酒过多、过于频繁的主要原因，并给予相应治疗。

## 酗酒：一种禁忌行为

美国疾病预防控制中心（CDC）将酗酒称为"美国最常见、最昂贵、最致命的过度饮酒模式"。他们将酗酒定义为 1 小时内喝 4 杯或 4 杯以上（极端酗酒是 10 杯 / 时）。酗酒者有时被贴上"偶尔酗酒"的标签。他们不是每天都喝酒，但当他们放纵自己的时候，他们会喝很多，以至于有时再也无法清醒。在短时间内喝下大量的啤酒、葡萄酒或烈酒后，血液中的酒精含量会上升到致命水平，在最坏的情况下，会导致酒精中毒死亡。酗酒在 18—34 岁的年轻人中最为常见，通常发生在大学校园内。想要根治酗酒，可能需要依赖于让酗酒者感到内疚或羞耻感，从而改变行为。但西北大学凯洛格管理学院 2008 年的一项研究发现，其实很多酗酒者已经对自己的行为感到不适。试图让他们感到更难受，似乎是行不通的。相反，研究人员建议用简单、睿智的语言表达反对酗酒的意思，重点是告诉酗酒者如何避免这种不良行为，而不是过度强调酗酒的危害。

和现代生活的其他领域一样，金钱在酗酒这件事上起了很重要的作用，至少对成年人来说是如此。2015 年，波士顿大学公共卫生学院的科学家在《成瘾杂志》（Journal Addiction）上发表了一份报告。报告显示，对酒精饮料仅增加 1% 的税收，就可以将成人酗酒者的比例降低 1.4%。这样做的另一个作用是对该国经济的影响。例如，在 2010 年，美国疾病预防控制中心估计，酗酒给美国造成了约 2 490 亿美元的损失。

这样看来，前景尚有一线光明。2014 年，由美国国家药物滥用研究所资助的"监控未来"研究发现，该研究所报告的大学生极端暴饮率已从 1980 年的 44% 下降到 2014 年的 35%。但仅仅 6 年后，也就是 2020 年夏天，疾病预防控制中心报告说，29% 的美国高中生在饮酒，近三分之二的人报告酗酒，而且女孩比男孩更频繁。

## 哪些人不能饮酒

任何人都不应该过度饮酒。但有些人根本不应该喝酒，即使是适量也不行。这些人包括：

» **计划驾车出行或从事既需要注意力又需要技巧的工作的人**：酒精会减慢反应速度，并使运动技能——如操作缝纫机或转动汽车方向盘——不那么精确，这样，在进行这些活动时，很可能被针刺穿手或用头撞碎挡风玻璃，痛苦的可不是挡风玻璃啊。

» **怀孕或计划怀孕的妇女**：胎儿酒精综合征（fetal alcohol syndrome，FAS）是一组仅发生在酗酒母亲生出的婴儿中的出生缺陷，包括低出生体重、心脏缺损、认知延迟和面部畸形等。

没有证据表明 FAS 与偶尔饮酒（妊娠期间偶尔喝一两杯，甚至每周喝一两杯）有关。事实上，在 FAS 被发现和诊断之前的几年里，孕妇经常被建议喝点啤酒来补充营养和能量。

然而，目前尚不清楚妊娠期间是否有绝对安全的酒精摄入水平。2005 年，美国卫生部长极力主张怀孕或准备怀孕的妇女戒酒。不仅在美国有这样的建议，在其他国家也是如此，包括澳大利亚、加拿大、法国和新西兰。

» **服用某些处方药或非处方药的人**：酒精会使某些药物药效增强，增加某些药物的副作用，或降低某些药物的疗效。同时，一些药物也可使酒精的镇静效果增强，或减缓酒精从体内的排出。

表 9-2 是酒精与一些常见处方药和非处方药之间的相互作用，可以让您有个简单的了解。但这份清单还远远不够完整。如今，根据法律规定，与酒精有相互作用的药物需在标签上注明警告。如果您正在服用任何种类的药物——非处方药或处方药——并且不确定是否与酒精有相互作用，请咨询医生或药剂师。

表 9-2　药物和酒精的相互作用

| 药物 | 与酒精的相互作用 |
| --- | --- |
| 对乙酰氨基酚 | 增加肝脏毒性 |
| 阿司匹林和其他非甾体抗炎药 | 胃出血增加、激惹 |
| 抗关节炎药 | 胃出血增加、激惹 |
| 抗抑郁药 | 嗜睡、高血压 |
| 抗高血压药 | 血压过低 |
| 糖尿病药 | 低血糖 |
| 减肥药 | 过度紧张 |
| 利尿药 | 低血压 |
| 异烟肼（抗结核药） | 药物有效性降低；肝炎的风险增高 |
| 安眠药 | 增加镇静效果 |
| 镇静剂 | 增加镇静效果 |

## 酒精与年龄

　　随着年龄的增长，身体对食物代谢能力会有所改变，对酒精的耐受性也会降低，因此，也增加了过度饮酒的风险。

　　另一方面，适量饮酒虽然是一种愉快的体验，但这只是针对那些足够健康，能够耐受酒精的人。和其他人一样，适量的酒精会让老年人感到轻松，而且——信不信由你——能延缓大脑衰老。有关该主题的更多信息，请参阅第 24 章。

## 智者的建议：适可而止

　　忠言不会过时（Good advice is always current）。

　　一位名叫泰伦提乌斯（Publius Terentius Afer）的罗马剧作家说过："凡事都要适度。"有人有不同意见吗？

　　或者，在《传道书》（31:27）中，作者这样写道："酒对人来说就像生命一样美好，只要喝得适度。离开了酒，生命有什么意义？酒的存在就是为了使人愉悦。"有人持相反观点吗？

　　所以，做到明智和理智，就能享受美酒的乐趣。

# 第 10 章
# 维生素的功效

维生素是一种有机化学物质，含有碳、氢和氧，这些都是生命所必需的元素。因此，有机化学物质，包括一些维生素，存在于自然界的所有生物中：花、树、鸟、蜜蜂、鸡、鱼、牛和你我。维生素的优点很多，能够调节多种身体功能，比如从食物中摄取营养物质，并帮助构建组织和器官（如骨骼和牙齿、皮肤和神经以及血液）。维生素还可以预防某些缺乏症，促进人体全面健康。

本章将为您解释维生素是如何工作的，在哪里能找到它们，以及每天需要多少维生素。

## 身体需要何种维生素

为了达到最佳健康状态，身体需要至少 11 种维生素：维生素 A、

107

维生素 D、维生素 E、维生素 K、维生素 C，以及 B 族维生素的成员——硫胺素（维生素 B₁）、核黄素（维生素 B₂）、烟酸、维生素 B₆、叶酸和维生素 B₁₂。另外 2 种 B 族维生素（生物素和泛酸）和 2 种独特的化合物〔胆碱（一种类似于 B 族维生素的化合物）和肉碱（3 种帮助脂肪酸转化为能量的化合物的总称）〕也很有价值。

虽然健康的身体需要这 11 种维生素，但令人惊讶的是，每种维生素的需求量都是如此之少。在某些情况下，膳食营养素推荐供给量（RDA）可能小到几微克——1/1 000 000，或百万分之一克。

现代营养学根据维生素可以溶解于脂肪或水中的能力，将其分为脂溶性维生素和水溶性维生素。如果摄入的脂溶性维生素超过了身体所需的量，多余的维生素就会储存在身体脂肪中。那么水溶性维生素呢，可以说只需耸耸肩，就可通过小便排出大部分多余的水溶性维生素。

## 维生素之父：卡西米尔·芬克

维生素是现代生活的重要组成部分，您可能很难相信，一个世纪以前，人们还不知道它们的存在。当然，人们早就知道某些食物含有一些特殊成分。例如，4000 年前，埃及国王阿蒙诺菲斯四世（Amenophis IV）认为食用肝脏，可以帮助他在光线不足时清晰地看到东西；2000 年后，希腊医生希波克拉底（Hippocrates）为夜盲症患者开出了用蜂蜜浸泡生肝脏的处方。到了 18 世纪末（1795 年），英国海军舰艇上强制供应酸橙或酸橙汁，以防止长途旅行中的人患坏血病，英国人从此获得了"酸橙"的绰号。日本水手也患有类似的问题，称为脚气病（beriberi，该词源自 Biribri，在斯里兰卡使用的僧伽罗语中是"弱者"的意思），因此，他们在船员的常规口粮中添加全谷物大麦。

每个人都知道这些方法有效，但直到 20 世纪初，一位先后在英国和美国工作的波兰生物化学家卡西米尔·芬克（Casimir Funk）才在食物中发现了"某些东西"，他称之为维生素（vitamines，"vita"意为"生命"；"amines"意为"含氮化合物"）。

在发现维生素的第二年，芬克和另一位生物化学家，英国人弗雷德里克·霍普金斯（Frederick Hopkins）提出，某些疾病，如坏血病和脚气病，只是由于体内缺乏某种特定的营养物质而引起某种缺乏症。将含这些营养物质的食物添加进日常饮食，可以预防或治疗营养缺乏症。芬克当时一定是激动又兴奋地喊"我找到了！"（因为芬克是在英国工作的波兰人，他当时很可能喊的是"Eureka"。）

下面我们要提到的每种维生素都会对应一种食物，这种食物提供的相应维生素至少占成人 RDA 的四分之一。有关 RDA 的完整信息，请参阅第 3 章。

## 脂溶性维生素

维生素 A、维生素 D、维生素 E 和维生素 K 有两个共同特征：第一，它们都能溶解在脂肪中；第二，它们都储存在脂肪组织中。但和其他家族成员一样，每种维生素也有不同的特性。维生素 A 可以保持皮肤湿润；维生素 D 可以使骨头结实强壮；维生素 E 的作用是使生殖器官发出愉快的"呼噜声"；维生素 K 可以为您制造特殊的蛋白质。是的，正如本章后面提到的，每种维生素都有不止一种好处。

医学生通常会使用助记符——"memory joggers"——来帮助记忆复杂的身体部位和疾病症状。这里有一个英语句子可以帮助记住哪些维生素是脂溶性的："All Dogs Eat Kidneys"（所有的狗都吃肾脏），每个单词的首字母代表脂溶性维生素家族四兄弟：维生素 A、维生素 D、维生素 E 和维生素 K。

### 维生素 A

维生素 A 是一种保湿营养素，能使皮肤和黏膜（鼻腔、口腔、咽喉、阴道、尿道和直肠的光滑组织"内衬"）保持光滑和柔软。维生素 A 也是视觉维生素，它是 11- 顺式视黄醇的一种组成成分，11- 顺式视黄醇是视杆细胞（眼睛后部的细胞，使人在光线很暗的条件下也能视物）中的一种蛋白质，可以防止或减缓与年龄有关的黄斑变性的发展，以及眼睛视网膜进行性损害所导致的中心视力丧失（视物清晰，能够阅读或做精细工作的能力）。最后，维生素 A 还能促进骨骼健康和牙齿的生长，保持生殖系统的活力，并激发免疫系统产生免疫细胞，抵抗外界抗原的入侵。

人体可以从两类化学物质中获取维生素 A：

» **维甲酸类**（retinoids），是一组英文名称都以"ret"开头的化合物：视黄醇（retinol）、视黄醛（retinaldehyde）、视黄酸（retinoic acid）等。这些脂溶性物质存在于几种动物源性食物中：肝脏（注意，肝脏又出现了！）和全脂牛奶、鸡蛋，以及黄油。维甲酸类会提供预先形成的维生素 A（preformed vitamin A），机体可以直接利用这种营养物质。

» **类胡萝卜素（carotenoid）**这种化学物质是维生素 A 的前体，如 β-胡萝卜素——一种深黄色的类胡萝卜素（色素），存在于深绿色、亮黄色和橙色的水果和蔬菜中。机体可将维生素 A 前体转化为维生素 A。到目前为止，科学家已经鉴定出至少 500 种类胡萝卜素。只有十分之一——总共大约 50 种——是维生素 A 的来源。

4 盎司干杏或 2 盎司熟胡萝卜可提供成年人 25% 的维生素 A 的 RDA。

## 维生素 A 意外服药过量怎么办？

一些名人，如伟大的词典编纂者和散文家塞缪尔·约翰逊（Samuel Johnson），英国博物学家约翰·雷（John Ray），克莱尔沃的圣·伯纳德（Saint Bernard），以及普布留斯·维吉留斯·马罗（Publius Vergilius Maro），他更为人所熟知的称呼是罗马诗人维吉尔（Virgil），甚至可能是《传道书》21:10（所罗门王？）的作者都曾经有过相同的言论："通往地狱的路是用善意铺成的。"

虽然没有人真正确定是谁先说的，但显然大家都知道他们在谈论人生选择。但也可能他们说的是维生素 A。

维生素 A 过量可能会导致各种问题。这种脂溶性维生素溶解在体内脂肪中，过量的维生素 A 滞留在肝脏，可能会引发视力问题、骨痛和皮肤问题。如果剂量足够大，持续时间足够长，还有造成肝损伤和大脑压力增加的风险。

这就是为什么维生素 A 的 RDA 在几年前大幅降低的原因。

在美国，现在仍然规定食物中要有强化维生素 A。但德国联邦风险评估研究所和荷兰国家公共卫生研究所都提议，食品中根本不需要有强化维生素 A。这仍然是一个悬而未决的问题，但"凡事适可而止"，这句格言是一个很好的指南。

## 维生素 D

钙对牙齿和骨骼的硬化至关重要，但无论摄入多少钙，如果没有维生素 D，身体都无法吸收和利用这种矿物质。波士顿塔夫茨大学有一个隶属于美国农业部的让·迈耶人类营养衰老研究中心，该中心的骨代谢实验室的研究人员表示，维生素 D 也可以降低牙齿脱落的风险。其作用机制是什么？ 2018 年，立陶宛大学健康保健医学院牙科和口腔病理学系的研究人员提出，维生素 D 能防止炎症反应导致的牙周疾病，也就能避免将牙齿连接到周围颌骨的薄组织（韧带）遭到破坏。早期研究表明，维生素 D 也可以预防某些癌症，但截至 2020 年，这些说法仍有待证实。

维生素 D 有 3 种形式：

» **骨化三醇(calciferol)**。骨化三醇天然存在于鱼油和蛋黄中。在美国，人造黄油和牛奶中会添加骨化三醇。

» **维生素 $D_3$（cholecalciferol）**。当阳光照射到皮肤上时，紫外线与皮下脂肪中的类固醇化学物质发生反应，会产生维生素 $D_3$，并触发两次（当然是两次）转化，使其可供人体使用。这里有一个问题：为了制造这种形式的维生素 D，您需要直接暴露在阳光下。坐在温暖舒适的玻璃窗前，享受从窗户里射进来的日光浴是不行的。

» **麦角钙化醇（ergocalciferol）**，是植物在阳光照射下合成的。正是维生素 $D_3$ 和麦角钙化醇的存在，使得维生素 D 有了"阳光维生素"这个绰号。

维生素 D 的 RDA 以维生素 $D_3$ 的国际单位（IU）或微克（μg）来计量：10 μg 维生素 $D_3$=400 IU 维生素 D。

1 杯 8 盎司的强化全脂牛奶可提供 100 IU 维生素 D，即 RDA 的 25%；1 杯添加了非脂肪乳固体的脱脂牛奶含有 120 IU。

## 维生素 E

维生素 E 能保持生殖系统、神经和肌肉健康，它存在于生育酚（tocopherol）和三烯生育酚（tocotrienol）中，生育酚和三烯生育酚是植物油、坚果、全谷物和绿叶蔬菜中的 2 种天然有机化学物质。在维生素 E 的 8 种自然存在的化学形式中，α - 生育酚是唯一被认为能供人类利用的形式。

生育酚是更重要的维生素 E 的来源，是降低血液凝结能力的抗凝剂和抗氧化剂。因此，有一段时间，许多人认为维生素 E 是一种专门为防止血栓相关心脏病发作而存在的营养物质。但在 2005 年，对 9 000 多名高危受试者进行的心脏预后预防评估（HOPE）数据显示，维生素 E 并没有这种益处。相反，每天服用 400 IU 维生素 E 的患者更容易患心力衰竭。

另一方面，2013 年，弗吉尼亚州明尼阿波利斯医疗保健系统的研究人员报告说，在 2—3 年的时间里，服用维生素 E 的阿尔茨海默病患者与服用美金刚（Nemanta，1 种已知能保护老年痴呆症患者神经功能的药物）和安慰剂的患者相比，进行简单日常活动（如购买食物和烹饪晚餐）的能力丧失得较慢。截至 2019 年，这两者之间的因果关系尚未得到科学证实。（有关食物和大脑的更多信息，请参阅第 24 章。）

8 盎司煮熟的蔬菜，如芥菜或甘蓝，可以提供成人 25% 的维生素 E RDA。

### 维生素 K

维生素 K 是人体用来制造血浆（血液中的透明液体）中特殊蛋白质的一组化学物质。维生素 K 参与构成的蛋白质中的一种是凝血酶原，主要负责血液凝固。和维生素 D 一样，维生素 K 对骨骼健康至关重要，至少能激活 3 种不同的蛋白质，参与形成新的骨细胞。2003 年，弗雷明翰（马萨诸塞州）一项长期进行的心脏研究报告显示，每天摄入维生素 K 最少的成年人骨折的发生率最高，但是没有证据表明这种维生素能促进或维持骨密度。

维生素 K 存在于深绿叶蔬菜（西兰花、卷心菜、羽衣甘蓝、莴苣、菠菜和芜菁）、奶酪、肝脏、谷物和水果中。

目前还没有确定维生素 K 的 RDA，因为人体所需的大部分维生素 K 是由肠道内的益生菌（详见第 2 章）产生的。

## 水溶性维生素

关于水溶性维生素，好消息是，如果不服用大量补充剂，几乎不可能造成过量堆积。坏消息是，人体必须有规律地摄入足够的水溶性维生素，以避免营养不良。但更好的消息是，不必每天都摄入某种维生素，您可以一天少吃点，第二天多吃点，随着时间的推移，效果会趋于平衡。

### 维生素 C

维生素 C，又称抗坏血酸，对结缔组织（人体的脂肪、肌肉和骨骼）的发育和维持至关重要。维生素 C 可以加速伤口愈合过程中新细胞的生成，帮助免疫系统抵御感染，降低过敏反应的严重程度，并在激素和其他机体内化学物质的合成中发挥作用。

1 个中等大小的橙子或红薯至少能提供成人 25% 的维生素 C RDA。

## 培根要搭配柠檬、酸橙或是橙子?

检查一下肉类营养标签。对，就是那个小标签，就在那里，维生素 C 以抗坏血酸钠和 / 或异抗坏血酸钠的形式存在。

加工过的肉类，如培根和香肠，多用亚硝酸钠保存。亚硝酸钠可以保护肉类免受肉毒梭菌的侵害。肉毒梭菌可导致致命性食物中毒，称为肉毒中毒。

亚硝酸钠本身在高温下会与肉中的化合物发生反应，形成一种名为亚硝胺的致癌物。抗氧化剂维生素 C 可以阻止这种化学反应。维生素 C 还有助于防止自由基（不完整的分子片段）相互连接，形成具有破坏性的化合物，即致癌物质。

这就是为什么 FDA 和农业部食品安全和检验局（USDA FISIS）要求在培根中添加维生素 C。

### 维生素 $B_1$（硫胺素）

维生素 $B_1$（thiamine）这种硫（thia）和氮（amin）组成的化合物是第一种被分离和鉴定的 B 族维生素，能让您有个健康的好胃口。维生素 $B_1$ 是一种辅酶（可与其他酶一起发挥作用的物质），在机体代谢碳水化合物产生能量的过程中，至少 4 个重要环节有维生素 $B_1$ 的参与。维生素 $B_1$ 存在于人体的所有组织中，在心脏、肝脏和肾脏等重要器官中浓度最高。

维生素 $B_1$ 含量最丰富的食物包括粗粮、猪瘦肉、豆类、坚果和种子。精制（白色）面粉去除了含有维生素 $B_1$ 的棕色部分，在美国很受欢迎。为了弥补加工过程中的损失，所有的面包和谷类食品都要添加维生素 $B_1$。

3 盎司的猪肉、火腿、牛肉或猪肝可以提供至少成人 25% 的维生素 $B_1$ RDA。

### 维生素 $B_2$（核黄素）

维生素 $B_2$ 是第二种被鉴定的 B 族维生素，因其化学结构而得名。维生素 $B_2$ 是一种碳氢氧骨架，包括附着在类黄酮（一种来自植物的物质，含有一种称为黄酮的橙色到红色色素）上的核糖醇（一种糖）。

和维生素 $B_1$ 一样，维生素 $B_2$ 也是一种辅酶，参与蛋白质和碳水化合物的代谢。和维生素 A 一样，维生素 $B_2$ 有保护黏膜的功能。和其他 B 族维生素一样，维生素 $B_2$ 的最佳来源是动物源性食物（肉、鱼、家禽、鸡蛋和牛奶），再加上啤酒酵母，以及全谷物或强化谷物产品。

3 盎司的牛肉或猪肝或 1 盎司的肝香肠可以提供成人 25% 的维生素 $B_2$ RDA。3 盎司强化即食膨化米粉所含的维生素 $B_2$ 为女性 RDA 的 163%，男性的 138%。

### 烟酸（维生素 $B_3$）

烟酸是一种活性营养物质，或者是通过人体对色氨酸的转化而获得的。预制烟酸来自肉类，色氨酸可从牛奶和乳制品获得。谷物中也含有一些烟酸，但除非谷物经过碱化处理，否则人体无法有效吸收其中的烟酸。因此，在中美洲和南美洲的一些国家，经常会看到人们在制作玉米饼时，在玉米粉中加入石灰。在美国，面包和谷类食品通常会添加烟酸。

0.75 盎司的火鸡或 1.4 盎司的鱼提供了成人 25% 的烟酸 RDA。

### 泛酸（维生素 $B_5$）

泛酸参与酶反应，使得机体可以利用碳水化合物并产生激素等类固醇物质。这种维生素还有助于稳定血糖水平，预防感染，保护血红蛋白（红细胞中将氧输送到身体各部位的蛋白质）以及神经、大脑和肌肉组织。

您可以从肉类、鱼类、家禽、豆类、全谷物和强化谷物制品中获得泛酸。

泛酸没有 RDA。约 1.25 盎司的香菇或富脂鱼类即可为成年人提供 25% 的适宜摄入量（AI）。

### 维生素 $B_6$（吡哆醇）

维生素 $B_6$ 是一种由 3 种相关化学物质组成的复合物：吡哆醇、吡哆醛和吡哆胺。维生素 $B_6$ 是参与蛋白质和脂肪代谢的 100 多种酶的组成部分，是从食物中摄取能量和营养物质所必需的。它还有助于降低血液中同型半胱氨酸（人体消化蛋白质时产生的一种氨基酸）的水平。

维生素 $B_6$ 的最佳食物来源是肝脏、鸡肉、鱼肉、猪肉、羊肉、牛奶、鸡蛋、糙米（麸皮完整的大米）、全谷物、大豆、土豆、豆类、坚果、一些植物的种子、深绿色蔬菜（如芜菁）和强化谷物制品。

2.7 盎司速溶（强化）燕麦片、3.5 盎司去皮鸡胸或 3 盎司牛肝能提供 25% 的维生素 $B_6$ RDA。

## 生物素（维生素 $B_7$）

生物素是在细胞间传递碳原子和氧原子的酶的组成部分。生物素参与脂肪和碳水化合物的代谢，对合成健康生长所需的脂肪酸和氨基酸至关重要。

生物素的最佳食物来源是肝脏、蛋黄、酵母、坚果和豆类，但是即使膳食不能提供人体所需要的生物素，肠道中的细菌也会合成足够量来弥补空缺。

生物素没有 RDA。2 盎司的三文鱼可提供 25% 的适宜摄入量（AI）。

## 叶酸（维生素 $B_9$）

叶酸（folic acid，又称 folate 或 folacin），在 DNA 的合成、蛋白质的代谢以及之后的氨基酸的合成（用于产生新的身体细胞和组织）中发挥作用，并直接参与正常生长和伤口愈合。叶酸对育龄妇女非常重要。它不仅有助于制造新的母体和胎儿组织，妊娠前和妊娠期间的充足供应还可显著降低神经管（脊髓）出生缺陷，如脊柱裂（脊柱骨骼无法在脊髓周围正常闭合）的风险。

豆类、深绿色叶菜、肝脏、酵母和各种水果是叶酸的最佳天然来源，但作为一种预防措施，所有在美国销售的复合维生素补充剂和所有谷物产品现在必须含有叶酸 400 微克/单位。

一份 3.5 盎司的生菜可以提供 136 微克的叶酸。

## 维生素 $B_{12}$（氰钴胺素）

维生素 $B_{12}$ 非常特殊。它是唯一一种含有矿物质钴的维生素。这种结合对红细胞的存活至关重要，并起到保护髓鞘的作用。髓鞘是一种脂肪物质，覆盖神经，保证神经细胞之间正常传递电脉冲（信息），使人能够看、听、思考、运动，以及进行其他健康生活所需的活动。

维生素 $B_{12}$ 最好的天然来源是动物源性食物：牛肉、猪肉、家禽和鱼。水果和蔬菜不产生维生素 $B_{12}$，但与维生素 K 一样，这种营养物质可由小肠中的益生菌（微生物群）产生。

3 盎司的牛肉、猪肉、家禽或鱼可提供成人 25% 的维生素 $B_{12}$ RDA。

## 胆碱

1998 年，在胆碱首次被发现 138 年后，医学研究所（IOM）终于宣布它对人类至关重要。IOM 的理由很充分：尽管胆碱既不是维生素、矿物质、蛋白质、碳水化合物，也不是脂肪，但它确实有助于保持身体细胞健康。

胆碱是制造乙酰胆碱的原材料，乙酰胆碱是一种帮助脑细胞交换信息的化学物质。胆碱还可以保护心脏，降低患肝癌的风险。近期，北卡罗来纳大学（教堂山分校）进行了一项实验，在实验动物妊娠期间给予胆碱补充剂。研究发现胆碱对动物幼崽的思考和记忆能力的发

### 手牵手：维生素如何相互帮助

所有维生素在人体内都有特定的作用。有些维生素要想发挥作用，需要有合作伙伴。以下是一些营养素合作的例子：

- 维生素 E 可以防止维生素 A 在肠道内被破坏。
- 维生素 D 有助于机体钙和磷的吸收。
- 维生素 C 能帮助叶酸合成蛋白质。
- 维生素 $B_1$ 与烟酸、泛酸和镁一起在消化酶系统中发挥重要作用。

有些维生素，与其他维生素一起服用时，也可以提高身体的营养水平。例如，1993 年，美国国家癌症研究所（National Cancer Institute）和美国农业部农业研究服务局（Agricultural Research Service）的科学家进行了一项研究：让第一组志愿者同时服用维生素 E 胶囊和复合维生素；第二组，仅服用维生素 E；第三组不服用任何维生素。第一组志愿者血液中的维生素 E 含量最高，是仅服用维生素 E 胶囊的人的 2 倍还多。

有时，一种维生素甚至可以缓解因缺乏另一种维生素而导致的维生素缺乏症。叶酸不足的人有患贫血的风险，因其红细胞无法正常发育成熟。一旦他们通过注射或口服获得叶酸，就开始制造新的健康的红细胞。这是意料之中的。令人惊讶的是，叶酸也可以缓解由糙皮病（烟酸缺乏症）引起的贫血。

育和维持起着重要作用。后续研究表明，产前补充胆碱能使动物的脑细胞长得更大。到目前为止，尚不知道这一结果是否也适用于人类婴儿。

胆碱没有 RDA；0.75 盎司鱼子酱可为成年人提供适宜摄入量（AI）的胆碱。如果您很少吃鱼子酱，也不用担心：一个鸡蛋也可以提供25% 的 AI。

## 从哪里能获得维生素

由国家研究委员会的食品和营养理事会制定的膳食营养素推荐供给量（RDA）和适宜摄入量（AI）清单，是良好营养的一套合理指南。RDA 为健康人提供安全有效的摄入量。

您可以在第 3 章找到成人（19 岁及以上）RDA 的完整图表。复印这张图表，贴在冰箱上，夹在笔记本里，或者放进钱包里。想想看，其实，想吃得健康，很简单。

要获得一份完整的、包含千千万万种食物的营养物质清单，可以访问美国农业部的多个信息中心：https://fdc.nal.usda.gov。如果您发现一种信息中心没有涉及的食物，请告知美国农业部专家。专家们会把这种食物添加进去，使这个列表更加完整。

## 过多或过少：避免维生素出现两种错误

RDA 和 AI 已经足够全面，可以防止维生素缺乏症，也可以避免过量服用某些维生素，引起相关的副作用。控制维生素摄入量的秘诀是，拿您该拿的部分——不多也不少。

### 维生素缺乏症

在那些饮食品种繁多，花样百出，并知道如何平衡饮食的人中，维生素缺乏症很少见。例如，唯一可能出现维生素 E 缺乏症的人是早产儿和 / 或低出生体重儿，或患有代谢紊乱而影响脂肪吸收的人。一个健康的成年人，即使在长达十年的时间内吃的东西都缺乏维生素 E，也可以不出现任何健康问题。

啊哈，您可能会说，一种"亚临床缺乏"正悄悄影响着他们。营养学家用"亚临床缺乏"一词来定义尚未发展到足以产生明显症状的缺乏症。然而，不专业地讲，这个词经常被用来解释那些常见但难以确定诱因的症状，如疲劳、易怒、紧张、情绪抑郁、过敏和失眠。商家很喜欢它，这是一个增加营养补充剂销量的好托词。

简单地说，RDA 可以帮助您免受营养缺陷症的干扰。如果您的症状在服用适量的维生素补充剂后仍然存在，那么除了缺乏某种维生素之外，还可能有其他原因。不要等到营养储备耗尽后才去寻求答案！快去看医生吧！在等待的时候，可以看看表 10-1 中各种维生素缺乏症的相应表现。

表 10-1　维生素缺乏的表现

| 缺乏的维生素 | 表现 |
| --- | --- |
| 维生素 A | 夜间视物能力差；皮肤干燥、粗糙或开裂；黏膜干燥，包括眼睛内部；伤口愈合缓慢；神经损伤；味觉、听觉和嗅觉功能降低；少汗或无汗；对呼吸道感染的抵抗力降低 |
| 维生素 D | 儿童：佝偻病（肌肉无力、牙齿发育迟缓和骨软化，都是由于缺乏维生素 D 而影响钙质吸收造成）；成人：骨软化症（骨柔软、多孔，容易骨折）；易疲劳 |
| | 最近的研究表明，维生素 D 缺乏可能会降低女性在接受体外受精（in vitro fertilization，IVF）时受孕的机会，并增加成人哮喘发作的风险 |
| 维生素 E | 影响脂肪吸收 |
| 维生素 K | 影响血液凝固 |
| 维生素 C | 坏血病（牙龈出血、牙齿脱落、鼻出血、瘀青、关节疼痛或肿胀、呼吸急促、容易发生感染、伤口愈合缓慢、肌肉疼痛、皮疹） |
| 维生素 $B_1$（硫胺素） | 胃口差、体重减轻、腹部不适、胃不适（恶心、呕吐）、精神抑郁、无法集中注意力、易疲劳、易患脚气病 |
| 维生素 $B_2$（核黄素） | 黏膜炎症，包括嘴唇开裂、舌头和口腔疼痛、眼睛灼痛、皮疹；贫血；易疲劳 |
| 烟酸（维生素 $B_3$） | 糙皮病（腹泻、皮肤和黏膜发炎、精神错乱和／或痴呆）、易疲劳 |
| 维生素 $B_6$（吡哆醇） | 贫血、类似于癫痫发作的抽搐、皮疹、胃部不适、神经损伤（婴儿）、易疲劳 |
| 叶酸（维生素 $B_9$） | 贫血（红细胞成熟障碍）、易疲劳 |
| 维生素 $B_{12}$ | 恶性贫血（红细胞破坏、神经损伤、胃组织损伤导致的胃癌风险增加、神经细胞损伤导致的神经／精神症状）、易疲劳 |
| 生物素（维生素 $B_7$） | 食欲不振，胃部不适，皮肤苍白、干燥、起鳞屑，脱发，情绪抑郁，皮疹（常见于 6 个月以下婴儿） |

## 维生素过量

好东西能吃太多吗？当然不能。事实上，一些维生素在大量摄入时是有毒的。大剂量是多少？没有人知道确切的量。现在普遍的共识是，大剂量是 RDA 的几倍，但这个词太模糊了，甚至没有出现在《斯特曼医学词典》（*Stedman's Medical Dictionary*，2006）第 28 版中，要知道，这本大部头几乎是医学词汇书中的黄金标准。

尽管如此，有些事情是显而易见的：

» 大剂量的维生素 A（如视黄醇）可能会引起一些症状，让您误以为自己得了脑瘤。孕妇服用大剂量的维生素 A 可能会对胎儿造成损害。

» 大剂量的维生素 D 可导致肾结石和软组织（肌肉和器官）中的钙硬块，以及恶心和其他胃部不适。

» 大剂量的烟酸（有时用于降低胆固醇水平）会损害肝组织。

» 大剂量的维生素 $B_6$ 会对手臂、腿、手指和脚趾的神经造成（暂时）损伤。

事实上，造成维生素摄入过量最有可能的原因是服用补充剂（有关补充剂的更多信息，请参阅第 13 章），因为一个人几乎不可能吃下含有过量维生素的食物，包括维生素 D、维生素 E、维生素 K、维生素 C 和 B 族维生素。

但也有例外。

这个例外就是维生素 A。肝脏和鱼肝油是预成型维生素 A（视黄醇）的集中来源，也是维生素 A 的潜在毒性形式。肝脏含有大量视黄醇，以至于 20 世纪初到南极的探险家们遇到海豹和鲸鱼的肝脏会感到恶心。另一方面，即使是非常大剂量的维生素 E、维生素 K、维生素 $B_1$（硫胺素）、维生素 $B_2$（核黄素）、叶酸、维生素 $B_{12}$、生物素和泛酸对人类都相对安全。表 10-2 列出了维生素过量的影响。

表 10-2　维生素过量对健康人的影响

| 维生素 | 过量剂量及其对健康人的影响 |
| --- | --- |
| 维生素 A | 成人每天摄入 15 000—25 000 IU 的视黄醇（儿童每天摄入 2 000 IU 或更多）可能会导致肝损伤、头痛、呕吐、视力异常、便秘、脱发、食欲减退、低热、骨痛、睡眠障碍、皮肤和黏膜干燥。每天摄入超过 10 000 IU 的孕妇生下有先天性缺陷的孩子的风险增加 1 倍 |
| 维生素 D | 每天摄入 2 000 IU 维生素 D 会对肾脏和心脏造成不可逆转的损害。小剂量可能会导致肌肉无力、头痛、恶心、呕吐、高血压、身体发育迟缓、儿童智力低下和胎儿畸形 |
| 维生素 E | 大量摄入（每天超过 400—800 IU）可能会导致胃部不适或头晕。同样，2005 年《内科年鉴》上的一项荟萃分析（比较多项研究结果的研究）表明，使用"高剂量"（400 IU 或以上）维生素 E 补充剂可能"增加死亡风险，因此应该避免此类事情发生" |
| 维生素 C | 每天摄入 1 000 毫克及以上维生素 C 可能导致胃部不适、腹泻或便秘 |
| 烟酸 | 高于 RDA 的剂量会增加肝酶的生成以及血糖和尿酸的水平，从而导致肝损伤，并增加糖尿病和痛风的风险 |
| 维生素 B₆ | 持续服用 50 毫克或以上，一段时间后，可能会损伤手臂、腿、手和脚的神经。一些专家认为，这种损害可能是暂时的；也有专家认为是永久性的 |
| 胆碱 | 非常高的剂量（正常量的 14—37 倍）会导致呕吐、流涎、出汗、低血压，以及——呃！身体散发着鱼腥味 |

# 可接受的例外情况：根据需要补充维生素

　　有些人确实需要额外补充维生素。谁？也许就是您。RDA 旨在保护健康人免受营养不良的影响，但有时您的生活环境（或生活方式）导致您需要额外补充营养物质。例如，您是否正在服药？您抽烟吗？您在节食吗？您怀孕了吗？您在哺乳吗？您接近更年期了吗？如果以上任何一个问题的答案都是"YES"，那么您需要摄入比成人 RDA 更高的维生素。

## 我正在服药

　　许多药物会与维生素相互作用：有些药物会增加或降低维生素的有效性；有些维生素会增加或降低药物的效力。例如，服用避孕药的女性吸收的 B 族维生素可能少于常规量。有关维生素和药物相互作用的更多信息，请参阅第 25 章。

## 我吸烟

真的吗？还在吸烟？真是如此，那您血液中的维生素 C 水平可能低于常人。更麻烦的是：烟草烟雾中的化学物质会在体内产生更多的自由基。就连对维生素 C 过量持强硬态度的美国国家研究委员会也表示，经常吸烟者比不吸烟者需要多摄入约 66% 的维生素 C，高达每天 100 毫克。

## 我从不吃肉

补充维生素 C 对素食主义者大有裨益，因为维生素 C 可以提高他们从植物源性食物中吸收铁的能力。富含维生素 $B_{12}$ 的谷物或补充剂是补充鱼类、家禽、牛奶、奶酪和鸡蛋中所含营养素的必备品。

## 我怀孕了

记住，"两个人吃"意味着您是生长中的胎儿唯一的营养来源，而不是说您需要双倍的食物量。如果您不能获得所需的维生素，宝宝也得不到。

孕妇的许多营养物质的 RDA 与未怀孕女性的相同。但当您怀孕时，需要额外补充：

» **维生素 D**：新生儿体内的每 1 毫克维生素 D 都来自母亲。如果母亲没有足够的维生素 D，婴儿也会缺乏。吃维生素片就可以解决问题吗？对，也不对。还需要考虑的问题是吃多少维生素片。因为虽然维生素 D 太少会导致胎儿发育不良，但太多也会引起出生缺陷。因此，如果没有关于维生素 D 的最新指导意见供您参考，那么您必须去看医生，听听他的意见。

» **维生素 E**：为了创造所有新组织（包括孕妇和婴儿的），孕妇每天需要额外补充 2 毫克 α- 生育酚，大约相当于 1 个鸡蛋中的维生素 E 含量。

» **维生素 C**：当维生素 C 穿过胎盘流向婴儿时，血液中的维生素 C 水平会下降。在妊娠期间的某个阶段，婴儿的维生素 C 水平可能会比孕妇高出 50%。因此，孕妇每天需要额外摄入 10 毫克维生素 C（相当于 4 盎司熟西葫芦或 2 根芦笋）。

» 维生素 $B_2$（核黄素）：为了防止婴儿出现结构性缺陷，如腭裂或心脏畸形，孕妇每天需要额外摄入 0.3 毫克维生素 $B_2$（相当于略少于 1 盎司即食谷物）。

» 叶酸：每年在美国出生的婴儿中，每 1 000 名中就有 2 名患有神经管缺陷，如脊柱裂，因为他们的母亲没有获得足够的叶酸来满足 RDA 标准。怀孕前和怀孕的头 2 个月每天服用 400 微克叶酸可显著降低新生儿患腭裂的风险。整个孕期每天服用 400 微克叶酸可降低神经管缺陷的风险。

» 维生素 $B_{12}$：为了满足胎儿生长的需要，孕妇每天需要额外摄入 0.2 微克维生素 $B_{12}$（仅相当于 3 盎司烤鸡）。

## 我在哺乳

此时，您需要额外补充维生素 A、维生素 E、维生素 $B_1$、维生素 $B_2$ 和叶酸来产生足量有营养的母乳——每天大约 25 盎司或 750 毫升。同时还需要额外的维生素 D、维生素 C 和烟酸，以补充您体内损失的维生素——通过乳汁转移给孩子的那部分维生素。

## 我快绝经了

对于 50 岁及以上人群，有相应的 RDA 和 AI。但在一个 80 岁以上人口快速增长的国家，关于老年女性特定维生素需求的信息与关于老年男性特定维生素需求的信息一样难以找到。现在，关于老年女性的营养需求，几乎所有人都可以肯定的是，绝经期妇女需要额外补充钙，以防止绝经后骨质自然流失，以及女性雌激素的分泌减少。她们还需要额外的维生素 D 来帮助身体吸收和利用钙。

性别偏见警报！现在居然没有针对老年男性的类似研究。但是在钙补充剂中添加维生素 D 也会增加老年男性的骨密度。

### 我的肤色很浅或很深

阳光将皮肤表面下的脂肪转化为维生素 D。这是否意味着我们很容易得到所需的维生素 D？不一定。如果您害怕皮肤癌而避开阳光，从阳光中获取足量的维生素 D 是很难做到的。有没有安全的解决方案？当然有——吃含有足量维生素的饮食。

# 第11章
# 变个"矿物质"戏法

矿物质是只由一种原子组成的物质。矿物质是无机物,这意味着它们不包含所有有机化合物(包括维生素)中的碳、氢和氧原子。在自然界中,矿物存在于非生物中,如岩石和金属矿石。是的,您是可以在动植物中找到矿物质,但它们是"进口的":植物从土壤中吸收矿物质,动物通过食用植物获取矿物质。

大多数矿物质是根据其来源或者外观来命名的。例如,钙(calcium)来自"calx"一词,希腊语中是"石灰"(粉笔)的意思,表明了这种矿物质的来源。氯(chlorine)来自"chloros"一词,希腊语中是"绿 – 黄"的意思,恰巧是这种矿物质的颜色。其他矿物质,如镅(americium)、锔(curium)、锫(berkelium)、锎(californium)、镄(fermium)和锘(nobelium),都是以它们最初被发现的地点命名,或者是为了纪念某位重要的科学家。

本章将告诉您身体需要哪些矿物质，哪些食物提供哪些矿物质，以及健康人需要多少矿物质。

# 获取身体需要的矿物质

把您的身体想象成一座房子。维生素（见第 10 章）就像女佣和管家，每天的工作是打开灯，确保窗户紧闭，防止能量外泄。矿物质是坚固的材料，就像砂浆和砖块可以加固房屋框架，就像电流可以使灯运转。

营养学家将人类生命所必需的矿物质（包括第 12 章将要讲到的电解质）分为主要矿物质（又称常量矿物质）或微量矿物质。

| 常量矿物质 | 微量矿物质 |
| --- | --- |
| 钙 | 铁 |
| 磷 | 锌 |
| 镁 | 碘 |
| 硫 | 硒 |
| 钠 | 铜 |
| 钾 | 锰 |
| 氯 | 氟化物 |
| | 铬 |
| | 钼 |

主要矿物质和微量矿物质对人类健康都是至关重要的。不过，从营养学角度讲，两者之间的区别在于体内储存的矿物质量，以及人体需要摄入多少才能维持稳定的供应。

例如，您的体内储存了超过 5 克的主要矿物质和主要电解质（钠、钾和氯化物）。为了保持这些营养物质处于健康水平，需要每天摄入超过 100 毫克的营养物质。而身体需要的微量矿物质要少得多，微量矿物质的 RDA 通常不是以毫克为单位，而是以微克为单位。

## 主要矿物质

本节将介绍三种主要矿物质——钙、磷和镁，它们可以构建骨骼并调节许多系统的功能，比如保持血压平稳。

### 矿物质入门指南

很久以前，希腊人认为地球上所有的物质都是由 4 种基本元素构成的：土、水、空气和火。几个世纪后，寻找黄金等贵金属配方的炼金术士认为，构成物质的基本元素是硫、盐和汞。很显然，他们又错了。

1669 年，一组德国化学家分离出了"磷"，这是第一种被准确鉴定的矿物质元素。在那之后，矿物质的鉴定得到飞速发展。到 19 世纪末，科学家们已经知道了数种元素的名称和化学性质。如今，元素周期表上有 118 种元素，美国矿物学协会正式认可了 5 000 多种矿物质。

化学元素的经典指南是元素周期表，这是一张由俄罗斯化学家德米特里·门捷列夫（Dimitri Mendeleev）于 1869 年设计的图表，化学元素钔（mendelevium）就是以这位大科学家的名字命名的。该元素周期表由英国物理学家亨利·莫斯利（Henry Moseley）修订，并提出了原子序数的概念，原子序数是元素原子中质子（带正电的粒子）的数量。

元素周期表是描述元素的一种简洁明了的方法，如果您是化学、物理的本科生，或者曾经学过化学和物理，您一定能理解元素周期表的乐趣（也许不应该用"乐趣"这个词）。就我个人而言，我宁愿被迫观看《真正的主妇》的重播，也不愿背诵元素周期表。

---

阅读本节时，您可能会注意到这里缺少了一些重要的矿物质。在这里我们不会谈到钠、钾和氯化物（也被称为主要电解质），因为它们是第 12 章中的主角。还有硫，虽然是一种主要的矿物质，是人类必需的营养物质，但很少能在营养学书籍和 / 或图表中找到它，因为它是所有蛋白质的组成部分。任何能够提供足够蛋白质的饮食也能提供足够的硫。（有关蛋白质的更多信息，请参阅第 6 章。）

下面将讲述剩下的主要矿物质元素，每一种都有相应的食物源，能提供健康成年人膳食营养素推荐供给量（RDA）或其替代值——25% 的适宜摄入量（AI）（关于 RDA 和 AI，请参阅第 3 章）。

### 钙

当您一大早站在体重秤上时，可以假设体重中约有 3 磅是钙。大部分钙沉积在骨骼和牙齿中。钙也存在于细胞外液（身体细胞周围的液体）中，在其中发挥着重要的作用：

» 通过控制细胞内外液体的流动来调节体液平衡。

» 使细胞能够在彼此之间传递消息。

» 保持肌肉平稳运动，不抽筋。

» 有助于释放激素和酶，保持机体正常运转。

钙还有助于控制血压，不仅仅是对那些直接服用钙的人。一些研究表明，如果孕妇摄入足够的钙，至少在孩子出生后的前 7 年，他的血压会低于平均水平，这意味着以后患高血压的风险会降低。这一说法相当诱人，但仍有待证实。

## 钙：骨科成员

和所有身体组织一样，骨骼也在不断地被补充，旧骨细胞分解，新骨细胞形成。有一类细胞被称为破骨细胞，可以在坚实的骨骼上钻孔，破坏旧骨，开启骨骼新陈代谢的过程。随后，成骨细胞就可以用新鲜的骨骼填充被破坏掉的骨质。此时，钙晶体，最著名的骨建设者，连接到新骨细胞网络上，以硬化和加强骨骼。

当您还在母亲的子宫里时，钙已经开始作用于您的骨骼。但钙并不是唯一作用于骨骼发育的矿物质。参与这一过程的还有铁和锌。约翰·霍普斯金大学的研究人员对秘鲁（锌缺乏症在当地很常见）242 名孕妇进行了调查，一部分孕妇服用含铁、叶酸和锌的产前补充剂，另一部分孕妇服用等量的铁和叶酸，但未补充锌。结果发现，前者所生的婴儿比后者所生的婴儿往往有更长、更结实的腿骨。

在您出生后，钙会继续参与骨骼的构建，但只有在维生素 D 的帮助下才能进行。维生素 D 参与合成钙结合蛋白，使人体能够吸收牛奶中的钙。为了确保摄入足够的维生素 D，几乎所有在美国出售的牛奶都添加了维生素 D。而且，因为您可能会喝够牛奶，但您的身体从来不会"喝够"钙，所以成年人的补钙制剂中往往也包含维生素 D。牛奶还含有乳铁蛋白（lactoferrin，"lacto"意为"奶"，"ferrin"意为"铁"），这是一种铁化合物，可以刺激促进骨骼生长的细胞的生成。

钙的最佳食物来源是牛奶、奶制品以及鱼类，比如罐装沙丁鱼和三文鱼，在加工过程中，它们的骨头已经软化，可以食用。**注意**：鲜鱼的骨头绝对不能食用。您还可以从深绿色叶菜中获取钙，但这种矿物质紧密结合成化合物，身体难以吸收。

8 盎司牛奶含量为 2% 的饮品可以提供 300 毫克的钙，约为 RDA 的三分之一，1 盘煮熟的西兰花提供 200 毫克的钙，约为 RDA 的五分之一。

### 磷

与钙一样，磷对强健骨骼和牙齿也是至关重要的。当细胞分裂和繁殖产生新细胞时，磷还能使遗传密码（携带您的特殊特征信息的基因和染色体）从老细胞传递给新细胞。此外，磷的功能还有：

» 有助于维持血液的 pH 值平衡——也就是说，防止血液过酸或过碱。

» 参与碳水化合物的代谢，合成蛋白质，并在组织和器官间转运脂肪和脂肪酸。

» 磷是髓鞘的一部分，髓鞘是包围和保护神经细胞的脂肪鞘。

在正常菜单上，几乎每一道菜都含有磷，但矿物质磷最好的来源是高蛋白食物，如肉、鱼、家禽、鸡蛋和牛奶。对于素食者来说，谷物、坚果、种子和干豆也可提供数量可观的磷。8 盎司的牛奶提供了 25% 的成人磷 RDA。

### 镁

机体利用镁来制造组织，尤其是骨骼。成年人体含有大约 1 盎司的镁，其中 75% 在骨头里。镁也是 300 多种酶的组成部分，这些酶参与全身的化学反应，并有助于减轻疼痛。

» 镁参与营养物质在身体细胞内外的转运。

» 镁参与细胞间的信息传递。

» 在细胞分裂和繁殖时，镁传递遗传密码（基因和染色体）。

叶绿素中含有镁，因此深绿色水果和蔬菜等植物性食物是极好的镁的来源。完整的种子和谷物以及坚果和豆类也富含镁。

4 片全麦面包或 1 杯干豆（未加工的，煮熟时会膨胀到 3 杯），提供了 25% 镁的 RDA。

## 微量矿物质

如前所述，微量矿物质是人体必需的，但需求量比主要矿物质少得多。以下列出了一些微量矿物质，以及能提供这些微量矿物质的食物（四分之一的 RDA 或 AI）。

## 铁

铁是血红蛋白和肌红蛋白的重要组成部分，这两种蛋白质储存和运输氧气。血红蛋白（hemoglobin，"hemo"意为"血液"）使红细胞呈现红色；肌红蛋白（myoglobin，"myo"意为"肌肉"）对肌肉组织也有同样的作用。在参与食物消化的数十种酶中，也有铁的身影。

铁的最佳食物来源是动物内脏（肝脏、心脏、肾脏）、红肉、小麦胚芽和牡蛎，所有这些都提供血红素（"heme"意为"血液"）铁。铁附着在特定的蛋白质上，这是身体最容易吸收的铁的形式。

全谷物、小麦胚芽、葡萄干、坚果、种子、梅子和梅子汁以及土豆皮中含有非血红素铁，也就是不与蛋白相连的铁。由于植物中含有一种名为植酸盐的物质，它能与铁结合成化合物，所以身体很难从植物中获取铁。但当这些植物性食物与肉类或富含维生素 C 的西红柿等食物一起食用时，可以提高身体分解植酸盐并从植物性食物中摄取铁的能力。

1 盎司的冷麦片或 1 杯杏干都能提供 25% 的铁 RDA。

### 想买铁补充剂吗？先了解这是什么类型的"铁"

铁补充剂中的铁有几种不同的形式，每种形式都由元素铁（身体实际利用的铁）和有机酸组成，有机酸使铁易于吸收。

铁补充剂中常见的铁化合物包括：

·柠檬酸亚铁（铁加柠檬酸）。

·富马酸亚铁（铁加富马酸）。

·葡萄糖酸亚铁（铁加糖衍生物）。

·乳酸亚铁（铁加乳酸，一种在牛奶发酵过程中形成的酸）。

·琥珀酸亚铁（铁加琥珀酸）。

·硫酸亚铁（铁加硫酸衍生物）。

在胃里，这些化合物以不同的速率溶解，产生不同量的铁元素。因此，铁补充剂的成分标签会列出其中的铁化合物及其提供的铁元素量，如下所示：

葡萄糖酸亚铁 300 毫克，铁元素 34 毫克

这句话的意思是，这种补充剂含有 300 毫克的铁化合物葡萄糖酸亚铁，能为您提供 34 毫克的可用铁元素。如果标签上只写着"铁"，那就是铁元素的简写。在判断维生素 / 矿物质补充剂中的铁含量时，铁元素含量是您需要注意的。

### 锌

锌可以保护神经和脑组织，增强免疫力，对健康成长至关重要。和其他矿物质一样，锌也是参与食物代谢的酶（以及胰岛素等激素）的一部分。

锌完全可以被称为具有男子气概的矿物质，因为人体中大量的锌存在于睾丸中。在睾丸中，锌被用来持续供应睾丸激素。睾丸激素是男性产生大量健康、有活力的精子和维持肌肉质量所需的激素。没有足够的锌，男性生育能力就会下降。确实有几项研究已经证实，服用含矿物质锌（葡萄糖酸锌）的药剂可以缩短感冒时间，可能是一两天的样子。但是其他研究报告称锌制剂对缩短感冒病程并没有效果。感冒时要不要吃点锌，就由您自己决定吧。

除了牡蛎外，肉、肝和蛋都是矿物质锌的良好来源。坚果、豆类、味噌、南瓜和葵花籽、全谷物制品和小麦胚芽也可提供矿物质锌。然而，与铁一样，植物性食物中的锌以化合物的形式存在，与动物性食物中的锌相比，人体吸收率低。

女性的锌 RDA 为 8 毫克，男性为 11 毫克。3 盎司牛肉可提供 7 毫克锌；3 盎司深色鸡肉，2.5 毫克。

### 碘

碘是甲状腺素和三碘甲状腺原氨酸的组成成分，有助于调节细胞活动。这些激素对蛋白质合成、组织生长（包括健康神经和骨骼的形成）和生殖也是必不可少的。

碘的最佳天然来源是海产品和生长在海洋附近或海洋中的植物，但现代美国人大多从加碘盐（添加碘的普通食盐）中获得所需的碘。这里有一个奇怪的营养学现象：您在市售面包中也能获得一些碘，因为碘化合物被用作面团添加剂，能使面团更柔韧。

虽然海鲜是我们最好的碘来源，但是一片强化面包也可以提供 185 微克碘，比 RDA（150 微克）多出 35 微克。

### 硒

1979 年，中国营养学研究人员发现，体内硒储存量低的人患克山病的风险更高。克山病是一种心肌疾病，症状包括心跳加快、心脏增大以及严重的心力衰竭。

虽然生长在富硒土壤中的水果和蔬菜富含这种矿物质，但硒的最佳来源是海鲜、肉类和动物内脏（肝脏、肾脏）、鸡蛋和乳制品。

1 盎司巴西坚果所含的硒是 RDA 的 10 倍；0.5 盎司的牡蛎可提供 25% 的硒 RDA。

### 铜

铜是一种抗氧化剂，存在于使自由基（一些分子碎片，可以连接起来形成损害身体组织的化合物）失活的酶中，也能促进机体吸收和利用铁。此外，铜还可以：

» 促进骨骼生长。

» 保护神经组织。

» 防止头发过早变白。看到这里，您是不是想用铜来对付白发？但是，不要！不要！不要！重要的事情要说三遍：大剂量的铜绝对不会使灰白的头发恢复到原来的颜色，相反，它还具有潜在的毒性。

您可以从动物内脏中获得所需的铜，如肝脏和心脏，还有海产品、坚果和干豆，当然，还有巧克力，巧克力是由可可豆制成的。

1 杯干梅干或 1 杯熟扁豆，都能提供 25% 的铜 RDA。

### 锰

人体内的大部分锰存在于腺体（垂体、乳腺、胰腺）、器官（肝、肾、肠）和骨骼中。这种矿物质也存在于代谢碳水化合物和合成脂肪的酶中。锰能促进生殖系统健康发育。在妊娠期间，锰可促进胎儿组织的正常生长。

锰的最佳膳食来源是全谷物、谷物制品、水果和蔬菜。乌龙茶也富含锰，其含量是绿茶的 2 倍多，是红茶的近 3 倍。

1 盎司杏仁或花生至少能提供 25% 的锰 AI。

### 氟化物

氟化物是饮用水中氟元素的主要形式。身体内的氟化物储存在骨骼和牙齿中。尽管有人质疑氟化物是否是一种必需的营养物质，但毫无疑问，它会硬化牙釉质，降低患龋齿的风险。另外，许多研究人员推测（但无法证明），某些形式的氟化物能增强骨骼。

所有土壤、地下水、植物和动物组织中都含有少量氟化物，但最可靠的氟化物来源是含氟饮用水，可满足这种矿物质的AI。

### 铬

极少量的三价铬是代谢脂肪所需的几种酶的组成部分，这种矿物质与装饰汽车和家用电器中的铬是同一种金属元素，但其形式更易于人体吸收。

铬还与葡萄糖耐量因子（glucose tolerance factor，GTF）有协同作用，GTF是一组化学物质，参与胰腺分泌的胰岛素对葡萄糖的利用，葡萄糖是新陈代谢的最终产物，也是每个细胞的基本燃料（参阅第3章）。

铬自然存在于肉和土豆、奶酪、全谷物麦片和烘焙食品、啤酒酵母、一些蔬菜（如西兰花）和硬水（即含有天然矿物质的水）中。

1个蛋黄、1杯酸奶或白干酪，或1盎司西兰花，都能提供25%的铬AI。

### 钼

钼（molybdenum）是几种参与蛋白质代谢的酶的组成部分。您可以从豆类和谷物中获得钼。由于奶牛也吃谷物，所以也可以从牛奶和奶酪中获得钼。钼还会从周围土壤中渗入饮用水，因此植物和饮用水中的钼含量完全取决于土壤中的钼含量。

1杯酸奶或白干酪提供了25%的钼RDA。

## 何为过量？何为不足？

矿物质和微量元素的推荐膳食营养供给量（RDA）和适宜摄入量（AI）都相对宽泛：足够多，可以防止一些物质缺乏引起相应的缺乏症；但又不会太多，导致有毒副作用。在下面的部分中，您会了解究竟营养物质的量达到多少对每个人来说才是最好的。

## 避免矿物质缺乏

一些矿物质，如磷、镁和硫，在食物中广泛存在，因此很少或根本不存在缺乏之说。大多数饮用水都含有足够的氟化物，美国人摄入了如此多的铜（可能来自巧克力棒吗？），这两种矿物质的缺乏在美国几乎闻所未闻。目前，还没有任何一位营养学专家能够确定正常饮食的人类是否存在锰、铬或钼的自然缺乏。

但对其他矿物来说，就不是这样了。比如：

» **钙**：儿童如果没有足够的钙，骨骼和牙齿就不会长得强壮，成年人的骨骼会因钙质的流失变得脆弱。充足的维生素 D 可以确保您能将从食物或补充剂中获得的钙吸收进体内，这就是为什么在美国出售的牛奶中添加了维生素 D。

» **铁**：如果没有获得足够的铁，身体就无法制造血红蛋白，不能将产能用的氧气输送到每个器官和组织，这种情况称为缺铁性贫血。缺铁性贫血并不罕见，最常见的症状是易疲劳，且不易缓解。轻度缺铁也可抑制智力发育。约翰·霍普金斯大学的一项研究发现，当高中女生摄入了足够 RDA 的铁时，她们的语言、记忆和学习测试得分较高。

» **锌**：充足的锌供应对生成睾酮和健康精子至关重要，锌摄入不足的男性可能会暂时不育。缺锌还可能导致食欲减退，削弱免疫系统，增加感染风险，延缓伤口愈合，包括锻炼造成的组织损伤。简单地说：如果得不到所需的锌，您会抽筋更长时间。

» **碘**：即使是中度缺碘也可能导致甲状腺肿（甲状腺肿大）和甲状腺激素分泌减少。出生时严重的碘缺乏可能会导致克汀病，表现为精神和身体发育迟缓。

» **硒**：怎样判断饮食中硒不足？注意是否有肌肉疼痛或无力。为了防止硒缺乏，一定要保证摄入了足够的维生素 E。一些动物研究表明，服用维生素 E 补充剂能缓解硒缺乏症。反之亦然。

## 矿物质过量的风险

像所有的保健产品一样，一些维生素和矿物质在大剂量（通常称为超量）下具有潜在毒性。矿物质超量的剂量是多少呢？正如第 10 章所说，关于维生素，没有准确的衡量标准。事实上，"超量"的英文"megadose"这个词还是很新的，很多拼写检查程序都不认识它。不信，您可以自己试试。目前大家的共识是，超量的 RDA 或 AI 比正常的 RDA 或 AI 高几倍。

例如：

» **钙**：您从正常饮食中获得再多的钙也没有问题，但如果您吃了太多含钙的保健品，情况就会发生变化。比如：

- 便秘、腹胀、恶心和肠道气体是健康人每天摄入相当于 1 500—4 000 毫克钙补充剂的常见副作用。
- 每天 4 000 毫克以上的钙摄入量可能造成肾损害。
- 大剂量的钙可以与铁和锌结合，使身体更难吸收这两种必需的微量元素。

» **磷**：过多的磷可能会降低体内的钙储备。

» **镁**：大剂量的镁对健康人来说似乎是安全的，但如果您不幸患有肾病，镁过量会导致肌肉无力、呼吸困难、心跳不规则和 / 或心搏骤停（心脏停止跳动，真是太恐怖了！）。

» **铁**：您正在考虑添加铁补充剂吗？停止！在您花任何一分钱购买铁补充剂之前，请咨询您的医生，医生可以通过简单的血液测试来确定您的实际铁状态。每 200 名美国人中约有 1 人患有血色素沉着症，这是一种常见但往往未被诊断的遗传病，可能导致铁的吸收增加，从而增加患关节炎、心脏病、糖尿病、传染病甚至癌症的风险（微生物和癌细胞都能在富含铁的环境中茁壮成长）。

即便您没有血色素沉积症，摄入过多的铁也会导致铁超载，前文中列出了铁超载的一些结果。更糟糕的是，过量服用铁补充剂可能会导致幼儿死亡！对幼儿来说，一次的致死剂量可能低至 3 克（3 000 毫克），相当于吃下 60 片铁含量为 50 毫克 / 片的药片。为了保护小宝宝，防止意外过量服用，FDA 要求对含铁超过 30 毫克的补充剂采用单独的吸塑包装。

» **锌**：中度高剂量的锌（25 毫克 / 日）可能会减缓身体对铜的吸收。当锌的剂量达到 RDA（男性为 11 毫克，女性为 8 毫克）的 27—37 倍时，可能会干扰免疫功能，导致您易受感染，而正常剂量的锌本可以预防感染。达到以克为单位的剂量（2 000 毫克或 2 克）的锌会导致锌中毒，引起呕吐、胃不适和胃壁刺激等症状。

» **碘**：过量碘可能引发与碘缺乏症完全相同的问题：甲状腺肿。怎么会这样？当您摄入大量碘时，这种矿物质会刺激甲状腺，使其膨胀，试图加速甲状腺激素的分泌。这种反应很少见，最有可能发生在长期大量食用干海藻的人身上。

» **硒**：每天摄入高达 5 毫克的硒（RDA 的 90 倍）会导致指甲增厚但脆弱、脱发以及汗液带有刺鼻气味。

» **氟化物**：尽管经历几十年的争论，但仍没有科学证据表明饮用水中的氟化物会增加人类患癌症的风险。但毫无疑问，大剂量的氟化物——例如，来自美国西部高氟油井或地下水的氟化物——会导致氟中毒（牙齿上的褐色斑点）、骨骼脆弱、疲劳和肌肉无力。长期摄入高剂量的氟化物也可能会导致脊椎骨突出（小突起）。

» **钼**：若钼的剂量是 AI（45 微克）的 2—7 倍，尿液中铜的含量可能会增加。

# 何时需要超过 RDA 的矿物质

如果饮食能提供足够的矿物质来满足 RDA 的要求，那么您大部分时间都会处于良好的健康状态。但若处于限制性饮食、孕育生命的状态，或者单纯的变老，都会增加您对矿物质的需求。以下是一些可能的情况。

## 严格的素食主义者

对于那些放弃鱼、肉和家禽的素食者，必须从强化谷物产品（如早餐麦片和市售面包）或天然食物（如种子、坚果、黑带糖浆、葡萄干、李子汁、土豆皮、绿叶蔬菜、豆腐、味噌酱和啤酒酵母）中获得铁元素。由于植物性食物中的铁被结合成人体难以吸收的化合物，因此需要服用铁补充剂。

对于严格的素食主义者（避免食用所有动物源的食物，包括乳制品）也有类似的问题，即如何摄入足够的钙。虽然许多绿色蔬菜，如羽衣甘蓝、甘蓝和芜菁，以及海藻，的确含有钙元素，但就像植物中的铁元素一样，这些钙被结合成难以吸收的化合物。幸运的是，还有很好的非动物性含钙食品，如加钙豆浆、加钙橙汁和用硫酸钙加工的豆腐。

## 生活在内陆，远离海洋

生长在海洋附近或海洋中的海鲜和植物可以从海水中吸收碘。淡水鱼、远离海洋生长的植物，以及以这些鱼和植物为食的动物则不然，体内很少有碘元素。因此生活在内陆的人，若只能从当地菜园和农场获得食物，则无法从食物中获得所需的碘。

在美国，自1924年以来，随着碘盐的引入，这个问题被营养知识和技术解决了。然后有了可以冷藏的铁路货运和卡车货运，将食物从海岸城市运送到每个内陆城市和州。碘盐和高效运输双措并举，实际上已经消除了美国的碘缺乏性甲状腺肿。

### 男性

正如女性在月经出血时会丢失铁一样，男性在射精时会失去一部分锌。性生活非常活跃的男性需要额外补充锌元素。问题是，从来没有人写下"非常活跃"的标准。您可以和您的医生探讨一下这个问题，而不是您的室友。

### 女性

女性在每个月经期都会因失血而流失一部分铁元素，月经量越大，损失铁越多。再加上许多美国女性每天摄入的热量少于2 000卡路里，在这个水平下，几乎不可能获得健康生活所需的铁，很容易就会造成轻度缺铁。

使用宫内节育器（IUD）的女性可能也有类似的问题，因为IUD刺激子宫内膜，导致少量但影响显著的血液和铁流失。

### 怀孕或哺乳

孕妇需要补充额外的营养物质，不仅是为了生成胎儿组织，还要满足自己体内生成新的组织和血管的需求。哺乳期母亲需要额外补充钙、磷、镁、铁、锌和硒来保护自己的身体，同时生产营养丰富的母乳。幸运的是，适用于孕妇的营养补充剂也能满足哺乳期母亲的需求。

## 钙难题

营养学家曾经认为，人体吸收钙的能力在 20 多岁左右就结束了，由于雌激素和睾酮的自然生成量下降，因此不可避免地导致年龄相关的骨质疏松。

现在，营养学家对钙的认识更清楚了，增加钙和维生素 D 的摄入有助于缓解这种骨质疏松。但问题又来了，哪些人应该服用这些补充剂？服用量是多少？

正如其网站所解释的那样，美国预防服务工作组（U.S. Preventive Services Task Force，缩写为 USPSTF，官网地址 www.uspreventive-servicestaskforce.org）是一个独立的预防和循证医学专家小组，成立于 1984 年，其宗旨是"为健康人——即那些没有特定疾病或疾病症状或体征的人——提供预防服务的建议。"

2015 年 2 月，USPSTF 宣布，健康的老年女性不应服用钙和维生素 D 补充剂来预防骨折。它解释说，低剂量的钙和维生素 D 几乎对预防骨质疏松无效，但又增加了肾结石形成的风险。有报告称，基于大量相互矛盾的研究，更高剂量钙和维生素 D 的有效性"悬而未决"。

这项建议与医学研究所（IOM）的建议相矛盾，医学研究所是美国国家科学院根据国会宪章于 1970 年成立的非政府组织。IOM 建议大多数成年人，无论健康与否，每天应摄入 1 000 毫克钙，50 岁以上的女性和 70 岁以上的男性每天应摄入 1 200 毫克钙。

记住：这些建议适用于健康成年人——也就是那些没有临床骨质疏松迹象的人，是您吗？您需要补充钙和维生素 D 吗？只有医生才能确定——所以，别瞎猜了，问问医生吧。

# 第 12 章
# 奇妙的水

人体的大部分是水，水占体重的 50%—70%。但到底含有多少水分呢？这取决于肌肉组织和脂肪组织的含量，肌肉组织比脂肪组织水分更多。一般来说，男性身体的肌肉比例高于女性，因此也含有更多的水分。出于同样的原因（肌肉含量高），年轻的身体比年长的身体有更多的水分。

有时候，人不得不连续数周不进食（当然没人愿意体验这种事）。在这种情况下，身体可以通过消耗自己的肌肉和脂肪来获得维持生存的营养。但水却不同。没有水，人会在几天内死去——在一个足够温暖的地方，出汗更多，失水更快。

本章将为您解释为什么水如此重要，并为您提供一些保持身体水分充沛的建议。

## 身体利用水的多种方式

水是一种溶剂，可溶解一些物质，携带营养和其他成分（如血细胞），使每个器官都能正常运转。您需要水：

» 消化食物，溶解营养物质，使营养物质可以通过肠细胞壁进入血液，并推动食物在消化道内移动。

» 将废物带出身体。

» 为代谢（消化食物、产生能量和构建组织）等生化反应提供介质。

» 在细胞之间传送电子信息，使得肌肉可以收缩，眼睛可以视物，大脑可以思考，等等。

» 调节体温，皮肤蒸发的水分（汗水）可以给身体降温。

» 润滑运动部件。

» 保护脊髓和其他敏感组织。

## 保持身体内适当的水分

人体内多达四分之三的水存在于细胞内液中，即人体细胞内的液体。其余的是细胞外液，即所有其他体液，包括：

» 间质液（细胞间的液体）。

» 血浆（血液中的透明液体）。

» 淋巴液（身体组织中的一种清澈、略带黄色的液体，流经体内的淋巴结，最终汇入血循环）。

» 身体分泌物，如汗液、精液和阴道液。

» 尿液。

健康的身体要求每个细胞内外都有适量的液体，这种情况被称为体液平衡。保持体液平衡对生命至关重要。如果细胞内水分太少，细胞就会萎缩死亡；如果水分太多，细胞就会破裂。

人体内维持体液平衡的物质称为电解质。电解质是一种矿物质化合物，当溶解在水中时，会变成离子形式的带电粒子。

许多矿物质，包括钙、磷和镁，在体内可形成化合物，溶解在水中，成为带电粒子。通常营养学家所说的电解质是指钠、钾和氯。最常见的电解质在每张餐桌上都会出现：氯化钠——一种普通的食用盐，其分子在水中溶解成两种离子：一种是钠离子，一种是氯离子。（对于非化学家来说，离子是一种带电原子。）

### 氟化水：真正的牙精灵

除了普通感冒，龋齿是人类最常见的医学问题。

变形链球菌（一种生活在牙菌斑中的细菌）可引起蛀牙。这种细菌消化并发酵牙齿上的碳水化合物残留物（普通食用糖是罪魁祸首），留下的酸会侵蚀牙齿表面的矿物质。这种侵蚀被称为"致龋"。当龋洞逐渐变大，穿过牙釉质侵入牙齿内部较软的牙髓时，就会引起牙痛。这时，您就得去看牙医了，虽然极不情愿，虽然有时您宁愿忍受牙痛也不想看牙医，但是，您还得去。但即使看了牙医，也没有什么缓解的办法，所以，还是走吧。

刷牙和用牙线清洁牙齿有助于预防蛀牙，从而减少细菌的入侵。另一种降低蛀牙发生率的方法是饮用氟化水——含矿物质氟的水。

氟离子——食物和水中氟的形式——与牙齿中的其他矿物质结合，使矿物质不易溶解（更难溶解）。如果从出生到长出最后一颗恒牙（通常在 11—13 岁）这段时间内，您每天饮用含氟量为百万分之一的氟化水，您将受益匪浅。

一些地区的饮用水，尤其是美国西南部的饮用水，在流经含氟岩石时会被自然氟化。事实上，有时这种水含有太多的氟化物，以至于在牙齿发育和积累矿物质时会出现褐色斑点。人工氟化饮用水不会造成这种情况，因为这种饮用水中的氟化物含量仅为百万分之一。

到 2018 年，73% 的美国人能通过社区供水系统获得充足的含氟公共用水。早期，由于氟化物能被吸收到骨骼中，一些人担心这可能会增加含氟水致癌的风险。事实证明，这是完全错误的。时至今日，饮用含氟水的结果是完全健康的，并使龋齿的发生率降低了 50%—70%。这也是为什么美国和加拿大的健康饮食规则都说："放弃替代品，让水成为您的首选饮料。"

## 电解质的主要任务

在正常情况下，细胞内液中钾含量高于钠和氯化物。而细胞外液正好相反：钠和氯化物比钾多。细胞壁是一种半透膜：水分子和小分子矿物质可以随意进出细胞壁，蛋白质等大分子不能自由流动。

这种钠的流出和钾的流入使细胞膜两侧体液浓度保持平衡的过程称为钠泵。如果这个过程停止，钠离子会在细胞内积聚。由于钠离子会吸水，如果细胞内的钠含量超过正常水平，多余的水就会流入细胞内，最终导致细胞破裂并死亡。幸运的是，钠泵，就像一个时钟一样，可以防止这种情况发生，让您能继续享受生活，幸福的您并不知道那些高效的电离子正在指挥身体里的水该去哪里。（参见专栏"水如何知道何去何从？"）

当然，当您吃咸椒盐卷饼或坚果时，同样的事情也会发生——尽管程度肯定要轻一些。口腔中的盐会使唾液变得更咸，从口腔内侧黏膜和舌头的细胞中吸出液体，会使这些细胞感到干燥不适。解决方案是：喝杯水。

## 水如何知道何去何从？

渗透作用控制水流过半透膜。在渗透过程中，水从密度低的一侧流向密度较高的一侧，从而使细胞壁两侧的体液密度相等。

您可能会问，"水怎么知道哪一边的密度更大？"这很简单：钠含量越高，液体的密度就越大。当细胞内钠含量增加时，就会有更多的水流入细胞内以稀释钠。当细胞外的液体中钠含量增加时，水就会流出细胞，稀释细胞外的液体。

所以，当古代水手抱怨"水，到处都是水，却一滴也喝不下"时，他不是在开玩笑。他的意思是，如果您喝下海水，在体内会发生渗透过程，导致体液从细胞内流出，以稀释肠道中浓度更高的盐水。喝的海水越多，从细胞中流失的水就越多，结果，真的会把自己喝得脱水了。

## 电解质的其他任务

除了维持体液平衡，钠、钾和氯化物（食物中氯的形式）离子还会产生电脉冲，使细胞之间可以来回传递信息，这样您就可以思考、视物、运动和执行那些您认为理所当然的生物电生理功能。

钠、钾和氯化物也是主要矿物质（见第 11 章）和必需营养物质。与其他营养物质一样，它们在一些生理过程中也发挥着重要作用：

》 钠有助于身体消化蛋白质和碳水化合物，防止血液过酸或过碱。

》 钾参与消化过程，合成蛋白质和淀粉；钾也是肌肉组织的重要成分。

》 氯化物是盐酸（胃酸）的一种成分，可以分解胃中的食物。白细胞也用它来制造次氯酸盐，是一种天然防腐剂。

## 喝水要充足

因为身体不储存水分，您需要每天喝水，以补充在呼吸、出汗、小便和大便时流失的水分。平均来说，水的每天总摄入量为 1 500—3 000 毫升（或 6—12.5 杯）。以下是这些水的去处：

» 850—1 200 毫升在呼吸和出汗过程中流失。

» 600—1 600 毫升通过尿液排出体外。

» 粪便带走 50—200 毫升。

为了安全起见，每天多喝水，也就是人们常说的一天 8 杯水。但是，事实上，并不是所有身体所需的水都必须来自普通饮用水。

首先，食物的消化和代谢过程会产生二氧化碳和水。二氧化碳是一种代谢废物，从身体呼出；水由食物中的氢和呼吸的空气中的氧组成。食物提供的水相当于体内水分的 15%，剩下的水是您吃或喝下去的。

其次，正如营养学家所知，身体所需的一些水就在食物中。水果和蔬菜富含水分。例如，莴苣中的 90% 是水。即使是那些您认为不含水的食物也能提供水分，包括汉堡（含水量超过 50%）、奶酪（奶酪越软，含水量越高——瑞士奶酪含水量为 38%；脱脂乳清干酪含水量为 74%）、普通硬百吉饼（含水量为 29%）、奶粉（含水量为 2%）以及黄油和人造黄油（含水量为 10%）。事实上，唯一没有水的食物是纯油。

2008 年，美国国立卫生研究院抛开了 8 杯水养生法则，声称女性每天能从各种来源获得 2.7 升的水就足够了，男性每天约 3.7 升。正如我们知道的：每个人都是不同的。所以这些只是指导原则，也仅仅是作为参考。两年后，耶路撒冷希伯来大学哈达萨医学院卡普兰医学中心的 3 名皮肤科医生补充说，虽然美容书籍和"专家"声称：人体需要 6—8 杯水来保持皮肤光滑、透亮、不长皱纹，但是他们也说，"没有找到这一建议的科学证据；但我们必须承认，也没有证据表明少喝水绝对没有害处。关于这个问题，唯一可以确定的是，归根结底，我们仍在等待科学证据来证实我们本能地知道的事情是真的——也就是说，这完全是一个神话"。

换句话说，一个健康的成年人，在温和的气候条件下，如果没有大量出汗，只需在口渴的时候喝水就足够了。

并不是所有的液体都能解渴。咖啡和茶中的咖啡因以及啤酒、葡萄酒和烈性酒中的酒精都是利尿药，这些化学物质会让您排尿更频繁。虽然含咖啡因和酒精的饮料能提供水分，但它们也能增加水分从体内的排出——这就是为什么在喝了一两杯葡萄酒后，第二天早上会感到口渴。

### 瓶子的坏消息

大多数美国人直接从水龙头接饮用水，但是现在越来越多的人喝塑料瓶装的饮用水。

到底有多少人购买多少瓶水，这可能因时因地而异。根据国际瓶装水协会的统计数据，到 2019 年，美国每年消耗 144.11 亿加仑 [1 加仑 ≈ 4.55 升] 瓶装水，高于 2000 年的约 47 亿加仑。这一数字相当于该国每个人（男人、女人和孩子）每年消耗将近 43.7 加仑的瓶装水。

那些水可不便宜。据美国国家资源保护委员会估计，瓶装水的价格是安全自来水的 240—10 000 倍。瓶装水对环境的影响也很昂贵。每年，美国人扔掉约 380 亿个塑料水瓶，这些瓶子永远埋入泥土或进入大海。据联合国估计，在全球范围内，地球上每 1 平方英里的海洋都含有 48 000 块漂浮的塑料。世界经济论坛提出，到 2050 年，海洋中塑料瓶的数量将超过鱼类。

集装箱回收法、当地对瓶装水的禁令，以及新的可重复使用的瓶子，为人们从成吨的塑料垃圾中解脱出来带来了希望。新技术的发展也表明，紫外线和热可能使塑料瓶降解。

最后，要知道并非所有瓶装水都含氟。因此，最好是买一个轻便的保温瓶，并携带自来水。这样做的话，您的钱包、星球和牙齿都会感谢您。

# 评估电解质

电解质钠、钾和氯化物是溶解在水中的化学物质，它们分散成原子，称为带电离子。在您的体内，电解质能够在细胞之间来回传递信息，因此保持细胞电解质平衡对维持器官、组织和细胞的正常功能至关重要。

## 钠

据美国疾病预防控制中心估计，大多数美国成年人平均每天摄入 3 400 毫克（约 1.5 茶匙）的钠。许多专家，如美国心脏协会的专家，认为这一水平在预防高血压和其他形式的心脏病方面有一点帮助。

当然，在这种钠摄入量下，对钠敏感或患有某些疾病（如糖尿病）的人最终可能患上高血压。如果他们减少钠的摄入量，血压就会降低。有关高血压的更多信息，请查看艾伦·罗宾（Alan L. Rubin）博士的《高血压》（*High Blood Pressure for Dummies*，Wiley 出版）。

有个问题是："过量的钠是否对每个人都有害？"答案是："可能不是。"就像水溶性维生素一样，电解质溶于水，可以通过尿液排出体外。尿液中排出的电解质可用于衡量从食物和饮料中摄入了多少钠、钾和氯化物。摄入得越多，排出得越多。

2014年8月，一组科学家在《新英格兰医学杂志》上发表了一份基于10多万人的前瞻性城乡流行病学（Prospective Urban Rural Epidemiology，PURE）调查数据报告，证明摄入越多，排出越多是正确的。他们的分析表明，排泄谱两端的人——非常低的水平和非常高的水平——比中间的人死亡率和患心血管疾病的风险更高。自然，这一结果在营养学家和其他专家中引发了许多有趣的讨论，但最终结果尚不明朗。

## 钾和氯化物

钾和氯化物存在于多种食物中，所以很少见这两种物质相关的缺乏症。事实上，记录在案的唯一一例氯化物缺乏症发生在吃配方奶粉的婴儿身上，该配方奶粉中不小心漏掉了氯化物。对于19—70岁的男性，钾和氯的AI为3 400毫克，而对于同年龄的女性，AI为2 600毫克。

## 何时需要更多电解质

大多数人都能得到充足的水和电解质，但有时您确实需要额外补充水和电解质，比如以下情况。

### 当您胃不舒服的时候

反复呕吐或腹泻会消耗体内的水分和电解质。同样，当您发高热时，也需要额外的水来补充汗液。

当您失去太多的水分，有脱水风险时，也会失去维持体液平衡、调节体温和参与数十种生化反应所需的电解质。纯水不能代替电解质。此时需求助您的医生，寻找一种饮料，它可以在不打乱胃肠道工作的情况下给身体补充水分。

## 如果白水"太白"了

严重脱水需要严格的药物治疗，比如世界卫生组织的电解质替代配方：

· 6 茶匙糖。

· 0.5 茶匙盐。

· 1 夸脱（约 1 升）液体。

最好的液体是纯净水。在紧急情况下——或者不能保证饮用水绝对安全的地方——可以用以下液体替代，比如新开的椰子水、清汤或不加糖的淡茶或果汁。如果只有不绝对安全的水可用，记着，一定要煮开。

警告：如果您读到这章时正躺在床上，被各种各样的水土不服（不纯净的饮用水引起的旅行者腹泻）弄得筋疲力尽，如果没有绝对干净的玻璃杯，也不能用瓶装水冲洗，千万不要用脏杯子冲奶粉。更好的办法是买个纸杯。

### 当您在炎热的环境中锻炼或努力工作时

当您感觉暖和时，身体会出汗，水分蒸发并给皮肤降温，从而使血液从身体中心向表面循环冷却。冷却后的血液会回到身体的中心，降低核心温度。

如果不让身体降温，您就会继续失水。如果不补充流失的水分，事情可能会变得更糟，因为流失的不仅是水分，还有电解质。导致钠、钾和氯化物暂时耗尽的最常见原因是严重的、不受控制的出汗。

由于缺乏水分和电解质，肌肉会抽筋，人会感觉头晕目眩、身体虚弱、出汗，这种出汗是不受控制的，不再让人感到凉爽，身体的核心温度开始上升。如果这种情况得不到缓解——吹空调或洗个澡，再喝点水、姜汁汽水或果汁——您可能会从热痉挛发展到中暑。后者可能是致命的。

### 当您吃高蛋白饮食时

在这种情况下，您需要更多的水来排出蛋白质中的氮化物。对于食用高蛋白配方奶粉的婴儿和使用高蛋白减肥饮食的成人来说，情况也是如此。您可以翻翻第 6 章，了解为什么过多的蛋白质会如此有害。

### 当您正在服用某些药物时

因为有些药物会与水和电解质相互作用，所以每当医生开出以下处方时，总是要考虑您是否需要补充水和电解质：

» **利尿药**：这类药物会增加钠、钾和氯化物的流失。

» **新霉素（一种抗生素）**：这种药物将钠结合成不溶性化合物，降低身体对钠的利用率。

» **秋水仙碱（一种抗抑郁药）**：这种药会降低人体对钠的吸收。

# 脱水：身体得不到足够的水

每天，身体丢失的水量大约相当于总体重的 4%。如果没有摄入足够的水来补充，身体就会发出响亮而清晰的报警信号。

### 最初的迹象

在脱水早期，您只是有一点点缺水。水分流失相当于体重的 1% 时，您会感到口渴。如果此时忽视它，口渴的感觉会变得更强烈。

当水分流失增加到体重的 2% 左右时，食欲就会减弱。当水从血细胞和血浆中渗出时，血液循环会减慢。此时会有一种情绪上的不适感，认为什么事都不对。

### 问题恶化

当失水量相当于您体重的 4%（对于 130 磅的女性来说为 5 磅，170 磅的男性为 7 磅）时，您会有点恶心，皮肤泛红，非常非常疲倦。随着组织中循环的水越来越少，您的手和脚会刺痛，头会胀痛，体温升高，呼吸和脉搏加快。

### 大麻烦来了

在这之后，情况会急转直下。当失水量达到体重的 10% 时，您的舌头会肿胀，肾脏开始衰竭。您会头晕，闭上眼睛无法单脚站立。事实上，您甚至可能都无法尝试单脚站立，因为肌肉在抽搐。

当失去的水分相当于体重的 15% 时，您就失聪了，眼睛凹陷，眼皮僵硬，几乎看不见东西。您的皮肤萎缩，舌头也萎缩。

## 大厦将倾

当失水量相当于体重的 20% 时，您的身体就达到了极限。失去了供给生命的液体，皮肤会裂开，器官会停止运转，您也要倒下了。

罗马人说："Ave atque vale。"在美国、加拿大、英国、澳大利亚或任何以英语为母语的地方，人们说："Hail and Farewell。"再见！再也不见！

### 水相关的术语

从化学角度讲，水——$H_2O$（1分子氧，2分子氢）是一种奇怪的物质，是地球上唯一以液体（水）和固体（冰）的形式存在的物质，但又不是一种能弯曲、具有可塑性的东西。是的，正如化学老师每年都要向化学新生解释的那样，雪不是具有可塑性的水。它是固体水（冰晶）的集合。从意思上准确地解释水，也极具挑战。首先，水可能是硬的，也可能是软的，这些术语与水在您手上的触感无关，它们描述的是液体中的矿物质含量：

·硬水含有大量矿物质，尤其是钙和镁。这些水从地下的泉上升到地表，在向上穿过地面的过程中吸收碳酸钙。

·软水含有较少的矿物质。在自然界中，软水是地表水，是雨后形成的溪流，是水库中储存的精灵。软水剂是一种能吸收和去除水中矿物质的产品。

在超市的货架上，您会看到水的另外一系列名称：

·蒸馏水是指经过蒸馏或煮沸直至变成蒸汽，然后收集并冷凝成不含杂质、化学品和矿物质的液体。"蒸馏"这个词也用来描述通过超滤产生的液体。超滤是一种除去水分子以外的所有物质的过程。蒸馏水可以制成干净、透明的冰块，可以作为茶和咖啡的无味混合剂或冲调的基础。蒸馏水不会堵塞蒸汽熨斗，对化学和制药加工很有价值。

·泉水是相对靠近地表的水。这种水比矿物质水的矿物质颗粒含量少，并具有"甘甜的味道"。

·矿物质水是来自更深地层的水，它在向上的过程中收集矿物质。矿物质水是天然弱碱性水，是一种天然的抗酸剂和温和的利尿药。

·静水（still water）是一种泉水，可以自行流到地表。气泡水是被自然产生的气体推向地表。那么，您会问，这二者最大的区别是什么？气泡水有气泡，静水没有。

**本章亮点**

» 是否需要服用保健品
» 保健品的安全性
» 保健品的定义
» 从保健品和食物中寻找身体所需

# 第 13 章
# 一种新时尚：保健品

保健品可真是一项大生意。仅 2017 年一年，美国人就在从中草药到浓缩咖啡因粉和大麻油等等所有保健品上花费了 80 多亿美元，大麻油是最新进入保健品领域的产品。

预计到 2024 年，人们在营养食品（作用类似药物的食品）上的花费预计将超过 1 000 亿美元。

您可以在任何一群营养专家中挑起一场关于保健品的大战，只需询问这些产品是必需的？经济的？还是安全的？但是当争论结束时，仍然得不到一个令人满意的官方答案，所以这一章的目的是为您提供一些信息，让您能做出明智的选择。

# 保健品简介

什么是保健品？您每天服用的维生素片是一种保健品。碳酸钙也是一种许多美国女性都会考虑的标准保健品。还有香草、巧克力或草莓味的液体，对，就是那种您奶奶每天健步走前都会咕咚咕咚喝下的东西。事实上，根据 FDA 的说法，任何口服的含有膳食成分的片剂、胶囊、粉末或液体都是保健品，包括：

» 维生素。

» 矿物质。

» 草药和香料，如紫锥菊，可以预防感冒；生姜，据说可以缓解晕船。

» 氨基酸（第 6 章中所说的"蛋白质的组成部分"）。

» 酶，例如乳糖酶，将乳糖（奶制品中的糖）转化为乳酸的酶（参见第 2 章了解酶如何助消化）。

» 器官组织，如干燥的肝脏。

» 一些激素，如褪黑素，据称有助眠功效。

» 代谢产物（营养物质被消化时产生的物质）。

» 萃取物。

保健品可以是单一成分的产品，如维生素 E 胶囊，也可以是复合产品，如复合维生素和矿物质片，或是无处不在且备受争议的"能量饮料"，其"能量"主要由咖啡因提供。在一个食物丰富且价格合理的国家，您一定会想，为什么这么多人选择依赖这些产品，而不是好好吃饭呢？

## 介于药食之间

正如本章前面提到的，营养食品是具有医疗功效的食品。有两个简单的例子，一个是鱼油，很多人认为它有益心脏健康；另一个是益生菌，它们的名声在于能够帮助调节消化系统。（关于益生菌的更多信息，请参阅第 2 章。）一些营养食品已经通过测试，并显示出有益于人类健康的前景。还有一些营养食品虽然安全性得到保证，但功效尚未被证明。所有这些营养食品对一些人来说可能是安全的，但对另一些人来说可能就是有害的了。例如，一些蛋白粉中含有酪蛋白，这是一种在牛奶中发现的蛋白质，可使乳制品敏感的人发生过敏反应。与食品和保健品一样，营养食品也属于 FDA 的管辖范围。[在加拿大，这些产品由天然和非处方健康产品管理局（Natural and Non-prescription Health Products Directorate，NNHPD）监管。]

# 人们使用保健品的两个原因

许多人认为保健品是一种快速简便地获取营养的方法，不用花费太多的时间去购买，也不需要在厨房里忙活，还没有食物中那些让人讨厌的脂肪和糖。另一些人则将保健品作为营养保障（更多关于维生素和矿物质的推荐膳食营养供给量，参阅第 10 章和第 11 章），还有一部分人用保健品代替药物。

总的来说，营养学专家，包括美国饮食协会、美国国家科学院和美国国家研究委员会的专家，更建议您将时间和金钱花费在正餐和加餐上，这些可以提供真正均衡的营养。尽管如此，每一位专家都承认，对于有特定营养需求的人来说，保健品是有价值的，并且在某些情况下可以作为一种保障。

## 当饮食不充分时

一些代谢紊乱和消化系统（肝脏、胆囊、胰腺和肠道）疾病以及一些药物会干扰食物的正常消化和营养物质的吸收，这时就需要保健品来弥补缺口。患有某些慢性病、经历过严重损伤（如严重烧伤）或刚刚接受手术的人，也需要更多的营养，普通膳食已不能满足。

为了安全起见，在选择一种保健品，以期达到一定的效果（更强壮、光滑皮肤、缓解焦虑等）之前，请咨询您的医生。医生是最了解您健康状况的人，他知道您正在服用什么药物，并且可以提醒您注意保健品潜在的副作用。

### 补足衰老的胃口

随着年龄的增长，食欲会下降，味觉和嗅觉会减弱。如果对您来说食物不再像以前那样美味，如果您不得不一个人做饭，一个人吃，或者假牙也来捣乱，干扰咀嚼，在这些情况下，您很可能没有吃下足够食物，获得所需的营养，此时，吃些保健品就是很好的解决方案。

### 满足女性的特殊需求

在育龄期的不同阶段，女性的健康会受益于保健品。例如：

> » **更年期前**：女性每个月都会因月经出血而缺铁，典型美国式饮食每天提供不到 2 000 卡路里的能量，女性很少能从中获得足够的铁。对这些女性和正在减肥的女性来说，铁补充剂可能是唯一切实可行的方案。选择哪种铁制剂，看看第 11 章吧。

> » **孕期和哺乳期**：孕前和妊娠期间，补充 B 族维生素、叶酸可以降低女性生下神经管缺陷( 脊髓和脊柱缺陷 )孩子的风险。妊娠期间，女性往往需要保健品来提供所需的营养，以构建新的母体和胎儿组织。婴儿出生后，保健品可以提供母乳中所需的营养。
> 妊娠期间不要自行服药，即使简单的营养品也可能对宝宝有害。例如，妊娠期间服用大剂量维生素 A 可能会增加出生缺陷的风险。

> » **成年女性**：的确，对于 19 岁以上的女性，获取所需钙元素（每天 1 000 毫克）的途径可以是 4 杯 8 盎司的脱脂牛奶、3 罐 8 盎司或 4 罐 6 盎司的脱脂酸奶、22 盎司的罐装三文鱼（注意要骨头酥软的那种，可不是那种骨头硬邦邦的新鲜鱼啊），或上述各项以相应比例组合。但是，期望女性每天都能做到这种营养平衡是不现实的。简单的替代方法是吃钙片。

### 满足特殊饮食习惯者

维生素 $B_{12}$ 只存在于动物源性食物中，如肉、奶和蛋（有些海藻确实含有维生素 $B_{12}$，但人们怀疑这种维生素是植物中生长的微生物制造的 ）。过去，严格的素食主义者（只吃植物源性食物的人——不吃乳制品或鸡蛋）必须从保健品中获得维生素 $B_{12}$。如今，强化谷物也会起到作用，但一些素食主义者仍然会吃些维生素 $B_{12}$，以确保不会缺乏。

### 使用保健品作为保障

一些健康人可以吃得很有营养，仍会选择保健品，他们认为这样可以确保营养全面、充足。

乍一看，这样做似乎是对的。2002 年，几十年来一直对维生素保健品嗤之以鼻的美国医学会（American Medical Association，AMA）在回顾了 26 年来有关维生素水平与慢性病风险的科学研究后，集体改变了想法。这项研究发表在《美国医学会杂志》( *JAMA* ) 上，该研究的作者，哈佛大学的罗伯特·弗莱彻（Robert H. Fletcher）和凯瑟琳·费尔菲尔德（Kathleen M. Fairfield）指出，真正的维生素缺乏症，如坏血病和脚气病在西方国家很少见，但次优的维生素水平——科学的解释是略低于您的需求——才是真正要解决的问题。如果"略低于您的需求"听起来不是很重要的样子，那么请想想下面的情况：

» 叶酸和其他 2 种 B 族维生素（维生素 $B_6$ 和维生素 $B_{12}$）摄入不足可能会增加心脏病、结肠癌、乳腺癌和出生缺陷的风险。

» 维生素 D 摄入不足者患佝偻病和骨质疏松症的风险增高。

但是，也并没有证据表明摄入大量维生素会降低患癌症的风险。事实上，2009 年，《内科学档案》的 1 份报告总结了超过 15 万名女性的分析数据，该报告指出，每天服用多种维生素对乳腺癌、结直肠癌、子宫内膜癌、肺癌、卵巢癌、心脏病、脑卒中、血栓或死亡没有影响。这项研究的作者，西雅图弗雷德·哈钦森癌症研究中心的营养流行病学家玛丽安·纽豪斯（Marian L. Neuhouser）的结论是，"购买更多水果和蔬菜可能是更好的选择"。味道也更好些。

哪些人在服用保健品？ 77% 的美国成年人会服用某种保健品。细分如下：

» 79% 的成年女性

» 74% 的成年男性

» 70% 的 18—34 岁的成年人

» 81% 的 35—54 岁的成年人

» 79% 的 55 岁及以上的成年人

» 76% 的退休成年人

» 81% 的已婚成年人

» 73% 居住在东北部的成年人

» 74% 生活在中西部的成年人

» 80% 居住在南方的成年人

» 78% 生活在西方的成年人

以上数据资料来源：

https://www.crnusa.org/newsroom/dietary-supplement-use-reaches-all-time-high。

## 保健品的安全性：一个不确定的命题

顾名思义，FDA 的职责是监管药品和食品。在该机构允许新食品或新药上市之前，生产商必须提交产品安全证明。药品生产商还必须通过第二次测试，证明他们的新药的有效性，而且该药物及其销售的剂量在其规定的条件下有治愈或缓解作用。

没有人敢说药品监管体系是完美的。现实情况表明，生产商只能在有限的时间内对有限数量的人进行药物测试。因此，您可以打赌，当成千上万的人使用某些新药或服用时间超过试验期时，它们会引发意想不到的、严重的、甚至可能危及生命的副作用。为了证明这一点，请看看 FDA 在过去几十年中发布的多次召回。但至少 FDA 可以要求在食品和药品上注明上市前的安全性和 / 或有效性信息。不幸的是，该机构在保健品方面没有这样的权力。1994 年，美国国会通过了《保健品健康和教育法案》，克林顿总统签署该法案使其成为一条律法。该法案限制了 FDA 对保健品的管控。根据这项法律，FDA 不能：

» 要求进行上市前测试，以证明保健品安全有效。

» 限制任何保健品的剂量。

» 停止或限制保健品的销售，除非有证据表明严格按照包装上的说明使用时，该产品已导致疾病或伤害。换句话说，如果您在服用了比标签上指示的略多或略少的保健品后出现问题，FDA 将无法帮助您。

正是由于以上种种，FDA 发现，即使在接到致病和致伤报告后，也几乎不可能将该产品从药店下架。比较经典的例子是含有麻黄碱植物的保健品，曾因能增强减肥效果和提升运动能力而闻名。超过 600 例疾病报告和至少 100 例死亡报告与使用含麻黄碱的保健品有关。这种草药已被美国职业足球和大学田径比赛以及奥运会禁用。然而，直到 2003 年 2 月巴尔的摩金莺队投手史蒂夫·贝克勒（Steve Bechler）死亡后，FDA 才采取行动。据报道，贝克勒一直在使用麻黄碱类的产品来控制体重。贝克勒的过早死亡在全国范围内敲响了警钟，包括华盛顿特区，FDA 规定从那以后，每瓶麻黄碱都必须带上明显的警告标识，告知购买者这种盛行的草药可能会导致致命的心脏病发作或脑卒中。在体育界，麻黄碱立即在小联盟棒球比赛中被禁止，但在大联盟的棒球比赛中仍可使用。FDA 随后禁止了所有麻黄碱类产品，尽管一家麻黄碱生产商提出过质疑，但 2006 年美国第十巡回上诉法院维持了这一禁令。

最近，在 2019 年 4 月，FDA 向销售含有 DMHA（也被称为二甲基己胺和八氢萘）的保健品公司发出警告信。DMHA 是一种中枢神经兴奋剂，通常用于增强运动能力和减肥效果。第二组警告信是针对含有菲尼布特（Phenibut）的产品发出的，菲尼布特有时被用作睡眠辅助剂售卖，尽管它不符合保健品的定义。

当然，以上这些并不是唯一有问题的中草药制品。一些知名"罪犯"的名单见表 13-1。

表 13-1　有潜在风险的中草药产品

| 中草药产品 | 可能的副作用和相互作用 |
|---|---|
| 金合欢 | 心跳加速、心悸、心搏骤停、高血压 |
| 浓缩咖啡因粉末和液体 | 1 茶匙纯咖啡因粉相当于 28 杯普通咖啡，已经达到了中毒剂量，可能会导致心跳加快或不规律、癫痫发作、胃肠不适（呕吐、腹泻）、定向障碍，以及（在极端情况下）导致死亡 |
| 红辣椒粉（Cayenne） | 服用华法林（香豆素）和氯吡格雷（波立维）等血液稀释剂的人出血风险增加 |
| 铯（铯盐） | 心跳不规律、低钾、癫痫发作、晕厥和（罕见）死亡 |
| 当归 | 服用华法林（香豆素）和氯吡格雷（波立维）等血液稀释剂的人出血风险增加 |
| 紫锥菊 | ·降低免疫抑制药物的效果，导致移植排斥反应<br>·与锌一起服用可致中毒并可导致铜缺乏 |
| 大蒜 | ·服用华法林（香豆素）和氯吡格雷（波立维）等血液稀释剂的人出血风险增加<br>·用于控制血糖水平的降糖药效果增强<br>·降低免疫抑制药的效果，导致移植排斥反应<br>·降低口服避孕药的有效性 |
| 银杏 | 服用华法林（香豆素）和氯吡格雷（波立维）等血液稀释剂的人出血风险增加 |
| 人参 | 服用华法林（香豆素）和氯吡格雷（波立维）等血液稀释剂的人出血风险增加 |
| 氨基葡萄糖 | 使用降血糖药控制血糖水平的患者出现胰岛素抵抗增加 |
| 甘草 | 血液稀释剂华法林（香豆素）的有效性降低 |
| 圣约翰草 | 5-羟色胺水平增加，导致使用氟西汀类如氟西汀（百忧解）和帕罗西汀等抗抑郁药的患者可能出现发热、肌肉僵硬和精神反应改变 |
| 缬草 | 酒精和其他镇静药的镇静效果增强 |

资料来源：梅奥医学中心、迈阿密大学医学院、美国食品药品监督管理局。

# 选择最有效的保健品

阅读完以上内容，您已经了解了保健品的优点和缺点，已经知道了哪些保健品可能对身体有好处。现在，您真正想知道的应该是如何选择最安全、最有效的产品。以下指导原则将对您有所帮助：

» 选择知名品牌。尽管 FDA 不能要求制造商提交有关保健品安全性和有效性数据，但是，贴上知名品牌的标签对产品的质量还是有保障的。而且，知名品牌还经常推出新产品。知名品牌往往销量很好，卖得更快。产品上带有"USP"（美国药典，一家声誉良好的检测机构）这几个字母，也是一种质量声明。同样，"确保释放（ release assured ）"或"证明能够释放（ proven release ）"，这些字眼意味着这种保健品很容易被身体吸收。

» 查看使用期限。随着时间的推移，所有的保健品效果都会降低。所以，尽量选择使用期限最长的产品，避免购买那些在保质期内吃不完的药片，比如保质期只有 30 天的 100 片保健品。

» 仔细阅读保存条件。即使您购买了有效期很长的保健品，如果保存不当，效果也会降低。有些保健品必须冷藏，其余的呢，像食品一样，都要储存在阴凉干燥的地方。避免将保健品放在炉子或冰箱上方的柜子里——没错，冰箱内部虽然很冷，但电机工作会将热量散发到冰箱外表面。

» 坚持使用安全剂量。除非您的医生开了保健品作为药物，不要选择标有"治疗剂量""强效剂量"或其他任何类似广告语的产品。选择所有成分都不超过 RDA 的产品。

» 避免炒作。当广告做得天花乱坠时，记住，太好的往往不真实。FDA 不允许保健品销售商声称他们的产品可以治愈或预防某些疾病（这将使这些产品成为药品，需要进行上市前测试）。但该机构确实允许某保健品具有某项功能的说法，比如"维持胆固醇水平"（医学上的说法是"降低胆固醇"）。

另一个经常被拿来炒作的标签是"天然"，如"天然维生素更好"。如果您在大学里学过化学，就会知道，橙子中的抗坏血酸（维生素C）的化学成分与一些营养化学家在实验室里合成的抗坏血酸完全相同。公平地说，"天然"维生素片中的抗坏血酸可能不含添加剂，例如"常规"维生素片中使用的着色剂或填充剂。换句话说，如果您对普通旧药丸中的着色剂或填充剂不过敏，不要在

"天然"上花冤枉钱。但如果您容易过敏，就去选择天然的吧、简单吧。（有关"天然"与"合成"食品成分的更多信息，请参阅第22章。）

» 查看成分表。20世纪90年代初，FDA推出了消费者友好的食品营养成分标签，其中包含营养成分的迷你营养指南、完整的成分列表，以及关于食用某些食物可能会对慢性疾病（如心脏病和癌症）有何影响的可靠信息。读一下，有好处。

与食品一样，保健品的标签必须列出其包含的所有成分。维生素和矿物质产品的标签必须给出每种营养素的含量，加上DV%（每天百分比）、RDA（推荐膳食营养供给量）的百分比。其他保健品，如植物（中草药），必须显示单位剂量，以及提取这种成分的植物部位（根、叶等）。如果是保健品生产商自己的专利，包含2种或2种以上植物的，必须列出总混合物的重量。

## 尽可能从食物中获取营养，而不是保健品

最后，在讲述了保健品的优点以及如何选择最有效的保健品后，我们还是建议没有潜在慢性疾病或短期（妊娠）需求的人，更多地从食物中获取全部或大部分营养物质，这是为什么呢？

» **成本**：如果您愿意计划和准备营养餐，总能从新鲜水果、蔬菜、全谷物、乳制品、肉类、鱼类和家禽中以较低的成本获得营养。此外，食物当然比保健品更美味。

» **意想不到的好处**：食物中包含维生素、矿物质、蛋白质、脂肪、碳水化合物和膳食纤维等等，加上植物素（phytochemical，"phyto"意为植物），真可谓是营养物质的聚宝盆，对您保持健康至关重要哦。

» **安全性**：当服用过量（比RDA多几倍）时，几种常见营养物质可能有毒。过量的维生素A不仅与出生缺陷有关，还可能导致类似脑瘤的症状；过量的烟酸可能会导致肝脏损伤；过量的维生素$B_6$可能会对手臂、腿、手指和脚趾的神经造成（暂时）损伤。所有这些影响更可能发生在服用保健品时。药片很容易被吞下。但不管您有多饿，也不可能一次吃下足够引起营养物质中毒的食物。（欲了解更多有关过量营养物质的危害，请参阅第10章和第11章。）

### 瓶子里的助推器

这一切都始于佳得乐（Gatorade）。在 1965 夏天，佛罗里达大学的一位足球教练要求一队校内科医生解释为什么这么多球员在炎热的天气里萎靡不振。医生们给出的答案是：出汗带走了身体中大量液体和电解质（见第 12 章）。之后，一种止渴补水饮料诞生了。这种饮料很快让佛罗里达短吻鳄队击败了他们的对手，最终赢得了一个赛季的胜利，并在 1966 年的橘子碗比赛中获胜。（2010 年，佳得乐推出了新一代无糖产品，并将原产品重新标记为佳得乐 G。）

当然，没有什么比成功更成功的了。很快，其他大学开始为他们的球队订购佳得乐，职业球队也购买了佳得乐，到 1983 年，佳得乐成为美国职业橄榄球联盟（NFL）的官方运动饮料。今天，佳得乐几乎是各大赛事协会的官方饮料，包括美国橄榄球联盟（AFL）、美国国家橄榄球联盟、美国职业棒球大联盟（MLB）、美国职业篮球联赛（NBA）、美国女子职业篮球联赛（WNBA）、美国篮球、国家冰球联盟（NHL）、排球职业协会和纳斯卡赛车（NASCAR）。

最终，为专业运动员提供的补水饮料成了业余运动员的"能量饮料"，因为这种饮料含有丰富的营养，有望提高运动成绩，有时还能提神，让人保持清醒。能有这种作用也毫不奇怪，因为这些饮料中最常见的成分是最早的清醒和提神物质——咖啡因，就像咖啡或瓜拉那（guarana，一种原产于巴西和委内瑞拉的含咖啡因浆果）中的咖啡因一样。再次不出意外，营养学专家发出了质疑声，在日常饮食中添加大量咖啡因，会导致本就神经紧张、易怒的失眠症患者心跳加速，甚至患上高血压。这可不是一件小事：根据《美国药学协会杂志》（*Journal of the American Pharmaceutical Association*）2003 年的 1 份报告，至少有 4 例病例报告是关于咖啡因导致死亡，4 例记录在案的癫痫发作病例与能量饮料有关。到 2010 年，FDA 共报道有 53 例疾病、2 例永久性残疾和 5 例死亡与 2 种品牌产品直接相关。9 年后的 2019 年，健康与军事效能研究联盟（Consortium for Health and Military Performance）也参与进来，建议来自各军种的军人将咖啡因摄入量限制在每 4 小时不超过 200 毫克，每天不超过 800 毫克。

但在此期间，令所有人惊讶的是，一群消费者起诉了其中的一种能量饮料，理由是它没有足够的咖啡因。2013 年，红牛的制造商同意支付 1 480 万美元，以解决一项集体诉讼，声称红牛的广告——"红牛给你插上翅膀"——是虚假的，不是因为它没有在您的背上插上翅膀，而是因为 1 罐红牛中的咖啡因含量比 1 杯星巴克咖啡还要少。

看到这里，有人想喝杯水吗？如第 12 章所说的那种水，纯净、甘甜、营养丰富。

图 13-1 成分列表示例。

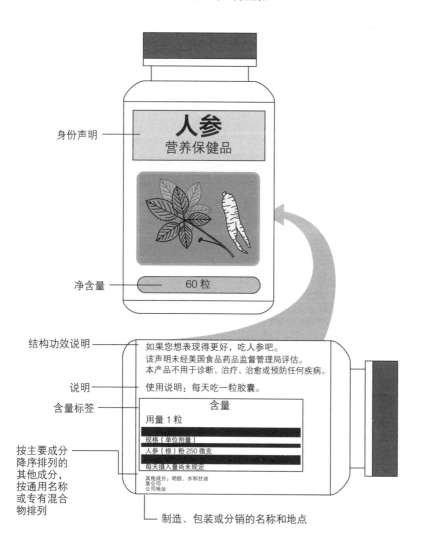

保健品营养成分列表

1999 年 3 月生效

身份声明

人参
营养保健品

净含量

60 粒

结构功效说明

如果您想表现得更好，吃人参吧。
该声明未经美国食品药品监督管理局评估。
本产品不用于诊断、治疗、治愈或预防任何疾病。

说明

使用说明：每天吃一粒胶囊。

含量标签

含量
用量 1 粒

规格（单位剂量）

人参（根）粉 250 微克

每天摄入量尚未规定

其他成分：明胶、水和甘油
某公司
公司地址

按主要成分
降序排列的
其他成分，
按通用名称
或专有混合
物排列

制造、包装或分销的名称和地点

图 13-1 成分标签现在对消费者更友好

# 3

饥饿、健康和习惯

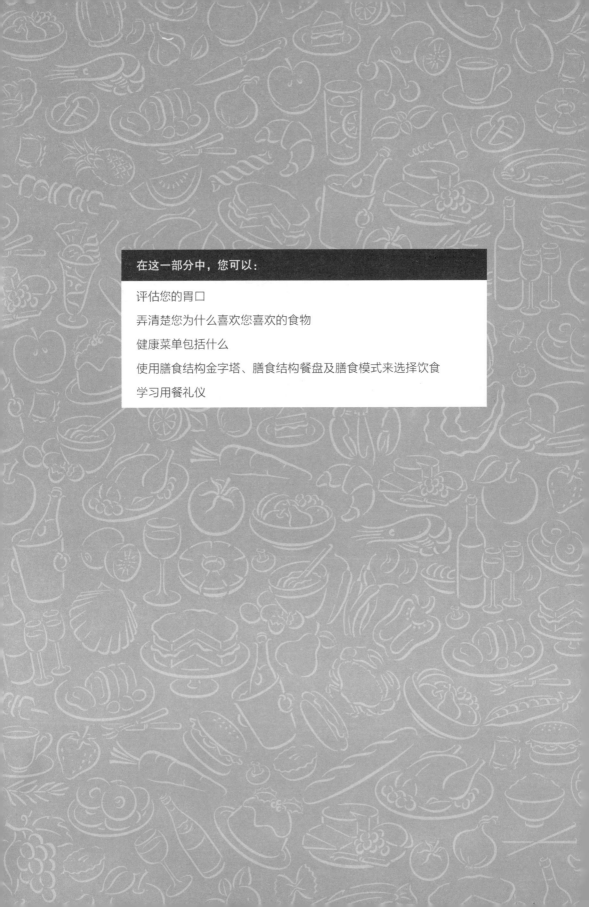

在这一部分中，您可以：

评估您的胃口

弄清楚您为什么喜欢您喜欢的食物

健康菜单包括什么

使用膳食结构金字塔、膳食结构餐盘及膳食模式来选择饮食

学习用餐礼仪

# 第 14 章
# 为什么饿的时候要吃饭

因为您需要食物来维持生命，所以身体会用多种方式让您知道它已经为进食做好了准备，早餐、中餐和午餐，也许还有一些零食。本章将为您介绍是什么样的信号把您召唤进厨房、进入最喜欢的快餐店或来到大厅里那台"有害的"自动售货机前。

## 饥饿和食欲之间的区别

人们吃饭有两个基本原因：首先是饥饿；其次是食欲。饥饿和食欲不是同义词。事实上，饥饿和食欲是完全不同的过程。

### 巴甫洛夫的狗

伊万·彼得罗维奇·巴甫洛夫（Ivan Petrovich Pavlov，1849—1936）是一位俄罗斯科学家，因其对消化腺的研究而于 1904 年获得诺贝尔生理学 / 医学奖。然而，巴甫洛夫的爆炸性研究成果使他确定了条件反射——这是一种奇特的现象，通过训练，人们可以在身体上（或情感上）对某物体或刺激做出反应，而这个物体或刺激只是让他们想起他们喜欢或讨厌的东西。

巴甫洛夫在狗身上测试了条件反射。他先是在每次给实验狗提供食物时按一下铃，这样狗就学会了把铃的声音与食物的视觉和气味联系起来。

然后他按了门铃，没有提供食物，狗的反应就像可以吃到食物一样——尽管盘子是空的，但它们还是疯狂地流口水。

条件反射适用于食物以外的许多事物，比如一个人看到国旗时可能会经历的情绪反应。从营养学角度来看，一个不争的事实是，食品公司擅长利用条件反射来鼓励您购买他们的产品。一个很好的例子：当您看到一张深黑色浓巧克力的照片时，嘴里是不是开始流口水了？嘿，回来！您要去哪里？

饥饿是对食物的需求。它是：

» 一种物理反应，包括进食后数小时血液中葡萄糖水平自然降低，引起身体的化学变化。

» 一种本能的保护机制，确保您的身体能获得正常运转所需的能量。

食欲是对食物的渴望。它是：

» 感官或心理反应（看起来不错！闻起来不错！）这会刺激一种非自愿的生理反应（流涎、胃收缩）。

» 一种对食物的条件反射（见专栏"巴甫洛夫的狗"）。

饥饿和食欲的实际区别在于：当您饿的时候，您可以只吃 1 个热狗就饱了。在那之后，您的食欲可能会导致您再吃 2 个热狗，仅仅因为它们看起来很诱人或味道很好。

换句话说，食欲是人们常说的一句老话的基础："眼睛大，肚子小。"更不用说还有著名的广告口号："我敢打赌你不会只吃一个。"嘿，就像巴甫洛夫（再次看到专栏）一样，这些人了解他们的客户。

## 该加油了：饥饿与饱腹的循环

我们的身体尽最大努力创造一个工作时间表，与 24 小时活动周期平行。和睡眠一样，饥饿也会定期发生，但有时我们的生活方式可能会使我们难以遵循这种自然规律。

## 意识到饥饿

饥饿时，身体想获得食物的最清晰的信号是胃的生理反应。肚子空荡荡的人绝对没有礼貌。如果不马上把它装满，它会发出一声声"悦耳动听"的、有时令人尴尬的呼救声，这种辘辘声被称为阵发饥饿感（hunger pang）。

阵发饥饿感是肌肉的收缩。当胃填满了的时候，这种收缩和它们在整个肠道内引起的连续波动——称为蠕动——将食物在消化道传送（有关消化的更多信息，请参阅第2章）。当您的胃是空的，肌肉收缩只是挤压空气，就会产生这种噪声。

1912年，美国生理学家沃尔特·坎农（Walter B. Cannon）首次观察到这种现象。这位科学家的名字坎农，在英语里有加农炮的意思，对，就是能发出隆隆声的东西，这种也太巧合了吧。坎农说服一位研究员吞下了一个小气球，气球的一端连接在一根与压力敏感器相连的细管上。然后"加农炮"对气球进行充气和放气，以模拟饱腹或空腹的感觉。通过测量志愿者胃收缩的压力和频率，坎农发现最强烈、最频繁的收缩发生在气球放气和胃排空时。因此，坎农得出了一个显而易见的结论：当您的胃是空的，会感到饥饿。

## 识别"我饿了"和"我饱了"的激素

和许多其他身体功能一样，饥饿也受到激素的影响——在这里，起作用的是胃饥饿素、胰岛素、酪酪肽（PYY）和瘦素。这些自然化学物质作用于大脑中的饱腹感中枢（见图14-1），以确保您获得足够的食物，并且（也许）知道什么时候停止进食。

» **胃饥饿素（ghrelin）**：主要由胃壁细胞分泌，下丘脑也可分泌少量胃饥饿素。胃饥饿素是一种食欲兴奋剂，它能激发大脑发出"我饿了"的信息。如果您在禁食或只是为了减肥而减少食物摄入，您的身体会产生超过正常水平的胃饥饿素，从而引发高于正常水平的进食欲望。这就解释了为什么节食者很难坚持低热量饮食。

» **胰岛素**：每次进食时，胰腺都会分泌胰岛素，这种激素能使您吃下的食物转化为葡萄糖，即身体赖以运转的单糖，然后将葡萄糖转移到身体细胞中。较高水平的胰岛素会暂时抑制食欲，但当血液循环中的葡萄糖量再次下降时，您可能会感到胃肠空虚，这会促使进食。大多数人都会经历葡萄糖的自然上升和下降，以及随之而来的胰岛素分泌，这是一种相对平稳的模式，持续大约4个小时。注：1型（胰岛素依赖型）糖尿病患者不能产生处理葡萄糖所需的足量胰岛素，因此葡萄糖会继续在体内循环，最终以糖尿形式排出。

» **酪酪肽（PYY）**：PYY大部分由小肠分泌，少量由消化道其他部位的细胞分泌。进食后，PYY可起到抑制食欲的作用，抵消胃饥饿素的食欲刺激作用。一些超重或肥胖的人似乎听不懂PYY对他们说："你吃饱了，快停止进食！"

» **瘦素（leptin）**：瘦素于1995年由纽约洛克菲勒大学的科学家分离，是在人体储存能量的脂肪细胞中产生的。瘦素是一种食欲抑制剂。如果身体损失了大量脂肪，也会损失瘦素。结果会怎样？对食物的渴望增加，体内脂肪逐渐积累。

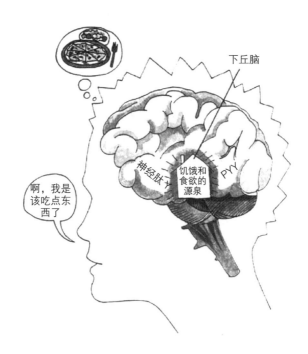

图14-1　下丘脑控制着食欲

## 战胜 4 小时的饥饿

全世界都认可饥饿循环，即葡萄糖和胰岛素的上升和下降，如前一节所述。饥饿循环促使人们制订进食计划，通常一天吃 4 顿饭：早餐、午餐、下午茶和晚餐。

在美国，人们遵从一日三餐的文化传统，比较抵制这种自然的饮食模式，即从中午左右的午餐到下午 6 点或更晚的晚餐之间都不吃东西。令人不快的结果是，当葡萄糖水平在下午 4 点左右下降时（其他国家的人正在享用下午茶），许多美国人变得非常暴躁，对同事咆哮，犯下第二天必须纠正的错误，或者抓过离他们最近的食物就往嘴里塞，满足他们的饥饿感，这些食物通常是高脂肪、高热量的零食。（想了解卡路里含量在可接受范围内的下午茶清单，请翻阅第 18 章。）

## 更好的方法：五六顿小餐

1989 年，多伦多大学的医学博士大卫·詹金斯（David Jenkins）和汤姆·沃勒夫（Tom Wolever）进行了一项"一小口研究"，旨在验证一种假设，如果用每天少食多餐代替三次正餐，分散胰岛素分泌，使血糖全天都可以保持在一个均匀的水平，是否会造成消化不良。

这个研究的结果是：少食多餐是正确的。吃五六顿小食的人比每天三顿大餐的人感觉更好，并得到了额外的好处：胆固醇水平更低了。经过 2 周的观察，詹金斯和沃勒夫发现，与三顿大餐吃同样多的食物，少食多餐的人胆固醇水平更低，体重减轻更多。（有关脂蛋白和胆固醇水平的更多信息，请参阅第 7 章。想了解体重控制的更多信息，可以翻翻第 4 章。）因此，一些旨在帮助减肥的饮食更推崇每天少食多餐，而不是基本的三餐。不过，公平地说，有几项研究表明这样做没有任何好处，所以这是一个"如果它对你有用就去做"的问题。

2015 年，加利福尼亚州圣迭戈索尔克生物研究所的科学家们又在这一领域的研究中投下一颗石子，荡起层层波纹：不管是细嚼慢咽还是狼吞虎咽，只要是在 8 小时或 12 小时内吃东西，其他时间不吃，就会让身体变得更好，至少在老鼠身上是这样。当研究人员允许试验动物想吃多少就吃多少，但只在特定的 8 小时或 12 小时的窗口期内，这部分老鼠比他们的兄弟姐妹更苗条，毛皮更光滑，前提是这些老鼠在 24 小时内摄入相同的热量。

伯明翰阿拉巴马大学的研究人员发表了一项小型（11人）的研究结果，他们称之为"早期限制性喂养"。他们的研究对象都超重，在上午8点到下午2点之间吃下一整天的卡路里，其他时间禁止吃东西，这就是所谓的间歇性禁食。结果令人震惊：这些研究对象的胰岛素水平下降，一些受试者体重减轻。更令所有人惊讶的是，没有一个人感到饥饿。3年后，2020年的夏天，纽约西奈山医院伊坎医学院精密免疫学研究所所长米里亚姆·梅拉德（Miriam Merad）报告说，间歇性禁食除了防止饥饿外，还有助于控制血压，提高胰岛素敏感性，还有——耶——减肥。间歇性禁食似乎也能缩短慢性炎症（比如关节炎）患者的病程。通过对人类和小鼠细胞的研究，梅拉德发现，在规定的有限时间内禁食可减少单核细胞的释放，单核细胞既能抵御有害细菌等入侵者，又能引发炎症。考虑到一长串的炎症状况，研究结果得出了一个明显的结论："研究控制性禁食的抗炎作用有巨大的潜力。"

现在，大多数人都知道应该保证每晚7—8小时的睡眠。这就为进食留出了16—17小时的清醒时间。想自己尝试间歇性禁食吗？设定一个时间限制，比如早上8点吃早餐，晚上8点吃最后的零食，或者早上晚1小时、晚上早1小时进行8小时养生。试试看，不要作弊哦。

## 这是哪一餐？

早餐和午餐的定义毫无疑问，前者在您早上醒来之后被端上桌，后者发生在中午时分。

但是您什么时候吃正餐（dinner）呢？晚餐（supper）又是什么时间吃呢？

根据韦伯斯特新出版的《国际英语词典》（15英镑，1941年第2版）和众多现代网络词典，正餐是一天中的主要一餐，通常在中午左右吃，尽管对有些人来说，尤其是在城市里工作生活的人，正餐时间一般是在下午6—8点之间——这可能就是他们的晚餐，因为这就是韦伯斯特所说的"在一天结束时吃的一餐"。

换句话说，正餐就是午餐，除非是在晚上吃。

## 保持健康的食欲

应对饥饿和食欲的最佳方法是识别并遵循身体给出的自然线索。

如果您饿了，那就吃吧——吃的量要合理，要能保持理想的体重。记住：没有人是完美的。在接下来的几天里，按比例减少热量摄入，让一天的放纵不会有负罪感。

在这里付出一点，在那里付出一点，您就会在总体上达到目标。

## 凭直觉对所处环境做出反应

您的身体和心理条件肯定会影响食欲和饥饿感，导致您有时会吃得比正常多，有时会少吃。

### 宝贝，外面太冷了

如果在寒风刺骨的冬天，让您说出诱人的美食，您可能会说炖肉、烤肉、浓汤！如果换成酷暑难耐的夏日呢？使您愉悦的食物变成了沙拉、冷冻水果和简单的三明治。

这种区别并非偶然。食物带给您卡路里，卡路里让您保持温暖。是的，在炎炎夏日里跑马拉松肯定比在皑皑白雪的冬季窝在电视机前一动不动需要的能量更多。

但一般来说，为了获得保暖所需的能量，当室外寒冷时，身体会更频繁地发出警告："我饿了。"此外，在寒冷的环境中，食物代谢得更快。当食物快速通过消化道时，胃排空得更快，这意味着那些古老的饥饿感比预期出现得更早。所以您得多吃点，来保持温暖。

### 多动腿，少动嘴

大家都知道锻炼能让胃口大开，是吧？但是大家都错了。经常锻炼的人肯定会有健康（或者说"正常"）的食欲，但他们很少在锻炼后立即感到饥饿，因为：

» 运动将储存的能量——葡萄糖和脂肪——从身体组织中抽出来，这样体内的葡萄糖水平能保持稳定，就不会感到饥饿。

» 运动可以减缓食物通过消化道的速度，使胃排空更慢，感觉"饱"的时间更长。

注意：如果在去健身房或者在家里练习动感单车前吃了一顿大餐，胃里的食物可能会让您觉得"我饱了"。但有时，您可能会抽筋，或者——正如医学博士肯·德沃（Ken DeVault）和我在《胃灼热与反流》(*Heartburnd & Reflux For Dummies*，Wiley 出版）一书中解释的那样——出现胃灼热。

» 锻炼（包括脑力劳动）可以减少焦虑。对一些人来说，这会使他们不太想吃零食。

### 药物能影响食欲

有些药物会影响您的食欲，导致您比平时吃得更多（或更少）。这种药物的副作用在医生开处方时很少被提及，可能是因为它不会危及生命，在停止服药时往往会消失，或者仅仅是因为医生不知道这种药物会影响食欲。能使食欲增强的一些药物包括某些抗抑郁药、抗组胺药（过敏药）、利尿药（致尿频的药物）、类固醇（抗炎药）和镇静药（镇静剂）；可能会降低食欲的药物包括一些抗生素、抗肿瘤药、抗利尿药、降压药和降胆固醇药。

并不是每一类药物中的所有药品对食欲都有相同的影响。例如，抗抑郁药阿米替林会增强食欲，而氟西汀可能会增强或降低食欲。

## 人体与食物的不健康关系

正如本章标题所说，这一章是关于为什么到了饭点要吃饭。到目前为止所说的原因都是生理上的：您的激素水平告诉您饿了或饱了，或者天气告诉您需要更多（或更少）食物来补充能量。但有时，进食与否是由饮食功能失调症引发的，这是一种心理疾病，导致您吃得太多或太少，或将食物视为敌人或救世主。

偶尔喝一两杯热巧克力圣代并不是一种饮食功能失调，为了在除夕夜穿上去年的衣服而节食 3 周也不是，下定决心健康饮食也不是。这些行为与饮食功能失调的区别在于，这些行为在医学上是可以接受的，而饮食功能失调是一种潜在的威胁生命的疾病，需要立即就医。

对一些人来说，食物不仅仅是一顿饭，它是爱或憎恶的对象，是一种缓解焦虑或引发焦虑的方式。因此，人类可能会经历各种饮食失调——肥胖、神经性厌食症、神经性贪食症和暴饮暴食症——我将在以下章节中详细讲述。

饮食功能失调是一种严重的、可能危及生命的疾病。如果您（或您认识的人）出现以下章节中描述的任何迹象和症状，最安全的方法是立即寻求医疗建议和治疗。有关饮食状况的更多信息，请搜索网站 www.nationaleatingdisorders.org。

## 肥胖

众所周知，世界范围内肥胖的比例逐渐增加（详见第4章），但并不是所有目前比理想身材块头大的人都有饮食功能障碍。人类有很多不同的体型，一些健康的人天生就比其他人块头更大或更重。但是，当发生以下状况时，饮食功能失调就会上演：

» 总是混淆对食物的渴望（食欲）和对食物的需求（饥饿）。

» 当要求他（她）正常饮食、不能吃额外的食物时会有心理焦虑。

» 用食物来缓解他（她）认为可怕的情况——新工作、聚会、批评或工作的最后期限——引发的焦虑。

过去，医生发现肥胖症很难治疗，但近年来，有研究表明，一些人暴饮暴食是因为调节饱腹感的化学物质的生成不规则造成的。这项研究的结果会开发出新型药物，使控制饮食失调成为可能，从而降低关节炎、糖尿病、高血压和心脏病等肥胖相关疾病的发病率。

## 神经性厌食症

神经性厌食症是一种自愿的忍饥挨饿，往往被认为是一种富贵病，最常见于阅历尚浅的年轻人和富人，男性和女性都有发生，更常见于女性。

神经性厌食症表现为体重低于正常体重的85%，且害怕体重增加，对自己外表的迷恋，以及自认为肥胖而不管真实体重。对于年轻女性来说，神经性厌食症会导致月经周期缩短。

高达40%的神经性厌食症患者会出现神经性贪食症，高达30%的人患有暴饮暴食症，这是本节接下来要讨论的两个问题。如果不治疗，神经性厌食症可能会致命。

多年以来，神经性厌食症一直被认为只是一种精神疾病。但2019年出现了一种新的认识。通过对近17 000名神经性厌食症患者和55 000多名健康对照者的DNA进行比较，伦敦国王学院和北卡罗来纳大学教堂山分校的研究人员发现了8种与神经性厌食症相关的常见基因，这些基因与人体燃烧脂肪的能力有关，也与体力活动有关，并能抵抗2型糖尿病。正如国王学院遗传学家杰罗姆·布林（Gerome Breen）所说："我们不能再把神经性厌食症，也许还有其他饮食失调，当作纯粹的精神或心理疾病来治疗。"

## 神经性贪食症

与神经性厌食症患者不同，神经性贪食症患者不会拒绝进食，但他们不想让吃下去的食物在体内停留很久，可能会使用泻药来增加排便，也可能在吃过东西后服用催吐药（诱导呕吐的药物）或到洗手间将手指伸进喉咙让自己呕吐。与神经性厌食症一样，神经性贪食症患者也可能会发展成暴饮暴食症。

不管怎样，危险迫在眉睫。反复催吐会严重刺激甚至撕裂食管（喉咙）内壁。胃里的酸性物质也会腐蚀牙齿，这就是为什么牙医往往是第一个发现患者患有贪食症的医务人员。最后，持续使用催吐剂可能会导致钾流失，低钾会危及生命，引发心律失常或心力衰竭。

## 暴饮暴食症

诊断暴饮暴食症的标准是在一次进食中吃下大量食物——1 整只鸡、几品脱冰淇淋（1 品脱 = 568 毫升）、1 整条面包——1 周至少发生 2 次，持续 6 个月。一些暴饮暴食者会超重，另一些人则通过催吐来保持身材。不管怎样，暴饮暴食症和其他饮食失调一样，都是危险的行为。

催吐的暴饮暴食者会出现暴食症相关的不良反应。不催吐的暴饮暴食者不仅有肥胖的风险，而且自相矛盾的是，还有营养不良的风险。为什么呢？因为他们选择的食物可能仅仅含有大量的卡路里，但其他关键营养物质含量却很低（想一想热巧克力圣代）更应该注意的是，暴饮暴食者短时间吃下大量食物可能会使胃或食管扩张甚至破裂，这可能是致命的医疗紧急情况。

## 从手指到叉子

对大多数人来说，"食品加工"一词意味着将食物煮炖、熏烤、冷冻、罐装或真空包装。但加工食物最重要的一步是将食物从盘子加工到嘴里。最初，我们的祖先用手来完成这一程序。随着人类的进步，人们的用餐工具也在进步。首先出现的是用来刺和切的石刀。接下来是黏土、骨头或木头制成的勺。在这期间又出现了筷子。在中国，人们用圆的一端夹取食物，而在日本用有尖的一端。这两种筷子都非常适合夹取亚洲的小块菜肴。最后，人们发明了最复杂的餐具。叉子，最初和勺子、筷子一样，用来搅拌锅里的食物。但随着时间的推移，叉子被制成多种形状，以匹配不同的食物。没错，一种简单的餐叉用于正餐，还有一种是外形类似但较小的午餐叉。还有牡蛎叉、腌菜叉，对了，还有意大利面叉，可以将意大利面绞成一团，容易提起来。最后还出现了叉匙（spork），一种带有叉头的勺子，在 20 世纪 60 年代发明。当然比用手指舀冰淇淋要好。

# 第 15 章
# 对于食物，
# 为什么您会爱您所爱

从营养学角度来讲，味觉是感知饮食中味道的能力。偏好是对一种食物的欣赏和对另一种食物的厌恶。味觉是一种物理反应，依赖于被称为味蕾的特殊身体器官。虽然一个人的文化背景对其饮食偏好会有决定性的影响，但这种偏好也可能取决于基因、病史以及对特定食物的个体反应。

## 解决味觉问题：大脑和舌头如何协同工作

味蕾是感觉器官，能让您感知食物中不同的味道——换句话说，味蕾可以品尝吃下的食物。

味蕾（又称味觉乳头）是舌头表面的小突起（见图 15-1）。每个味蕾都包含一组受体细胞，它们锚定着一个被称为微绒毛的天线状结

173

构，微绒毛通过味蕾中心的缝隙（或小孔）向上突出，有点像一根线穿过薄荷糖（想对微绒毛及其在消化道中的作用有更多的了解，请参阅第 2 章）。

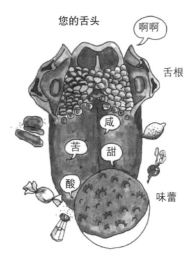

图 15-1　了解您的舌头

味蕾中的微绒毛通过神经纤维将食物中的风味化学物质传递给大脑，从而将信息转化为感知："这真好吃！"或"那太难吃了！"

## 基本五味

人类的味蕾能识别 5 种基本口味：甜、酸、苦、咸和鲜味（umami）——最后一个日文单词是指一种丰盈的口感，是与谷氨酸相关的风味，谷氨酸就是使大豆、豆腐和豆豉等豆制品具有特殊风味的氨基酸。

起初，科学家们认为，人们用特定的味蕾对特定的口味进行品尝：甜味的味蕾仅能品尝甜味，酸味的味蕾仅能识别酸味，以此类推。现代科学提出新的认识，味蕾群协同工作，使食物中的风味化学物质与味蕾中的化学键相连，形成可以识别甜、酸、苦、咸，当然还有鲜味的模式。这一过程的技术术语称为"味觉编码的跨纤维模式理论"。甜味、酸味、苦味和咸味的受体模式已经初步确定，但鲜味的模式仍然难以捉摸。

命名了 5 种基本口味后，现在营养学研究人员认为还有其他 6 种味蕾模式可以识别：

> » 钙，许多人形容它本身是"苦的""白粉味的"，这种味道被乳制

品中的脂肪所掩盖。

» 二氧化碳（$CO_2$），是使软饮料和香槟产生气泡的气体。2009年，研究人员在老鼠的酸味细胞上发现了一种专门用来品尝二氧化碳的酶。在人体里是否也存在这种酶仍然是一个疑问。

» 清凉，想象一下吃新鲜薄荷的感觉，just cool。

» 脂肪，可以说脂肪是一种味道，或是一种奶乎乎的感觉。对脂肪的味道（或奶油味）敏感的人不太可能超重，很可能是因为一点点高热量的脂肪食物就让他们觉得"腻"。

» Kokumi，这是个日文单词，意为"丰盛"，是可以与钙协同作用以增强其他味道的物质。

» 辣，舌头中有一种称为"分子温度计"的受体，当与辛辣成分接触时，如辣椒中的辣椒素，可以产生的一种"热"味，称之为"辣"。

体验这6种味道的方式还有待最终确定，所以请继续关注：您永远不知道感觉系统最终会揭示出什么其他奇迹。

## 健康与味蕾

一些疾病，包括普通感冒和臭名昭著的新型冠状病毒肺炎，都可能会改变患者品尝食物的能力，导致部分或全部味觉丧失（ageusia）。或者可能会体验到味觉错乱，也就是混淆各种味道，把酸当成苦，把甜说成咸，反之亦然（见表15-1）。

表15-1 导致难以品尝食物的原因

| 诱因 | 结果 |
| --- | --- |
| 舌的细菌或病毒感染 | 产生阻碍味蕾的分泌物 |
| 口腔、鼻或咽部外伤 | 损伤味觉信号神经传导 |
| 口咽部的放射性治疗 | 损伤味觉信号神经传导 |

一些药物也会影响味觉。例如，一些兴奋剂，如阿德拉（Adderall）和哌甲酯（利他林），会使苦味更加强烈。一些抗生素，如青霉素、阿莫西林、阿莫西林-克拉维酸、头孢唑啉和头孢氨苄可能会影响人体对锌的吸收，从而导致锌缺乏，使口腔中留下金属味道。其他一些抗生素，如克拉霉素、甲硝唑和加锂的四环素（一种用于治疗双相情感障碍的药物）也会让人尝到金属的味道，但还不知道原因是什么。如果您正在使用视黄酸治疗严重的痤疮，最好不要同时使用柠檬滴

剂——这会中断让您尝到酸味的感觉通道。最后，还有一些药物可以造成暂时性的味觉完全消失，包括抗癫痫药物卡马西平，用于缓解肠易激综合征（IBS）的双环胺（Bentyl）和莨菪碱（Levsin），用于降低血压的地尔硫䓬和氢氯噻嗪（HCTZ），利尿药醛内酯，最后提到但并非最不重要的是特比萘芬（兰美抒霜），用于治疗手指甲和脚趾甲真菌。

## 鼻子知道，眼睛也知道

正如第 2 章中所提到的，鼻子对味觉的感知很重要。就像食物的质地能刺激感官一样，气味也会刺激感官。想想您在喝白兰地之前是如何闻的，烤面包的美妙香气是如何温暖心灵的——更不用说此时唾液腺是怎样"汹涌"了。如果一个人不能闻到食物的气味，就不能算真正地品尝。任何一个得过感冒的人都知道，当您的鼻子被塞住，嗅觉变迟钝时，几乎所有的东西尝起来都像嚼蜡。如果您说您从不感冒。那么请闭上眼睛，捏住鼻孔，让人把一小块生洋葱或新鲜苹果放进您的嘴里，以此来验证这个理论。我敢打赌您不看也不闻就分不清哪个是哪个！

食物的颜色也是让人产生食欲的重要原因之一。多项研究表明，当测试人员改变食物的颜色时，人们会发现它们（食物，而不是测试人员）的吸引力会变低。例如，蓝色土豆泥或绿色牛肉在激发人的食欲方面每次都会输给普通的白色土豆泥和红肉。

一个著名的食物味道实验是用味道与颜色不匹配的果冻进行的。即使经过慎重思考后，超过一半的受试者都会说，果冻的味道与颜色有关——例如，绿色果冻的味道像青柠，橙色果冻的味道像橘子——即使实际上味道是相反的。

## 愚弄味蕾

混合食物会降低味蕾正确识别味道的能力。例如，当您啜饮葡萄酒（即使是口感相当丝滑的葡萄酒）时，味蕾也会尝到刺激性的味道。但是，如果您先吃一口奶酪，葡萄酒的口感会更顺滑（酸度更低），因为奶酪的脂肪和蛋白质分子包裹着您的受体细胞，使得酸性葡萄酒分子无法与之连接。

类似的现象也发生在连续品酒的过程中（一个接一个地品尝许多种葡萄酒）。当您尝试两种同样干性、酸性的葡萄酒时，第二种往往会更醇厚，这是因为第一种葡萄酒中的酸分子填满了感知酸性的化学键。喝完一杯干性葡萄酒之后再喝一杯甜酒，甜度通常会更明显。

还有一种方法可以愚弄您的味蕾：吃洋蓟。洋蓟叶基部的肉质部分含有洋蓟酸（cynarin），这是一种甜味化学物质，可以让您在尝过洋蓟后，再吃任何食物都会变得更甜。

# 确定美味的程度

在决定什么味道更美味时，几乎所有人和大多数动物都有 4 个共同点：喜欢甜食，渴望盐，追求脂肪，避免苦（至少一开始是这样）。

这种共同选择植根于生物学和进化论。事实上，甚至可以这样说，当您想吃好吃的东西时，整个人类——尤其是您的祖先——都会与您有跨越时空的接触。

## 倾听身体的声音

有个事实值得细细咀嚼：美味的食物——甜食、咸食、高脂饮食——对健康的身体是必不可少的。

» 甜食是快速能量的来源，因为它们所含的糖可以迅速转化为葡萄糖，燃烧产生能量。（详情请查看第 8 章，了解身体如何使用糖类。）更重要的是，甜食会让您心情愉悦，感觉很好。吃甜食会让您的大脑释放一种称内啡肽的天然止痛剂。甜食还可以使血液中的肾上腺素水平升高，肾上腺素由肾上腺分泌，被称为"战斗或逃跑"激素，因为当您感受到威胁时，肾上腺素分泌增加，此时必须决定是站在地面上战斗，还是赶紧逃跑。

» 盐对生命至关重要。正如第 12 章中所解释的那样，盐能使人类的身体保持体液平衡，并调节电解质平衡，电解质能为神经细胞供能，从而激发生物电信号，刺激肌肉收缩，维持器官功能，并帮助大脑传递指令。

» 脂肪食物所含的卡路里（能量）甚至比糖类更丰富。所以当您非常饿的时候，最想吃的是脂肪类的食物也就不足为奇了。（第 5 章和第 7 章详细解释了如何利用脂肪获取能量。）

» 对高脂饮食的喜好可能与性别有关。大量研究表明，女性更喜欢脂肪加糖（如巧克力），而男性似乎更喜欢脂肪加盐（如薯条）。

近年来，美国肥胖症患者不断增加（详见第 4 章），食品行业可能是一个很重要的推手，通过制造多层次产品，来操纵我们对更多食物的自然欲望：脂肪在盐之上，糖在脂肪之上。反过来也可以。需要证据吗？看看 2010 年推出的美味无比的椒盐脆饼巧克力豆吧：椒盐脆饼上加入富含脂肪的巧克力，再裹上糖衣，每盎司含 150 卡路里、4.5 克脂肪、24 克碳水化合物（其中 17 克是糖）。好吃吗？还是太难吃了？

## 喜欢您周围的食物：地理和风味

马文·哈里斯（Marvin Harris）是一位人类学家，他对食物史有着特殊的兴趣。哈里斯在其经典著作《好吃：食物与文化之谜》（*Good to Eat: Riddles of Food and Culture*，西蒙与舒斯特出版社，1998）中提出了这一有趣的现象。

假设您住在一片森林里，有人把 20 美元和 1 美元的钞票别在树枝上，您会伸手去拿哪个？当然是 20 美元的钞票。但是等等，假设只有几张 20 美元的钞票夹在数百万张 1 美元钞票中呢？

现在，我们用鸡来代替 20 美元的钞票，用虫子来代替 1 美元的钞票，您就会明白为什么生活在虫子数量远远超过鸡的地方的人会花时间和精力去挑选大量的高蛋白虫子，而不是追逐那仅有的鸡——尽管如果一只鸡掉进锅里，他们是不会拒绝的。

### 令人毛骨悚然的营养素

谁说烤蚱蜢不如龙虾好吃呢？毕竟，他们都有瘦长的身体和很多条腿。这二者的显著区别在于营养成分，虫子如何打败了龙虾的手（或者是脚）呢，且看表 15-2。

表 15-2　各种食物的营养素含量

| 3.5 盎司食物 | 蛋白质 / 克 | 脂肪 / 克 | 碳水化合物 / 克 | 铁 / 克 |
| --- | --- | --- | --- | --- |
| 水甲虫 | 19.8 | 8.3 | 2.1 | 13.6 |
| 红蚂蚁 | 13.9 | 3.5 | 2.9 | 5.7 |
| 蟋蟀 | 12.9 | 5.5 | 5.1 | 9.5 |
| 小蚂蚱 | 14.3 | 3.3 | 2.2 | 3.0 |
| 大蚂蚱 | 20.6 | 6.1 | 3.9 | 5.0 |
| 龙虾 | 22.0 | <1.0 | <1.0 | 0.4 |
| 蓝蟹 | 20.0 | <1.0 | 0 | 0.8 |

数据来源：美国农业部和爱荷华州立大学 (www.ent.iastate.edu/misc/insectnutrition.html)。

因此，选择食物的第一条规律是：人们倾向于吃容易获得的食物，这解释了世界各地烹饪习惯的差异。

这里还有第二条规律：食物要想有吸引力（好吃），必须既有营养，又相对容易获得或经济实惠。

符合一项要求但不符合另一项要求的食物可能会被排除在"好吃的"之外。例如：

» 人类的胃无法从草中难以消化的膳食纤维中摄取营养。所以，即使草遍地生长，在一般情况下，它也不会出现在您的沙拉中。

» 奶牛比植物难饲养，尤其是在南亚炎热的阳光下；猪可以吃人类的食物，所以它们会争夺人类的食物供应。换言之，尽管奶牛和猪都能提供丰富的营养，但有时奶牛和猪都不经济。对于为什么一些文化和宗教信仰反对将猪和牛作为食物，这是一个合理的解释，但并不唯一。

## 不喜欢的食物和风味

有时候，您可能真的不喜欢某种食物的味道，原因可能有：①由您的基因所决定。②您过去对这种食物的体验令您不快。对某种食物过敏并不是真正使您不喜欢这种食物的原因，在某些情况下，胃会为您做出决定。

### 基因决定

几乎所有人都本能地不喜欢苦的食物，至少第一次品尝时是这样。这种厌恶是一种保护机制。苦的食物通常是有毒的，所以不喜欢苦的东西是避免接触潜在有毒食物的一种原始但有效的方法。

来自美国盖恩斯维尔的佛罗里达大学食品和农业科学与人类营养研究所的琳达·巴托舒克（Linda Bartoshuk）声称，大约三分之二的人携带一种基因，使他们对苦味特别敏感。这个基因可能帮助他们的祖先在尝试食物的进化过程中生存下来。

拥有这种基因的人可以尝到非常低浓度的苯硫脲（PTC）。可以通过品尝浸有 6-n-丙基硫氧嘧啶的纸片来测试这种特性，6-n-丙基硫氧嘧啶是一种甲状腺药物，其味道和化学结构与 PTC 相似。那些说纸片尝起来很苦的人被称为 PTC 尝味者（PTC tasters）。只能尝出纸的味道的人被称为 PTC 味盲者（PTC nontasters）。

如果是 PTC 尝味者，可能会觉得糖精、咖啡因、盐替代品氯化钾以及食品防腐剂苯甲酸钠和苯甲酸钾的味道非常难闻。十字花科蔬菜中常见的风味化学物质也是如此。十字花科蔬菜是芥末家族的成员，包括花椰菜、抱子甘蓝、卷心菜、白菜花和萝卜。

还有一些人，不喜欢绿色香草芫荽的味道，觉得吃芫荽就像吃肥皂。是的，确实是肥皂。这二者之间是存在关联的：产生香菜味道的化学物质包括称为醛类的脂肪分子碎片。制肥皂也需要分解脂肪分子，这是一个产生醛类的过程。

虽然还没有确定让一些人厌恶醛类气味和味道的基因特征，但费城莫奈尔化学感官中心的科学家们相信，进一步地研究最终会发现这种决定基因。与此同时，如果您在反香菜阵营里，解决办法很简单：用欧芹代替。

### 和某种食物不愉快的交集

那些吃完某种食物真的会生病的人，这里说的是有恶心和呕吐症状的人，一定会记得那段不愉快的经历。《饮食心理学》（*Psychology of Eating and Drinking*，Routledge，2014）一书的作者、心理学家亚历山德拉·洛格（Alexandra W. Logue）说，有时候，一个人的厌恶情绪可能会非常强烈，以至于他们再也不会尝试这种食物——即使他们知道真正让他们生病的完全是其他原因，比如在吃饭前坐过山车，患流感，或者服用药物引起的胃部不适。

### 虽然过敏，但您喜欢这种食物

如果您对某种食物过敏，或有代谢问题，使您难以消化某种食物，您可能会较少吃它，但仍会像其他人一样喜欢它。例如，那些不能消化乳糖（牛奶中的糖）的人，每次吃冰淇淋时可能会使胃肠道产生大量气体，但他们仍然喜欢冰淇淋的味道。

### 消化系统说"不"

食物的消化是否取决于您对某种食物的喜好呢？在某种程度上讲，是的。把食物放进嘴里的简单动作需要刺激唾液的流动和消化食物所需的酶。一些研究表明，如果您真的喜欢某种食物，胰腺可能会释放出 30 倍于正常量的消化酶。然而，如果遇到讨厌吃的东西，您的身体可能会拒绝接受它：没有唾液流出，口腔变得非常干燥，甚至可能无法吞下食物。如果此时您强行把食物吞下，胃部肌肉也会反抗，消化道可能会抽搐，试图摆脱这些可怕的东西。

# 改变菜单：适应异国食物

尝试新食物是一种冒险。有些人可以很快地接受盘子里的食物。他们第一次尝试新的食物或新口味时就会喜欢上它们。另一些人可能第一次接触某种新食物时并不喜欢，但随着时间的推移，曾经看似奇怪的东西可能会成为晚餐菜单上的一项。

## 学着喜欢不寻常的食物

接触不同的人和文化可以拓展您的胃口。有些人对某种食物有禁忌，例如马肉、蛇肉、狗肉，可能只是他们太过情绪化，无法克服心理上的因素。其他没有情感包袱的人则乐于去体验。第一次品尝时，人们通常不喜欢很咸、很苦、很酸或口感很滑的食物，如鱼子酱、咖啡和牡蛎，但许多人后来学会了享受它们。

接受这些食物对生理和心理都有好处：

» 一些苦味食品，如咖啡和不加糖的巧克力，是相对温和的兴奋剂，可以暂时改善情绪和身体状况。

» 口味强烈的食物，如咸味鱼子酱，对味蕾提出了挑战。

» 像牡蛎这样的食物，在第一次看到或品尝时可能会觉得很恶心，但它却是财富或世俗的象征。尝试它们意味着您能巧妙地面对生活。

令人高兴的是，受过"教育"的、富有冒险精神的味觉可以是一种快乐，这种快乐可以持续您的一生。专业品茶师、品酒师和其他能够辨别哪怕是最小的味觉差异的人，只要他们继续以美味、调味良好的食物来刺激味觉，就可以一直享受上天赐予他们的礼物。

换句话说，和成人的其他感官一样，味觉也是"用进废退"。

## 搅拌炖肉：迁移对烹饪的好处

如果您有幸生活在一个吸引了许多移民的地区，您的用餐体验会受到其他人对饮食的喜好（其他饮食文化）来调味。例如，在美国，"大杂烩"不是一个空话。美国烹饪简直就是五彩的泡沫，每个来到这里的群体都会为之增添色彩。

表 15-3 列出了一些具有特定民族或地区烹饪特色的食物和食物组合。想象一下，在一个每个人都有着完全相同的种族、民族或宗教背景的地方，您的生活会多么单调。只要想一想就足以让您站起来大声欢呼："为餐桌上的多样性喝彩吧！"（想有些直观感受，请查阅表15-3。）

表 15-3　地理位置和饮食偏好

| 如果您的祖先来自这里 | 您可能会喜欢这样的饮食搭配 |
| --- | --- |
| 欧洲中东部 | 酸奶油、土茴香或红辣椒粉 |
| 中国 | 酱油、料酒和生姜 |
| 德国 | 醋糖烤肉 |
| 希腊 | 橄榄油和柠檬 |
| 印度 | 孜然、咖喱 |
| 意大利 | 西红柿、奶酪和橄榄油 |
| 日本 | 酱油、米酒和糖 |
| 韩国 | 酱油、红糖、芝麻和辣椒 |
| 墨西哥 | 西红柿和辣椒 |
| 中欧 | 牛奶和蔬菜 |
| 波多黎各 | 米饭和鱼 |
| 西非 | 花生和辣椒 |

亚历山德拉·洛格（A. W. Logue），《饮食心理学》，第二版（纽约：W.H.Freeman and Company，1991）。

当然，享受别人的食物并不意味着美国人没有自己的美食。表15-4 列出了美国制造的味觉感受，其中有许多是由移民厨师创造的，他们的才能在美国的厨房里绽放。

表 15-4 诞生于美国本土的饮食

| 食物 | 诞生地 |
| --- | --- |
| 烘豆 | 波士顿，清教徒根据印第安人的菜肴改造而成 |
| 水牛城辣鸡翅 | 水牛城，纽约，20世纪60年代 |
| 巧克力饼干 | 由马萨诸塞州面包师露丝·韦克菲尔德（Ruth Wakefield）于20世纪30年代制作，以其家族客栈命名 |
| 蛤蜊浓汤（Clam chowder） | 波士顿（chowder 一词来自法语 la chaudière，渔民用来制作大锅汤的大铜汤锅） |
| 玉米面包 | 印第安人菜肴 |
| 汉堡包 | 到处都有（最初除了德国汉堡市民外，所有人都管它叫汉堡牛排） |
| 什锦烩饭 | 路易斯安那州，将法裔加拿大人（Cajun）饮食与本土沿海烹饪相结合而成 |
| 花生酱 | 由乔治·华盛顿·卡弗（George Washington Carver）制作，1904年在圣路易斯世界博览会上推出 |
| 薯片 | 纽约，萨拉托加斯普林斯 [1853年，纽约萨拉托加斯普林斯月亮湖洛奇度假村的土著美国人/非裔美国人厨师乔治·克拉姆（George Crum）制作] |
| 田园沙拉酱 | 由加利福尼亚隐谷牧场的史蒂夫·亨森（Steve Henson）于20世纪50年代制作 |
| 蛋奶软糕 | 美国南部（由美洲土著玉米布丁改造而来） |
| 维希奶油浓汤 | 纽约，一般认为是纽约丽思卡尔顿酒店的厨师路易·迪亚特（Louis Diat）于1917年首次制作，据说他为纪念自己出生的城市法国维希（Vichy）而给其制作的冷土豆奶油汤命名 |

詹姆斯·特拉格（James Trager），《美食书》（纽约：Grossman Publishers，1970）。
网站：http://cookingfortwo.about.com/od/soupssaladssandwiches/r/Vichyssoise.htm。

本章亮点

» 介绍《2020—2025 年美国居民膳食指南》
» 添加 2019 年加拿大版膳食指南的信息
» 明智的食物选择
» 现实生活中的使用指南

# 第 16 章
# 构建更新、更进步的健康饮食

　　从古至今，无数科学家致力于寻找能让人类健康长寿的饮食。美国心脏协会建议关注脂肪摄入量；美国癌症协会表示要多吃水果和蔬菜；美国糖尿病协会说，要有规律地进食，这样血糖才能保持平衡；食品安全监督部门基本上会说，如果这种食物吃起来很美味，还是少吃为妙！

　　令人高兴的是，有一群人把上述一切都综合考虑到了。美国农业部、卫生和公众服务部联合制定了《2020—2025 年美国居民膳食指南》，让人们在决定吃什么时，能够做出享受美味和有益于健康的两全选择。

## 美国居民膳食指南

《美国居民膳食指南》是由美国农业部、卫生和公众服务部（USDA/HHS）于1980年首次出版的一本20页的小册子，内容很紧凑。

从那之后，美国农业部、卫生和公众服务部已经发布了8个修订版（分别为1985年、1990年、1995年、2000年、2005年、2010年、2015年和现在的2020年）。2010年的那一版多达110页，内含众多的单词、句子和段落，其中一些还重复了好几次，直到2011年1月31日才发布，此时距离下一版的发布时间表只有1个月。

2020—2025年版的《美国居民膳食指南》于2020年12月的第二周如期发布，在互联网上发布的时间比前一个版本提前了近1个月。

令人惊讶的是，迄今为止，最人性化的指南仍然是2000年版，这一版似乎是由真正喜欢饮食的人编写的。在第一段的第一句话中可以看到这样的人类哲学："吃是人生最大的乐趣之一。"

与之形成对比的是2005年版的《美国居民膳食指南》的第一句话："1980年首次出版的《美国居民膳食指南》提供了基于科学的饮食建议，通过饮食和体育活动促进健康并降低患慢性病的风险。"唉，所见即所得，您看到的是直言不讳的、赤裸裸的、冷冰冰的事实。

2010年版《美国居民膳食指南》是一份冗长但有针对性的指南，它一心一意地关注大多数美国人体重超重的事实（见第4章）。这一指南要传达的信息再清楚不过了：控制饮食，控制体重，保持健康。

2015—2020年版《美国居民膳食指南》有3个多段式章节、14个附录、19个表格和24个图表，其中一些将美国人的现实情况与指南推荐情况进行比较，让人们更清晰地看出在遵循饮食指导方面美国人做得多差。这一版本还提供了与之前相似的常识性的饮食信息，但在口味方面进行了一些重要的改变。

2020—2025年版《美国居民膳食指南》有很多新内容（将在本章中为您介绍）。这一版中，有些部分的语言很具有科学性，有些部分又很人性化，这很像我们多元的美国饮食。

**注意**：在本章中，当您看见"见第10章"时，指的是本书中的第10章，而不是指南中的章节。

# 2020—2025年版《美国居民膳食指南》的创新点

总的来说，我们可以跟踪细微的重点转移来发现这些年来饮食指南的变化。例如，从1980年到1995年，指南提出了"饮食要多样化"的简单提示后，在2000年，这一建议被扩展到推荐使用膳食结构金字塔（见第17章）做出营养选择，其中包括各种谷物、水果和蔬菜。2010年，"我的餐盘"将膳食结构金字塔从桌子上推了下来，这一举动至今仍令一些消费者感到遗憾。

2020—2025年版《美国居民膳食指南》提供了一份混合大餐：膳食结构，这是管理食物选择的新方法，详见第17章。现在，让我们专注于2020—2025年版的创新点。以下是指南中专家的10条建议，"让您吃下的每一口都有价值"。

1. 膳食指南的制定是为了帮助所有美国人。

这些以科学为基础的建议适用于所有人，包括健康人，以及那些患有食物相关疾病（如乳糜泻）或有肥胖、厌食症或贪食症风险的人（见第14章）。

2. 2020—2025年版有四个总体指导方针：
- 致力于让您在人生的每个阶段都能轻松地享受健康饮食。
- 根据自己的特殊需要和食物喜好定制饮食架构。
- 如何在热量限制范围内获得所需营养物质，以保持身体健康。
- 远离高糖、高饱和脂肪和高钠的食品和饮料，并限制酒精饮料的摄入。

3. 这一版指南中有一些关键提议支持这四项总体指导方针，包括基于科学回顾所建立的关于限制饮食的定量建议。

2020—2025年版指南根据2015—2020年版的指南，提出以下建议：限制糖、饱和脂肪、钠和酒精饮料的摄入量。这意味着将饮食中添加糖的量控制在每天总热量的10%；将饱和脂肪限制在10%以下（有关更多脂肪知识，请参阅第7章）；将钠摄入量限制在每天2 300毫克以下（如第12章所述）；而且，如果喝酒精饮料，男性每天最多喝2杯，女性每天最多喝1杯（关于酒精饮料的更多内容，请参阅第9章）。

4. 这一版膳食指南首次按生命阶段提供指导，从出生到成年，包括妊娠期和哺乳期。

当指南中说"每个人"时，他们真的是认真的。本版指南按章节为每个生命阶段提供了指导，因此，它强调了一个事实，即何时遵循健康饮食都不会太早或太迟。

5. 这一版提出了一个行动口号："遵循膳食指南，让您吃下的每一口都算数。"

像所有优秀的啦啦队员一样，撰写最新指导方针的专家们也有一个吸引人的新口号。耶，优秀的团队！

6. 营养丰富的食物应该是第一选择。

想知道您需要多少营养？第3章给出了答案。

7. 这一版本是关于膳食模式的指南，而不仅仅是健康的选择。

忘记原来的金字塔膳食结构吧。扔掉2015—2020年的餐盘膳食结构吧。是时候按照第17章中概述的基于整体健康选择的膳食结构来摆桌子了。

8. 大多数美国人仍然不遵守膳食指南。

美国人在健康饮食指数（healthy eating index，HEI）上的平均得分为59分（满分为100分），该指数用于衡量实际饮食与饮食指南的一致程度。（有关HEI的更多信息，请参阅下文的专栏。）四分之三的人没有吃足够的水果、蔬菜和奶制品。大约三分之二的人贪吃添加糖；77%的人摄入了超过了建议限值的饱和脂肪，90%的人食用过多的咸味食物。

9. 三个关键的饮食原则：

· 从食物和饮品中获取营养，而非保健品。

· 食物的种类要齐全，如水果、蔬菜和谷物。

· 往盘子里夹食物时要小心：分量很重要。

10. 这一版膳食指南旨在适应个人喜好、饮食文化和预算。

正如您在这10点的开始所读到的，这些指导方针是针对每个人的，所以请使用他们提供的建议，根据自己的需要，特别是自己的个性和文化偏好，定制健康的饮食食谱。换句话说，在您的餐桌上摆上满足需要的食物。（更多信息请参阅第17章。）

如果想阅读HIE文本内容，请访问www. dietaryguidelines.gov/resources/2020—2025-dietary-guidelines-online-materials/top-10-things-you-need-know-about-dietary。

## 健康饮食指数

　　健康饮食指数（HEI）包括了健康饮食的 13 个组成部分：单个食物（如完整的水果）、食物组（如蛋白质食物）和单种营养素（如饱和脂肪）。可以通过把每种食物的营养价值加起来，计算出自己饮食的营养价值。标有"合格"的食物得分越高，饮食越健康；标记为"中等"的成分得分越高，表示得分越低。而且，如果整个菜单越符合《美国居民膳食指南》，HEI 得分就越高（见表 16-1）。

表 16-1　2015 版 HEI[1] 的内容和评分标准

| 内容 | 最高得分 | 最高分标准 | 0 分标准 |
|---|---|---|---|
| **合格** | | | |
| 水果总量[2] | 5 | ≥ 0.8 杯当量 /1 000 千卡 | 无水果 |
| 完整的水果[3] | 5 | ≥ 0.4 杯当量 /1 000 千卡 | 无完整水果 |
| 蔬菜总量[4] | 5 | ≥ 1.1 杯当量 /1 000 千卡 | 无蔬菜 |
| 绿色蔬菜和豆类[4] | 5 | ≥ 0.2 杯当量 /1 000 千卡 | 无深色蔬菜和豆科植物 |
| 全谷物 | 10 | ≥ 1.5 盎司当量 /1 000 千卡 | 无全谷物 |
| 奶[5] | 10 | ≥ 1.3 杯当量 /1 000 千卡 | 无奶制品 |
| 总蛋白质食物[4] | 5 | ≥ 2.5 盎司当量 /1 000 千卡 | 无蛋白质饮食 |
| 海产品和植物蛋白[4, 6] | 5 | ≥ 0.8 盎司当量 /1 000 千卡 | 无海产品或植物蛋白 |
| 脂肪酸[7] | 10 | (PUFAs+MUFAs)/SFAs ≥ 2.5 | (PUFAs+MUFAs)/SFAs ≤ 2.5 |
| **中等** | | | |
| 精制谷物 | 10 | ≤ 1.8 杯当量 /1 000 千卡 | ≥ 4.3 盎司当量 /1 000 千卡 |
| 钠 | 10 | ≤ 1.1 克 /1 000 千卡 | ≥ 2.0 克 /1 000 千卡 |
| 添加糖 | 10 | ≤能量的 65% | ≥能量的 26% |
| 饱和脂肪 | 10 | ≤能量的 8% | ≥能量的 16% |

1 最低和最高标准之间的纳入量按比例计分。
2 包括 100% 果汁。
3 包括所有水果，除外果汁。
4 包括豆科植物（大豆和豆类）。
5 包括所有奶制品，如液态奶、酸奶和芝士，以及强化大豆饮品。
6 包括海产品，坚果，种子，大豆制品（除外饮品），以及豆科植物（大豆和豆类）。
7 多不饱和脂肪酸（PUFAs）和单不饱和脂肪酸（MUFAs）在饱和脂肪酸（SFAs）中所占的比例。

数据来源：美国农业部食品和营养服务局。

## 脂肪因素

关于脂肪，2020—2025 年的指导方针只是简单地说要明智，但不强迫：只需尽量避免饱和脂肪酸，以及摄入较少胆固醇。

正如前一版指南中所述，这一简单的声明是基于这样一个事实，即当被告知要减少脂肪摄入时，大多数人只少吃脂肪——不管是好的脂肪、坏的脂肪，还是介于两者之间的。实际上有一些脂肪，比如鳄梨和坚果等植物性食物中的脂肪（请查看第 29 章了解这些明星食物的更多信息），对身体是有好处的。

脂肪建议 1：减少食物中固体脂肪的摄入，从而减少饱和脂肪酸的摄入量。要做到这点，只需使用一把锋利的刀，尽可能多地从肉类和家禽中去除可见脂肪，并剥下富含脂肪的家禽皮。

脂肪建议 2：液体脂肪，又称油，是饱和脂肪酸和不饱和脂肪酸的混合物。您可以翻阅第 7 章，了解哪些油的饱和脂肪酸含量高，哪些油的饱和脂肪酸含量低。

### 是脂肪的重量还是水的重量？

您家里的浴室里有体重秤吗？这里有一个有趣的试验，为期 3 天，可以让您理解高盐 / 高钠饮食如何影响体重。

第 1 天，醒来后立即称体重。在剩下的时间里，继续吧，尽情地吃吧——要对美国心脏协会说"对不起"了——尽情地吃高盐 / 高钠的薯片和香肠吧。

第 2 天，上称后您会大吃一惊！体重比第 1 天重 1 磅、2 磅甚至 3 磅！这是为什么？因为钠是亲水的（hydrophilic, hydro= 水；philic= 爱）。它不会增加体内的脂肪量，但会增加组织中的水分含量，从而增加体重。

幸运的是，这种体重的增加是暂时的。当您恢复正常饮食，减少多余的盐 / 钠，在第 3 天，体重应该恢复到第 1 天的水平。

## 减去添加糖

新的指南再次建议避免食用添加甜味剂的食物。注意"添加"这个词，意思是要改变您的饮食，以减少含添加糖的食物，如蛋糕和饼干，或 3 勺糖的咖啡，而不是避免含有天然糖的食物，如水果。（关于替代甜味剂，参阅第 19 章。）

## "零卡"并不意味着"饮食安全"

减肥苏打水并没有列入指南推荐的无糖饮料清单。为什么？因为一些研究表明，这些饮料并不能有助于减肥，反而会导致体重增加。这也许是因为它们会让您吃一些其他人不会选择的东西（"我已经喝了一杯减肥苏打水，所以我可以吃一块布朗尼"）。

2005 年，圣安东尼奥得克萨斯大学健康科学中心的一个研究小组发布了一项为期 8 年、基于 1 550 人的研究数据，研究表明在饮用加糖苏打水的人中，超重甚至是肥胖的风险如下：

- 每天饮用量不超过 0.5 罐的人，26%。
- 每天饮用 0.5—1 罐，30.4%。
- 每天饮用 1—2 罐，32.8%。
- 每天饮用超过 2 罐，47.2%。

这并不奇怪。但看看人们饮用无糖软饮料的超重或肥胖风险：

- 每天饮用量不超过 0.5 罐的人，36.5%。
- 每天 0.5—1 罐，37.5%。
- 每天 1—2 罐，54.5%。
- 每天超过 2 罐，57.1%。

换句话说，一个不那么令人愉快的结论是，从统计学上讲，每天喝一罐减肥苏打水，体重增加的风险就会增加。是不是越来越觉得水很好了，不是吗？

## 获得足够的必需营养物质

由于各种原因，即使是适当的饮食也可能造成特定营养物质的缺乏。举个例子，随着年龄的增长，我们的身体从食物中吸收维生素 $B_{12}$ 的能力会降低，补充维生素 $B_{12}$ 是明智的选择。

一如往常，新一版指南强调需要获得足够量的重要营养物质。

有关每种营养物质的推荐量以及对其益处的详细解释，请参阅第 8 章（膳食纤维）、第 10 章（维生素）和第 11 章（矿物质）。

## 为了找到好吃的，去钓鱼吧

要在吃什么鱼和吃多少鱼之间找到一个平衡点是很有挑战性的。一方面，鱼类提供了无可否认的有益的 ω-3 脂肪酸二十碳五烯酸（EPA）和二十二碳六烯酸（DHA），其益处参阅第 7 章。另一方面，一些鱼被甲基汞污染，甲基汞是一种有毒金属，可对神经和心血管造成严重破坏，尤其是对胎儿和儿童。

考虑到这一点，新版指南建议大多数健康人每周食用约 8 盎司的鱼和海鲜，以获得每天 250 毫克的 EPA 和 DHA，从而降低健康人群死于心脏病的风险，让新生儿更加健康。

可选择的鱼类包括鲑鱼、凤尾鱼、鲱鱼、西鲱、沙丁鱼、太平洋牡蛎、鳟鱼以及大西洋和太平洋鲭鱼。儿童以及育龄期、妊娠期或哺乳期的妇女应避免食用所有鲭鱼、鲨鱼、旗鱼和瓦片鱼，这些物种是公认的高度污染海产品。儿童以及育龄期、妊娠期或哺乳期的妇女每周应该吃不超过 12 盎司的鱼，包括不超过 6 盎司的罐装长鳍金枪鱼。（鱼类及其汞含量清单见第 24 章。）

## 带上蔬菜

1980 年，第一份饮食指南指示消费者"吃含足够淀粉和纤维的食物"。到 1990 年，这一说法已经变成了"选择一份含有大量蔬菜、水果和谷物制品的食谱"。今天，新的指南直接告诉您，盘子里的一半应该是蔬菜和水果，或者最好是满盘：新的指南直截了当地说，富含蔬菜的饮食有利于健康，包括减轻体重，降低心脏病风险，最重要的是延年益寿。

## 迈开腿吧

有规律的体育活动是您为了改善健康，自己可以做的最简单也是最重要的事情之一。

显然，当想到"锻炼"时，首先想到的可能是"减肥"。这很有道理，因为当您从食物中摄入的卡路里（能量）超过运行身体各系统功能（心脏、肺、大脑等）和做一天的体力劳动所需时，最终会将多余的卡路里储存为身体脂肪。换句话说，会增加体重。反之亦然。当您一天消耗的能量超过作为食物摄入的能量时，会从体内储存的脂肪中提取出所需的额外能量，从而达到减肥的目的。

您不必是数学家就可以将这一原理简化为两个简单的方程式，其中 $E$ 代表能量（卡路里），">"代表"大于"，"<"代表"小于"，"$W$"代表"重量的变化"：

如果 $E$ 输入 $>E$ 输出：$E$ 总计 $= +W$

如果 $E$ 输入 $<E$ 输出：$E$ 总计 $= -W$

这并不是爱因斯坦的相对论，但您肯定能明白。要了解能量输入、能量输出理论的实际例子，请在本页放上书签，然后翻到第 3 章，了解如何计算一个人每天可以消耗的卡路里数，同时又不至于增重。即使是轻微的运动也会使您可以狼吞虎咽地吃下一些热量，而不会增加体重。活动越剧烈，允许摄入的热量就越多。假设您是一个 25 岁的男性，体重 140 磅。用第 3 章中的公式计算，您每天需要 1 652 卡路里来运行身体系统。很明显，您需要更多的卡路里来做日常体力工作，如只是四处走动，或锻炼。

当然，控制体重并不是运动能获得的唯一好处。2018 年，卫生和公众服务部发布了一套全新的数据，介绍了从学龄前儿童到老年人的各个年龄段为什么要锻炼以及如何锻炼。

首先，新规则定义了三种类型的锻炼：

» 有氧运动，可提高心率和呼吸。适度的有氧运动包括快步走、在平地上骑自行车和跳舞。剧烈的有氧运动包括慢跑、打网球或骑自行车上山。

» 肌肉强化活动，如阻力训练，可提高骨骼肌的质量和强度，如手臂、腿、背部等。

» 骨骼锻炼活动，是指任何对骨骼产生影响运动，如跑步或举重。

然后，在制定了标准之后，他们开始讨论具体问题：

» 锻炼增加肌肉。经常进行锻炼的人，肌肉组织会比普通人多。由于肌肉组织比脂肪组织重，所以运动员（即使是周末勇士型运动员）最终可能会比他们开始运动减肥之前增加体重。但从长远来看，较高的肌肉脂肪比例比实际体重（磅）数更健康、更重要。改变身体肌肉与脂肪比例的运动可以让您在长寿赛跑中更有优势。

» 运动可以减少体内储存的脂肪量。那些腹部比臀部脂肪多的人（换句话说，就是苹果形身材而非梨形身材的人）更容易患体重相关疾病。锻炼有助于减少腹部脂肪，从而降低患体重相关疾病的风险。可以用卷尺测量一下您的腰围和臀围来确定自己的体型。如果腰（腹）围更大，您就是一个苹果。如果臀围更大，您就是一个梨。

» 锻炼增强骨骼。骨质疏松症（骨质变薄，易导致反复骨折）并不仅仅发生在小老太太身上。诚然，平均而言，女性的骨质比男性流失得更快、更显著，但在30多岁之后，每个人——不管男性和女性——都开始了骨质流失。锻炼可以减缓、停止甚至在某些情况下逆转这一过程。此外，运动可以增强肌肉，肌肉可以帮助支撑骨骼。骨骼越结实，骨折的风险就越小，反过来，即便是骨折，也越不容易出现致命的并发症。

» 提高脑力。您可能知道有氧运动会增加流向心脏的氧气量，但您是否也知道有氧运动也会增加流向大脑的氧气量？当繁忙的工作（或急促的焦虑）让您彻夜不眠时，明智的运动休息可以让您开心到天亮。据营养学家朱迪思·沃尔特曼（Judith J. Wurtman）博士说，当人在正常睡眠的时间里醒来并工作时，身体内部节奏会让身体降温，即使此时大脑在快速运转。简单地站起来伸展筋骨，在房间里走动一下，或者每隔一个小时左右做几个仰卧起坐，都可以加快新陈代谢，给肌肉增温，提高您保持清醒的能力，用沃尔特曼博士的话说，就是"延长您高效工作到深夜的能力"。尤里卡！（意为"我发现了"或"我找到了"，源于古希腊学者阿基米德。）

并不是每个人都能——也不应该——直接跑出来做重体力活，或者用落地传球来控制体重。事实上，如果您最近体重增加了很多，长时间超重，有一段时间没有锻炼，或者患有慢性疾病，那么在开始任何新的治疗方案之前，都需要咨询医生。（**注意**：千万不要去那些上来就让您躺在地板上运动，而不是首先检查心跳、呼吸等生命体征的健身俱乐部。）

最后，在制定了基本规则后，新版建议明确表示，所有活动都很重要。那些要求您必须一次做足够时长的运动的指南已经是昨日旧闻。

以上是一些基础内容。想要更多的细节吗？您可以点击以下链接：health.gov/sites/default/files/2019-10/PAG_ExecutiveSummary.pdf，找到完整的内容。

## 指南有用吗？

有用吧，也许。谁知道呢？

从好的方面来看，该指南为建立健康饮食提供了模板。

不利的一面是，没有多少人花时间来打造健康饮食。负面结果又难以证明，也就无法判断如果没有该指南，是否会有更多美国人超重。我们可以肯定的是，指南出台的时候，正是美国肥胖症爆发的时候。

## 北方（加拿大）营养指南

2019 年，加拿大发布了他们的最新版膳食指南——《食品指南》。该指南并不关注固定的食物种类或分量，而是强调用植物性食品取代大多数动物蛋白质和脂肪，避免饮用除水以外的大多数饮料。

该指南分为三个部分：健康饮食的基础、破坏健康饮食的食品和饮料以及饮食技能的重要性。

第一部分强调植物性食品的优点，建议加拿大人用植物性营养物质取代动物性蛋白质和脂肪。

在第二部分中，与他们的美国堂兄弟一样，加拿大人建议尽量避免食用加工和制备的食品和饮料，这些产品通常是高钠、高糖或高饱和脂肪酸（有时三者都高）的，会增加肥胖和慢性病的风险。

第三部分没有制定吃什么或远离什么的规则，而是强调烹饪等"食物技能"，这对于健康饮食、防止食物浪费以及准确了解食物中的成分非常重要。作为额外的彩蛋，该指南鼓励与他人一起制作和享受美食，因为单独用餐会导致不良的饮食习惯。

有关加拿大食品指南中的十个要点，请参阅第 28 章。

综上，最新指南的发布，就像之前 7 个版本的发布一样，可能会引发食品和营养界各个角落的批评。一般来说，这些批评可能会引起广泛的投诉，例如：

» 这些规则很好，但没有人遵守。毕竟，自 2005 年以来，指南一直规定每天至少吃 2.5 杯水果和蔬菜，但研究表明，只有 4% 的人——每 100 个美国人中仅有 4 个——能这样做。

» 持续强调食物成分，如脂肪、碳水化合物、维生素和矿物质，但现实中人们吃的是食物而不是营养物质，很难具体衡量。支持这一观点的人希望指南能推荐特定的食物，甚至是特定的菜单，而不是理论上的营养概念。

» 指南忽视了可持续性问题。生产一些食品，如肉类，比生产水果和蔬菜等其他食品需要更多的能源和更多的自然资源。在新指南发布之前的几年里，关于通过促进食品消费来保护地球以及地球上的人类，促进可持续发展目标的实现进行了大量讨论。

## 在哪里可以找到指南

要阅读和 / 或下载 2020—2025 年《美国饮食指南》或执行摘要，请访问 www.dietaryguidelines.gov 并从那里下载 PDF 版本。

尽管如此，这些指南虽然不完善，但确实提供了如何吃得明智的总体指导方针。

为了鼓励这一点，作者希望大家共同努力以实现一个共同的目标：与食品生产商、供应商和零售商建立合作伙伴关系，说服他们生产更多的符合饮食指南的食品，并继续促进在餐厅中能得到健康食物和一些食物产品，同时，鼓励人们参与各种环境下的体育活动。

这是本章的最后一部分。

生活不是一场测试。没有人会因为一年中的每一天都没有遵守美国农业部、卫生和公众服务部的建议而丢分。

因此，真正的指南应该是这样的：让好时光每隔一段时间滚动一次。然后，派对结束后，您要进行补救。在本周剩下的时间里，回归您的锻炼方案，回归您的健康菜单，许多营养丰富、美味的食物，这些应该是日常饮食的主要组成部分。

最后，您对自己的饮食可能已经有了一个理想的平衡方案，没有大惊小怪，没有混乱，并且与我在本章开头提到的 2000 年指南第一页的标题相一致："吃是生活中最大的乐趣之一。"

# 第 17 章

# 明智地选择膳食结构金字塔、膳食结构餐盘及膳食模式

这一章是关于膳食结构金字塔、膳食结构餐盘及膳食模式的，所有这些都像是为成年人设计的积木，以各种方式安排饮食，以搭建健康的饮食结构。

您可以选择一个，在笔记本上记下来，遵照执行，然后再选择另一个，创建不同的健康菜单，等等。无论怎么玩，最终获得的奖品都是拥有更健康的体魄。

## 查看基本饮食图片

所有有助于选择健康饮食的指南，其基本信息都包括一条，那就是"没有任何一种食物可以单纯地说是好的或坏的"，重要的是您吃了多少以及多久吃一次。因此，食物图片包含三个重要信息：

- » **多样性**：每种膳食指南都包含了数种不同的食物，这一事实告诉我们，没有任何一种食物能提供人体所需要的全部营养。
- » **适度**：在膳食结构金字塔或者在餐盘膳食结构中，会将某一组食物画得比其他组的食物小，或是在营养成分标签上清楚地标明对某一组食物的推荐量较少，这告诉我们，尽管每种食物都很有价值，但有些食物（如脂肪和糖果）最好还是少吃。
- » **平衡**：不能用相同的砖块来搭建饮食金字塔。不同大小的方块表明健康饮食是平衡的：每个食物组都有相应的量。

很明显，膳食结构金字塔、餐盘膳食结构和膳食模式中，一般会允许您吃任何喜欢的东西——只要您吃推荐的量，并按照建议的频率吃（多久吃一次或不经常吃）。

## 第一版美国农业部膳食指南金字塔

第一个膳食结构金字塔是美国农业部于 1992 年创建的，以回应对之前的政府食物选择指南的批评。之前的膳食指南又称四食物组计划（指蔬菜和水果、面包和谷物、奶和奶制品、肉类和肉类替代品四组食品），过于偏重来自动物的高脂肪、高胆固醇食物。

图 17-1 是美国农业部最初的食品指南金字塔。正如您所看到的，这个金字塔基于每天的食物选择，告诉您某种食物属于哪一食物组。与四食物组计划不同，金字塔将水果和蔬菜分为两个不同的组，并列出了每天每组食物应该吃的数量。每天进食食物的数量是规定在一定范围之内的。其下限是每天摄入 1 600 卡路里左右，上限是每天摄入接近 3 000 卡路里。

## 从金字塔到餐盘：膳食结构指南的演变

您可能会认为，在政府提出了用这种显然是很明智的膳食方式来决定吃什么之后，营养机构的每个人都会站起来异口同声地大喊："太棒了！"您错了。可以说，投诉几乎从膳食结构金字塔诞生的那一刻就开始了。

一方面，批评人士说，膳食结构金字塔不甚明确，将所有脂肪——好的、坏的以及介于两者之间的脂肪——都归为一类，而且没有区分全谷物（好的）和精制谷物（不好的）。另一方面，批评人士还表示，有一些建议具有决定性的意义，但方向是错误的——例如，允许食用

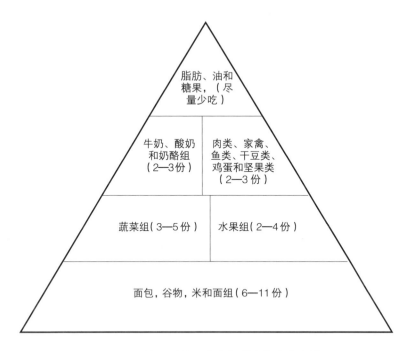

图 17-1　第一版美国农业部膳食指南金字塔

的红肉数量超过了真正（或至少是新兴）科学认为的最佳数量。同时，每个人都在问："为什么没有任何图片或句子告诉我们可以每天锻炼来控制体重？"

怎么办？来表演个营养学杂技吧。2005 年，美国农业部发布了一个新的膳食指南金字塔，这实际上是将第一个金字塔横向翻转。此版本的金字塔具有以下特点：

» 未标记部分代表日常饮食中的食物，不同部用不同颜色表示：橙色代表谷物，绿色代表蔬菜，红色代表水果，黄色代表油脂，蓝色代表牛奶，紫色代表肉类和豆类。

» 告诫人们"要多吃不同种类的食物，以建立更健康的膳食结构"，但没有针对任何食物组的每天具体分量提出建议。

» 给出了如何将某些变量填入表单，以了解根据年龄、性别和活动水平来决定每一组食物应该吃的分量。但让每个人都惊讶的是，这些影响因素居然没有包含身高和体重。

» 一个不分性别的年轻人在金字塔的一侧一步一步往上爬，提示身体活动，即便不是像超人（或超女）那样一步跳过高楼，都能改善您的营养状况，因为即使是很小的步子也能产生很大的不同。

所有这些东西可能都是新的提案，但是有所改进吗？并没有那么多。

您可以说我是傻瓜，可以说我老派，称我为最简单解决方案的忠实粉丝，但我还是要说，2005 版似乎不再是膳食结构金字塔了。2011年 5 月，美国农业部推出了最新的方案，在一个盘子里堆出（某种程度上）每种食物您应该吃的量。其中包括更多的蔬菜和更少的肉类。现在您可以访问美国农业部网站 www.choosemyplate.gov，将看到最新版本的官方膳食指南金字塔，哦，对不起，是膳食结构餐盘。

或者您可以在下一节中查看忠诚反对派给出的一张图表。

## 金字塔和餐盘的组合

政府文件，包括膳食结构指南，往往是一刀切的，也就是说，这些指南并不适合所有人。

您喜欢亚洲饮食吗？您愿意您的菜单上带有中美洲口音还是南美口音？吃肉会让您反感吗？如果您对以上任何一个问题的答案都是肯定的，那么就有一个特殊的膳食结构金字塔在等着您。位于波士顿的国际知名非营利组织 Old ways Preservation trust 致力于通过“基于科学、传统和美味食品和饮料的积极计划”改善人们的饮食，并根据民族食品计划创建了许多膳食金字塔，其中最著名的应该是地中海膳食结构金字塔了。随后的“Old ways 金字塔”是各种饮食文化的美食指南。要查看这些金字塔，请转到 oldwayspt.org/traditional-diets，选择您喜欢的食物。

请注意，如果您喜欢膳食结构餐盘而不是膳食结构金字塔，Old ways 网站很乐意为您的餐桌提供各种调整。

### 亚洲膳食结构金字塔和餐盘

1995 年在旧金山举行的亚洲饮食国际会议上，Old ways 介绍了推出这个金字塔的合作伙伴，康奈尔 - 中国 - 牛津营养、健康与环境项目和哈佛大学公共卫生学院。这个金字塔主要以素食为主，与亚洲国家心血管疾病发病率普遍较低有关。

## 素食结构金字塔和餐盘

这个金字塔由 Old ways 和哈佛大学公共卫生学院创建，1997 年在得克萨斯州奥斯汀举行的素食国际会议上发布。这是一个传统的素食计划，包括水果、蔬菜、谷物和奶制品，但不包括肉、鱼或家禽。它被称为是可促进"农业可持续发展"的膳食结构金字塔，也就是说，与现代工业食品生产相比，生产这些食品占用的自然资源（土地、燃料和水）更少，因此浪费更少。对您有好处，对地球也有好处。

## 传统的地中海膳食结构金字塔和餐盘

Old ways 和哈佛大学公共卫生学院于 1993 年发布了第一个地中海膳食结构金字塔，其更新版本于 2009 年发布。正如您所看到的，这一版里有很多水果和蔬菜、家禽和瘦肉、橄榄油、奶酪和酸奶——除此以外还有适量的葡萄酒。简言之，就像 Old ways 解释的那样，在 1960 年左右，得益于地中海国家的传统饮食习惯，"尽管该地区医疗服务有限，但慢性病的发病率是世界上最低的，成年人的预期寿命是最高的。"而且，味道也相当不错哦。

## 拉丁美洲膳食结构金字塔和餐盘

Old ways 于 1996 年在得克萨斯州埃尔帕索举行的拉丁美洲饮食会议上介绍了这个金字塔，其更新版本出现在 2009 年。这个金字塔中的食物计划是基于中美洲和南美洲的传统和现代饮食文化，Old ways 将其描述成三种不同文化的融合：阿兹特克、印加和玛雅本土文化，16 世纪西班牙探险家的文化，以及最初作为奴隶来到这块大陆的非洲文化。这种融合包含了当地水果（龙舌兰、鳄梨）、蔬菜（木薯、佛手）、谷物（苋菜、玉米、藜麦）、家禽和肉类（山羊），再加入适量酒。当然还有锻炼。

## 非洲传统膳食结构金字塔和餐盘

2012 年，Old ways 首次发布了最新的非洲膳食结构金字塔和餐盘列表，该列表基于新鲜植物食品、健康油脂、自制酱汁、香草和香料腌制料、鱼、蛋、家禽、酸奶，以及少量的肉类和甜食，这些肉类和甜食起源于非洲，目前在北美、南美和加勒比海等地都很常见，当然，也在非洲流行。

## 跟踪膳食模式

2015 年，随着膳食结构餐盘的推出，撰写饮食指南的专家们开始有了一个新的想法：膳食模式。他们将膳食模式定义为"不同食物、饮料和营养素的数量、比例、种类或组合，以及习惯性食用的频率"。这是一个很宽泛的口头表达，所以这里有一个更简单的描述：您每天一般会吃什么，以及每天吃的食物和饮料的量是多少。

膳食模式有两种：

» 指数模式，是由基于膳食组成成分的健康得分定义的膳食模式。举两个常见的例子，一种是 DASH 饮食（更多信息请参阅第 26章），另一种是地中海饮食（更多信息请参阅第 24 章）。

» 探索模式，基于膳食中特定类别的膳食模式，例如标签上标有"甜品""健康"和"西式"。营养物质含量越多越好，反之亦然。

要了解更多关于膳食模式的信息，包括膳食模式与健康的重要联系，请访问以下网址：www. dietaryguidelines.gov/sites/default/files/2020-07/PartD_Ch8_ DietaryPatterns_first-print.pdf。

---

### 放纵的素食主义者

密歇根大学医学院进行了一项研究，将传统医学和补充医学结合在一起，于 2010 年推出了这一膳食结构金字塔（www.canr.msu.edu/foodsystems/uploads/files/thehealingfoodspiramid.pdf）。他们称之为食物治疗金字塔，但也可以称之为半素食主义者的放纵金字塔。是的，它的特点是每天食用豆类、大豆食品、健康脂肪（鳄梨、坚果、种子、果酱和不饱和油脂）、1 盎司黑巧克力和 2—4 杯茶（首选低咖啡因的白茶或绿茶），外加适量酒精。但这个膳食金字塔也允许食用瘦肉或家禽 3 盎司，每周最多 3 次。

# 营养成分标签

曾几何时，食品标签上唯一能让消费者信得过的信息就是食品的名称。1990 年的《营养标签和教育法案》( Nutrition Labeling and Education Act ) 改变了这一状况，推出了一套全新的方便消费者的食品标签，其中包括：

» 迷你营养指南，标明食物的营养成分并评估其在均衡饮食中的地位。

» 准确的配料列表，所有配料都按照原始配方中的质量——列出，例如，面包中最重要的配料是面粉。

» 明确识别之前仅列为色素以及甜味剂的成分。

» 关于特定食物和特定的慢性健康状况（如心脏病和癌症）之间的科学可信的信息。

法律规定，90% 以上的加工包装食品都必须贴上营养成分标签，从罐装浓汤到新鲜巴氏杀菌的橙汁，应有尽有。以非常小的包装出售的食品，例如一包口香糖，可以省略营养成分标签，但必须带有电话号码或地址，以便好奇的消费者（比如说您）可以打电话或写信获取信息。

唯一免于营养标签规定的加工食品是那些营养物质含量不明确的食品，或者是那些成分含量因批次而异的食品，以及那些来自非常小的食品加工厂的食品，例如以下种种：

» 普通（无香料）咖啡和茶。

» 一部分香料和调味品。

» 熟食店和面包店的产品，在店里新鲜制作，直接出售给消费者。

» 小公司生产的食品。

» 餐厅出售的食品，除非含有营养成分或健康声明。

（想知道在外面吃饭时如何吃得好吗？看看第 18 章。）

新鲜生肉、鱼或家禽以及新鲜水果和蔬菜的标签是自愿粘贴的，但许多市场——可能是在客户的压力下——在肉类柜台或农产品箱附近张贴了带有一般营养信息的海报或小册子。

## 了解成分

营养成分标签的关键是包装背面（或侧面）的营养成分表。这个表包含 3 个重要元素：每份的重量、每份的营养物质含量和每天建议摄取量。

近年来，随着对肥胖的日益关注，大多数人认为肥胖是由食用过量含糖食品引起的，由此而演化出一种新的营养成分标签。如图 17-2 所示，这种新的营养成分标签将糖类分为两类：食物中天然存在的糖（例如，苹果中的天然糖）和添加到食物中的糖（例如，添加到包装好的苹果酱中的糖）。此外，新标签不再标注维生素和矿物质的 RDA（膳食营养素推荐供给量）百分比，让消费者去猜测总含量是多少，而是标注营养物质的确切含量（例如，钙 260 毫克）加上 RDA 的百分比（20%）。请注意，这些值仅适用于某些维生素和矿物质，其他值是自愿标注的。

**营养成分**

**每个包装内含 8 份**
每份重量：2/3 杯（约 55 克）

每 2/3 杯
卡路里含量　　　　　　　**230**

%DV*：每天推荐营养物质摄入量的百分比

| | |
|---|---|
| 12% | 总脂肪含量 8 克 |
| 5% | 饱和脂肪酸 1 克 |
| | 反式脂肪酸 0 克 |
| 0% | 胆固醇 0 克 |
| 7% | 钠 160 毫克 |
| 12% | 碳水化合物总含量 37 克 |
| 14% | 膳食纤维素 4 克 |
| | 糖类 1 克 |
| | 添加糖 0 克 |
| | 蛋白质 3 克 |
| 10% | 维生素 D 2 微克 |
| 20% | 钙 260 毫克 |
| 45% | 铁 8 毫克 |
| 5% | 钾 235 毫克 |

* 此处插入每天推荐营养素摄入量（DV）和卡路里参考的脚注

图 17-2　现在的营养成分标签

## 分量

您不必再费尽心思把克重或盎司数换算成具体的食物量，成分标签为您做了这件事，用简便易懂的厨房术语来表述食物的质量，例如 1 杯或 1 个华夫饼或 2 片或 1 茶匙。成分标签还会告诉您每个包装里有多少份。

同一类别所有产品的分量都完全相同。换言之，通过"营养成分"表，您可以一目了然地比较两种不同品牌酸奶、切达奶酪、四季豆、软饮料等的营养成分。

当查看成分表时，您可能会觉得推荐的分量似乎都很小（尤其是所谓的低脂食品）。您可以把这些分量看作是有用的指南，随着时间的推移，FDA 努力使这些营养成分表的内容与人们的实际饮食相一致，这些指南就变得更加贴近现实了，也就是说，成分列表中不再是一份或两份薯条，而是十份薯条能产生的卡路里，等等。

### 每份含量

营养成分表会列出几个重要成分每份的含量，包括：

» 卡路里

» 总脂肪含量（克）

» 饱和脂肪含量（克）

» 反式脂肪酸含量（克）

» 胆固醇含量（毫克）

» 总碳水化合物含量（克）

» 膳食纤维含量（克）

» 糖，包括总量和制备过程中添加的糖量（克）

» 蛋白质含量（克）

### 每天推荐营养素摄入量（Daily Value）百分比

每天推荐营养素摄入量百分比值使您能够根据推荐每天摄入量（RDI）的建议，判断特定食物中所含的脂肪、胆固醇、钠、碳水化合物、膳食纤维、糖、蛋白质、维生素 A、维生素 C、钙和铁含量是高、中还是低，这与第 10 章和第 11 章中讨论的维生素和矿物质的膳食营养素推荐供给量（RDA）相似（但不完全相同）。

RDI 是基于 1973 年的膳食推荐量而制定，因此一些 RDI 现在可能过时了，不适用于所有人群。例如，钙的每天摄入量为 1 000 毫克，但许多研究和两次美国国家卫生研究院会议表明，未使用激素替代疗法的绝经后妇女需要每天摄入 1 500 毫克钙，以降低骨质疏松症的风险。

## 有人阅读营养成分标签吗？

这可能取决于您有多饿。2010 年，美国饮食协会（现更名为营养学与膳食学会）发布了一份哥伦比亚大学的研究报告，报告显示，近62% 的食品购买者阅读了营养成分标签，而阅读该标签的人总体上消费的卡路里、总脂肪量、饱和脂肪和糖更少。但 2011 年，在纽约市成为全国第一个要求快餐店贴上卡路里标签的城市 3 年后，纽约大学医学院（NYU-SOM）的一项研究表明，尽管看到卡路里信息的人几乎与看到营养成分标签的人一样多，但只有不到 10% 的人表示这影响了他们对食物的选择。7 年后，《营养学与膳食学会杂志》（*Journal of the Academy of Nutrition*）缩小了研究范围，列出了 6 组最有可能阅读该标签的人群：女性、高学历和高收入人群、经常准备食物的人群、体育锻炼的人群、超重人群以及试图减肥或增重的人群。

综上，我们可以得出这样一个结论：与购买食物以备日后饥饿时食用的人相比，正处于饥饿状态的人对营养信息的关注程度较低。那些对实际营养成分感兴趣的人最有可能查看营养成分标签。这听起来很真实。

脂肪、碳水化合物、蛋白质、钠和钾的每天百分比值是基于每天参考值（daily reference values，DRV）。DRV 是脂肪和纤维等营养素的标准，这些营养素可提高或降低某些不良健康状况的风险，如心脏病和癌症。

## 依赖标签：健康声明

自从男人（和女人）走出洞穴以来，人们就一直在对食物提出促进人类健康的要求。一些民间食疗方法确实会让疾病症状得到缓解，但支持它们的证据大多是传说："我感冒了，妈妈给我喝鸡汤，因此，现在我可以健康地站在这里，心明眼亮，精神抖擞。当然，感冒的确需要一周的时间才能痊愈。"

另一方面，美国农业部和美国食品药品监督管理局批准列入新食品标签的健康声明完全是另一回事。如果您看到一份声明表明某一特定食物或营养物质在降低患特定疾病的风险方面发挥了作用，那么您完全可以百分之百确定该食物和疾病之间存在着真正的关系。您也可以肯定，一定有来自精心设计的研究找到了科学证据来支持这一说法。

换言之，美国农业部和食品药品监督管理局批准的健康声明在医学上是合理的，并且具有科学针对性。它们强调了：

» **钙和骨密度的关系**："高钙"食品的品标签上可能会真实地写道"高钙饮食有助于女性保持骨骼健康，并降低患骨质疏松症的风险"。

» **高脂肪、饱和脂肪酸和胆固醇饮食和心脏病发作风险的关系**："低脂、低胆固醇"或"无脂、无胆固醇"的食品，其标签上可能会真实地写道"这种食物遵循美国心脏协会的饮食建议，以降低心脏病的风险"。

» **高纤维饮食和某些癌症风险的关系**："高纤维"食品的标签上可能会如实地写道"高纤维食物可以降低某些类型癌症的发病风险"。

» **高纤维饮食和心脏病发作风险的关系**："高纤维"食品的标签上可能会如实地写道"高纤维食物有助于降低冠心病的风险"。

» **钠与高血压的关系**："低钠"食品的标签上可能会如实地写道"低钠饮食可以降低高血压的患病风险"。

» **富含水果和蔬菜的饮食和某些癌症的关系**：水果和蔬菜上的标签可能会如实地写道"富含水果和蔬菜的饮食可以降低患某些癌症的风险"。

» **叶酸和神经管（脊髓）缺陷出生风险的关系**：如脊柱裂，富含叶酸的食物标签可能会如实地写道"妊娠期间选择富含叶酸的饮食可以降低胎儿发生神经管缺陷的风险"。

## 何谓"高""低"

如今，精明的消费者几乎都会倾向于购买包装上标有"低脂"或"高纤维"的产品，但几乎每一千个消费者中只有一个知道"低"和"高"到底是什么意思。

因为这些"高"和"低"是真正与健康密切相关的内容，新的标签法对其给出了严格的、科学的定义：

» "高"意味着每一份食物，对于特定的营养素，可以提供每天需求量的20%或更多。其他表示"高"的词语还有"富含"或"优质来源"，如"牛奶是钙的优质来源"。

» "好的来源"意味着每一份食物对于特定的营养素来说，可以提供每天需求量的10%—19%。

» "轻（light）"一般与卡路里、脂肪或钠一起使用，意味着该产品比一般同类型的产品的热量少1/3，脂肪少50%，钠少50%。

» "低"意味着食物某种营养物质的含量很少，即使每天多吃几份，也不会超过每天需求量。

- "低热量"意味着每份食物卡路里含量低于40或更少。
- "低脂"是指脂肪含量低于3克或更少。
- "低饱和脂肪酸"意味着每份反式脂肪酸少于0.5克，饱和脂肪酸低于1克（或更少）。
- "低胆固醇"意味着胆固醇含量为20毫克或更少。
- "低钠"意味着每份食物含140毫克或更少的钠；每天钠含量低于1 000毫克的饮食被认为是低钠饮食。

» 饱和脂肪酸"减量"，意味着饱和脂肪酸加反式脂肪酸的量比给定食品中的正常量减少了25%以上。

» "无"意味着"微量"，而不是"没有"简而言之，以下就是所谓的"无"的含量：

- "无卡路里"意味着少于5卡路里。
- "无脂肪"意味着脂肪含量少于0.5克。
- "无反式脂肪酸"是指食品中的反式脂肪酸少于0.5克，饱和脂肪酸少于0.5克。
- "无胆固醇"意味着少于2毫克的胆固醇或少于2克的饱和脂肪酸。
- "无钠"或"无盐"表示钠含量少于5毫克。
- "无糖"意味着糖含量少于0.5克。
- "无麸质"是FDA于2019年和2020年确定的一个术语，表示食品中不含小麦、黑麦、大麦或这些谷物的混合物；不含从这些谷物中提取的成分；或者谷蛋白含量低于20百万分比（parts per million，ppm：1千克物质中含有1毫克某物质，某物质含量即为1百万分比）。

如果以上这些还不能满足您对食品标签的求知欲，那么再来一个：FDA一直致力于如何在食品标签上定义"天然"一词。该机构解释说"从食品科学的角度来看，很难定义'天然'食品，因为食品都可能已经加工过，不再是土壤里的产品。也就是说，FDA还没有为'天然'或其衍生物的使用制定科学的解释。然而，如果食品中不含有添加色素、人工香料，或者化学合成的物质，FDA并不反对使用该术语"。所以，请把"天然有机"的阿司匹林递给我！

## 有机：成分标签术语的演变

有机（就如有机食品中"有机"）是一个充满活力的食品词。对化学家来说，有机物是指含有碳、氢和氧的物质。按照这个化学标准，所有的食物——和所有的人类——都是有机的。

当然，"有机"这个词也被用来形容不使用杀虫剂或化肥的植物性食品，以及不含抗生素或其他药物的动物源性产品，如家禽、鱼、牛和羔羊。

但这些说法最初并不是符合所有联邦机构认可的标准。因此，美国农业部着手制定法规，对该术语进行法律定义。以下是这些法规的时间表：

· 1997 年 12 月，美国农业部国家有机计划发布了第一份关于有机食品新标准的提案。

· 1998 年 5 月，该机构宣布，尽管生物工程和辐射食品是安全的，但它们不允许带上有机标签。

· 1998 年 10 月，美国农业部发布了关于如何对待生产有机食品的动物以及该机构如何认证有机食品生产者的提案。

· 2002 年 10 月，美国农业部规定，"有机"植物食品必须在不使用杀虫剂的情况下种植，并且"有机"动物产品必须用有机饲料喂养。

· 2003 年 2 月，国会通过立法，允许在有机饲料价格达到常规饲料价格 2 倍的时候，用非有机饲料喂养有机牲畜，并要求有机牲畜必须在人道条件下饲养。

· 2004 年，一项拨款法案修正案允许"有机"食品含有一些合成成分，并对有机食品的术语进行了如下修改：

（1）"100% 有机"——单一成分的食物，如水果、蔬菜、肉、牛奶和奶酪（不包括水和盐）。

（2）"有机"——含多种成分的食品，其中 95%—100% 为有机成分。

（3）"由有机成分制成"——70% 的成分是有机的。（此注释可出现在包装正面，并命名具体成分。）

（4）"含有有机成分"——有机成分含量低于 70%。

· 2015 年，美国农业部网站列出了以下有机产品标签规则：

（1）"100% 有机"是指所有成分都是经过有机认证的产品，标签上列出了认证代理的名称，任何加工都必须使用有机成分或方法。

（2）"有机"是指所有农业成分都是经过有机认证的产品（带有认证机构的名称），但国家允许和禁止物质清单中另有规定的除外；非有机成分仅占 5%（不包括水和盐）。

（3）"含有机成分"是指其中至少 70%（水和盐除外）是经认证的有机成分（带有代理商名称）并标有星号或类似标记的产品；其余的可能不是有机成分，但必须用有机方法生产。

（4）标有"100% 有机"或"有机"标签的食品可带有美国农业部有机印章；标有"100% 有机"或"有机"标签的产品不得带有美国农业部"有机"印章。标有"含有机成分"的食品可能并不是有机食品。

这些定义还会改变吗？很可能会变！最新相关信息，请访问国家有机计划的"有机标签和营销信息"：www.ams.usda.gov/ sites/default/files/media/OrganicLabelsExplained.png。

## 其他

营养成分标签上另一处引人注意的地方是完整的成分列表，其中每种成分都按其在产品中的重量顺序列出，含量最高的在前，含量最低的在后。此外，成分标签必须详细说明已知会引起过敏反应的某些类别成分的真实身份：

» 植物蛋白（水解玉米蛋白，而不是过去所说的水解植物蛋白）。

» 奶制品（以及非奶制品，如咖啡增白剂，可能含有牛奶蛋白中的酪蛋白）。

» FD&C 黄色 5 号，这是一个化合物的完整、正式的名称，而不是颜色。

在标签上注明甜味剂的确切来源（例如表明一水合玉米糖，而不仅仅是写一水合糖）仍然是自愿的，但正如前面提到的关于生肉、鱼和家禽的成分信息一样，制造商和商店可能会对消费者的压力做出反应，从而标注出糖的确切出处。

## 使用膳食结构金字塔、膳食结构餐盘、膳食模式和成分标签选择健康食品

膳食指南金字塔、膳食结构餐盘和膳食模式旨在帮助您平衡一日三餐和零食。例如，虽然您知道水果和蔬菜是很好的零食，但这并不意味着只能吃无味的胡萝卜条或啃个苹果。金字塔上写的是"水果和蔬菜"，而不是"生水果和生蔬菜"。是的，一个新鲜的苹果是很好的选择。但烤苹果（100 卡路里）也不赖，散发着桂皮的香味，并饰以无脂酸奶油（2 勺 30—45 卡路里）。胡萝卜棒没问题，素食烤豆也不错——是的，烤豆被归为蔬菜，也是高蛋白肉类 / 豆类的一员，每半杯的热量为 140 卡路里，外加 26 克碳水化合物、7 克蛋白质、7 克膳

食纤维和 2 克脂肪。至于营养成分标签，您可以用它来选择一个蛋糕，并通过比较来选择最佳的替代品来获得营养。

可能有一天，您不可抗拒地被双份黑巧克力冰淇淋所吸引（大量的脂肪、饱和脂肪酸、胆固醇，每半杯含有高达 230 卡路里的热量）。但是，就在您打开冰箱门，准备伸手去拿冰淇淋的时候，突然用眼角的余光看到无脂但同样难以抗拒的巧克力冰糕上的营养信息表，上面写着："不含脂肪，不含饱和脂肪，不含胆固醇，每份只有 90—130 卡路里。"当您把两个标签并放在一起时，需要问哪一个是赢家吗？

因为您想在尽情享受美食的同时又保证了营养健康，所以选择了不可抗拒的巧克力冰淇淋。谁还能要求更多？

# 第 18 章
# 如何明智地外出用餐

在外面吃饭真的是一种享受：不必做饭，还有人替您洗碗。那么外出就餐有什么挑战嘛？尽量避免奢侈的享受让您放弃选择食物的责任，让某位被黄油蒙了心的厨师代劳。

本章总结了一些能使您的外出就餐更有营养的策略。其中的一个技巧就是如何在一家铺着白色桌布的餐厅（符合食品专业人士对高档餐厅的定义）用菜单点菜，以平衡味觉愉悦和营养需求。第二是合理利用快餐，使其符合健康饮食的要求。第三是如何对付无处不在的自动售货机，这些机器往往是我们在外就餐最后的选择。

在这三种情况下，不用烹饪，不用洗盘子，没有负罪感。还能要求什么呢？

# 如何解读餐厅的菜单

餐馆是营利性的，它们根据消费者的需求做出不同调整。不幸的是，消费者多年来一直要求的是种类丰富和量大的食物。那是不是意味着为了健康，应该停止在外面吃饭？没有。但您在菜单上点菜时确实需要多加小心。

## 明确分量

餐馆不会通过提供分量特别小的食物来吸引消费者。事实上，正是极小分量，让 20 世纪 80 年代的新潮法国菜系（nouvelle Cooining）一落千丈，这种菜系将 1 粒菜豆、3 粒豌豆、半颗朝鲜蓟心和 1 片樱桃番茄片放在莴苣叶上，并称之为沙拉。

事实表明，大多数餐厅提供的餐品分量很少能与美国农业部发布的官方分量保持一致。为了避免自己暴饮暴食，您需要在脑海中牢牢记住推荐分量的真实版本。

要完成这项任务需要 1 个 8 盎司的量杯、1 个厨房秤和一些基本食物。

» **肉、鱼和家禽**：烤一小块牛排或烤一块鸡胸肉。用厨房秤称出 3 盎司的分量。烤牛排看起来像一张扑克牌大小吗？或者差不多是一个小的计算器那么大？这就是一份的量。

» **米饭和面食**：做些米饭或面条。做完后，将其加入量杯中，至一半标记处。取出米饭或面条，将其卷成一个网球或台球大小的球。这就是一份的量。

» **沙拉**：将一些绿色蔬菜擦丝、手撕或切成碎末，如生菜、菠菜或羽衣甘蓝。放入量杯中至 8 盎司标记处。再把蔬菜倒在沙拉盘上。这就是一份的量。

» **水果和蔬菜**：将一些新鲜的苹果或胡萝卜切成丁或打开一罐甜菜或杂果罐头。将它们加入量杯中，到一半标记处。用勺子把水果或蔬菜舀到盘子里。这就是一份的量。

» **饮料**：打开一罐苏打水或一盒果汁。将液体倒入量杯，精确到 8 盎司标记处。再把它倒进玻璃杯里。这个量可能比您在高档餐厅喝到的多，比在汉堡店里喝到的少。没关系，这还是一份的量。

现在，您知道了一份的量大概有多少了吧。在餐厅里，您就可以把盘子里多余的食物剩下，带回家作为第二天的午饭或晚饭。此时，狗粮袋就会发挥它的作用。（猫的主人会知道为什么打包的袋子被称为狗粮袋，因为猫实在是太聪明或太挑剔了，它们不会吃别人的剩菜。）

## 索要证明

当菜单上写着"吃我吧！我很健康"时，您可以向商家索要证据。法律要求生产和销售加工食品的人在包装上提供详细的成分列表。

立法者一直在努力通过法律来规范餐馆的健康饮食。例如，连锁餐厅现在必须将其菜肴中的卡路里量和配料表发布到网上或张贴在店里。现在，公开上市浪潮正席卷着那些别致的白色桌布餐馆。但效果非常温和。

诚然，一些知名的高档餐厅，如纽约的 Per-Se 餐厅、费城的 Vetri Ristorante 或达拉斯的 Mansion in Dallas，在餐单中，每一道菜的名称后面都有钞票的符号，仍然不必告诉您松露 gnocchi 或鹅肝中到底有什么（好吧，这是显而易见的）。但是，如果菜单上的某个项目旁边有"低脂"或"有益心脏健康"之类的健康声明，《营养教育和标签法》表示，餐厅必须能证实这一声明。法律不要求在菜单上列出配料。餐厅可以在前台设置一个笔记本，上面写上健康菜肴是根据权威专业协会或饮食团体（如第 27 章列出的 10 家可靠组织）的食谱制作的。

# 编辑菜单选项

从营养学的角度来看，即使您掌握了每份食物适当的分量，餐厅还有两个陷阱能让您多吃：

» 装饰菜和配菜太多。
» 套餐里有很多道菜。

不用担心。以下技巧可以解决这两个问题。

## 简单的开始

用开胃菜来定下晚餐的营养基调。一种方法是，您可以选择一种高热量的食物，比如奶油汤，然后其他的菜逐渐减少热量、脂肪和胆固醇含量。

第二种方法是另一种方式，选择一道美味但低热量、低脂的开胃

菜，如清汤、柠檬汁沙拉或不加酱汁的海鲜（每只基围虾只有 10—30
卡路里的热量），这样您就可以在随后的用餐中有更丰富的选择。

这两种方法都有营养优势吗？不。它们的好处在于取悦您的味蕾，
因为您选择了菜单中最喜欢的菜。

## 将开胃菜提升为主菜

如果您想吃的分量较小，或者想跳开不吃大多数主菜都有的、热
量很高的配菜，那么就点一份开胃菜作为主菜。例如，许多餐馆提供
的开胃菜里会有一大碗带壳蒸贻贝，差不多有 30 个，可以蘸着低油
新鲜的番茄酱吃，下面可能有一块硬皮的法国面包来吸干汤汁。再加
一杯干白葡萄酒和一片面包，这道开胃菜本身就成了一顿饭，比菜单
上的大多数主菜的卡路里和脂肪含量都要少很多，而且也比较便宜。

## 跳过面包上的脂肪

不要在面包上涂黄油，也不要给它加上橄榄油。没错，虽然那一
小碗橄榄油比黄油的饱和脂肪酸更少，但每盎司的卡路里数是完全一
样的。所有的脂肪和油（黄油、人造黄油、植物油），每汤匙能提供
大约 100 卡路里的热量。如果您经常蘸油吃，会从油中获得更多的卡
路里。

不要仅仅因为没有涂黄油就认为您的面包是低脂的。许多类型的
面包，如美味的 focaccia 或看似普通的 Popors，都已经涂上黄油（或
油）。要测试您的面包是不是含有油脂，拿起一片，或把它放在餐巾
纸上。如果您的手感觉油腻或者面包在餐巾纸上留下油斑，答案就
有了。

## 脱下蔬菜的外衣

维多利亚时代的人们喜欢把蔬菜煮得几乎没有了存在感——没有
颜色，没有质地，没有味道。到了 20 世纪，蔬菜又被涂上黄油、奶
酪和奶油酱汁，被烤出褐色的焦壳。

接下来，"自然"成了口号，一般被理解为"生的"，这是一种不
利于蔬菜的趋势，例如生菜花，吃生菜花就如同嚼扑克牌。因此，人
们开始把蔬菜蒸着吃，这是一件好事。因为生菜花和蒸过并撒上莳萝

粉的菜花之间的区别是如此巨大，那些坚持要吃生菜花的人简直应该被指控为滥用蔬菜。

现在，精明的厨师依赖于香草和香料、浓缩（煮得很浓稠）的无脂肉汤、不寻常的沙拉组合以及富有想象力的处理方法，如制作成果泥和烤串，使蔬菜色香味俱全。结果如何？他们引领着食客来到食物天堂，并能享受营养欢乐，因为蔬菜的味道丰富了，卡路里保持相当低。

为了吃得更健康，请避免食用标有以下内容的蔬菜：

» Au beurre（含黄油）

» Au gratin（配奶酪酱）

» 蘸面糊（裹上鸡蛋油炸）

» 面包糠（裹上面包糠油炸）

» 油炸馅饼（油炸食品）

» Fritto（油炸）

» 天妇罗（捣碎并油炸）

## 将主菜最小化

从营养师的角度来看，最明智的晚餐选择是烤焙的食物——不添加脂肪，并将水分烤干。但您也可以用刀叉来简单地降低主菜的脂肪含量，只需去除猪排、牛排或家禽皮上可见的脂肪痕迹。

另一种方法是点一道没有肉食的主菜。也就是说，把肉、鱼或家禽作为小吃开胃菜，然后向服务员要一道蔬菜主菜。或者选择一般伴随肉菜的各种配菜。

点一些煮熟的小洋葱、薄荷豌豆、腌制甜菜和红卷心菜、加糖的胡萝卜、炒菠菜，或者加辣椒或孜然的煮土豆或烤土豆——越多越好。这样做的结果是：与普通肉类或家禽相比，这些食物热量更少，膳食纤维更多，营养成分种类更广泛。

## 让酱汁"靠边站"

只要吃得合理，外出就餐是一种享受。只要分量合适，您可以点béarnaise（蛋黄、黄油）、béchamel（黄油、面粉、重质奶油）、棕色酱汁（牛肉酱、面粉）和荷兰酱（黄油、蛋黄）。

接过服务员递上的酱汁，取一勺（大约一汤匙），然后把剩下的还给他。

点意大利菜时，一般要避免使用橄榄油酱汁，而选择番茄红酱汁，因为许多餐馆现在都把这种红色酱汁做得很稀薄——全是番茄，很少或几乎没有油。

## 满足您的甜食爱好

饱餐一顿后，身体往往会渴望甜食。为了满足您对甜食的需求，同时降低卡路里和脂肪总摄入量，您可以和共进晚餐的人分一份甜点。1 杯香浓但无脂肪的甜咖啡，希腊或土耳其啤酒，茶或无糖可乐也是不错的选择。在特殊场合，饭后也可以喝 1 小杯葡萄酒或利口酒，每盎司 100—200 卡路里，无脂肪。

### 清洁餐厅 ABC

1997 年，哥伦比亚广播公司（CBS）洛杉矶分公司 KCBS-TV 播出了一个名为"厨房幕后"的节目。节目中，工作人员使用隐藏式摄像机捕捉到该市一些最时髦的餐饮场所的工作人员做着令人讨厌的事情，比如从地板上捡起食物并放回盘子里。随后，该电台指出，餐厅检查报告应公开，但市民只有亲自到卫生部门索取一份副本才能得到这些报告。

洛杉矶监事会因被当场抓获而面红耳赤，很快决定采用圣地亚哥已经实施的 ABC 等级评分策略，使报告易于向公众公开，并命令餐厅在橱窗张贴一张印有字母等级的海报。

起初，餐馆老板们都很反对这项决定，但很快他们就接受了。评分高的餐馆收入增加，各种类型的餐馆都开始改善卫生习惯，以获得满意的评分，增加收入。如今，全国各地的餐馆都张贴着 A-B-C 评级海报。

ABC 评分采用给分制。例如，在纽约，若存在公共健康危害，如未能将食物保持在适当的温度，得 7 分；若严重违规，如未经清洗或清洁就提供生食，得 5 分；一般违规行为，如未正确消毒锅碗瓢盆和盘子及其他工具，至少得 2 分。多个违规事实就有多个加分，如 1 个受污染的食品项目加 7 分，4 个项目加 10 分。然后将分数加起来，得到一个总成绩，从而生成字母等级。在纽约，卫生部门进行检查并授予以下等级：

· A=0—13 分

· B=14—27 分

· C=28 分及以上

海报上的第四种标识是"等级待定"的标志（意思为："我们正在努力评分，在我们弄清楚该怎么处理这个地方之前，也许您应该移步其他地方寻找吃的东西"），出现这种情况，可能是因为：

· 新餐厅，尚未开业。

· 餐厅首次检查得分为 14 分或更高。

· 该餐厅过去的得分很低，必须低于 28 分，以免因持续违规而被关闭。

· 餐厅已关闭，正在想办法重新开业。

· 消费者对该餐厅有投诉。

# 为连锁餐厅制定规则

据 FDA 称，美国人外出就餐时吃下喝下的卡路里占总能量摄入量的大约三分之一，很多都是在连锁餐厅（一家有 20 多家分店以相同的名称经营业务，销售几乎相同的产品的公司）和 FDA 称之为"类似的零售食品店"，如街角熟食店，在午餐时制作火腿和瑞士三明治，以及电影院、运动场或游乐园，出售爆米花等"自制"食品的地方。

最新的规定要求这些餐厅和商店张贴卡路里计数、脂肪热量、总脂肪、饱和脂肪、反式脂肪、胆固醇、钠、总碳水化合物、纤维素、糖和蛋白质等，以及您期望在普通包装营养成分标签（第 17 章中有更多信息）、菜单和菜单板上看到的一切。消费者营养提醒：在第 17 章中，您可以找到有关营养成分标签的更多信息，包括您可能很快会看到食品中天然糖有一个数值，添加糖有一个数值。

规定中涵盖的食品包括：

» 堂食餐厅提供的餐食。

» 在免下车窗口购买的食品。

» 外卖食物，如比萨饼。

» 从路边摊店或熟食店的菜单上订购的定制三明治等食品。

» 在沙拉或热菜吧中自选的食物。

» 面包店或咖啡店的松饼。

» 在电影院或游乐园购买的爆米花。

» 冰淇淋店的 1 勺冰淇淋、奶昔或圣代。

» 在便利店或百货商店现场准备的热狗或冷饮。

» 某些酒精饮料，如清凉饮料。

清单上不包括什么？"在路边摊或其他类似零售食品店购买的某些食品，通常供不止一人食用，并且在食用前需要额外准备，例如几磅熟肉、奶酪或大份的熟食沙拉。"换句话说，办公室聚餐时的肉奶酪拼盘是没有营养标签的。您可以拿着卡路里和营养指南来衡量它，也可以为了一时的狂饮而放弃完美的营养。

FDA 预计这些规则将于 2020 年 1 月生效，但委婉地说，联邦规定的实施日期可能具有弹性。敬请期待。或者更好的是，查看下一部分，自己查找食物成分。

# 探索快餐健康的一面

快餐可以是很好食物。通过仔细选择，您可以享用汉堡、三明治和披萨，同时能满足所有重要营养素以及维生素和矿物质的推荐摄入量。

## 在外带餐厅进行明智地选择

与所有餐厅食品一样，快餐最大的问题是分量很大、卡路里含量很高、脂肪含量很高。举个例子：1 份麦当劳培根俱乐部汉堡的热量为 760 卡路里，含 40 克脂肪（其中 15 克是阻塞动脉的饱和脂肪酸），棒约翰的单人餐比萨饼的热量也为 760 卡路里，再加上 28 克总脂肪和 12 克饱和脂肪酸。

另一方面，谁说您就必须选择汉堡还是披萨？正如您在表 18-1 中清楚地看到的那样，一些连锁店和关注脂肪和卡路里的赛百味都提供符合营养标准的套餐。

在过去的几年里，麦当劳曾经是无可争议的快餐冠军，由于 Chipotle 和 Panera 等新竞争者的加入，填补了以往快餐体验的空白，麦当劳已经失去了最受消费者欢迎的地位。那么，为什么麦当劳的汉堡又被包含在表 18-1 中呢？因为麦当劳和赛百味在美国和全球的门店都比竞争对手多。这意味着在世界上任何地方，当您饥饿的时候，最有可能找到的还是它们。

表 18-1　快餐有营养吗？当然

| 营养 | 麦当劳汉堡 | 赛百味 6 英寸烤鸡三明治 | 必胜客中号原味奶酪 |
|---|---|---|---|
| 卡路里 | 250 | 320 | 210 |
| 总脂肪 / 克 | 8 | 5 | 10 |
| 饱和脂肪 / 克 | 3.5 | 2.0 | 4.5 |
| 蛋白质 / 克 | 13 | 23 | 11 |
| 胆固醇 / 毫克 | 30 | 25 | 20 |
| 膳食纤维 / 克 | 2 | 5 | 2 |
| 钠 / 毫克 | 480 | 640 | 460 |

资料来源：2020 年 6 月各公司网站。

## 寻找一种无内疚感、300 卡路里的零食解决方案

正如第 14 章所解释的，每次吃东西时，胰腺都会分泌胰岛素，这种激素可以将食物转化为葡萄糖，葡萄糖是我们运动的燃料。胰岛素会暂时抑制食欲，但在接下来的 3—4 小时内，胰岛素水平会下降——这时会怎样？答对了，您又饿了！

在解释人类为什么感到饥饿的理论出现之前，世界上一些国家就已经安排了一种下午茶类型的小吃来应对午后的饥饿感。然而，在美国，只能随手抓到什么就吃什么。换句话说，从午餐到晚餐这一段时间可是一场饮食灾难。

如果让人吃下后无负罪感，且 300 卡路里及以下的零食比比皆是，情况就不会这么糟糕了，可以在不破坏饮食能量预算的情况下消除饥饿感。例如，假设您正在从一个会议到另一个会议的路上，这时候您只是单纯地想吃肉。您可以去汉堡王（Burger King），那里的普通火烤汉堡包只有区区 240 卡路里的热量。或者去温迪餐厅（Wendy's），那里的小汉堡包也是一样的。想要鸡肉吗？温迪和汉堡王一份 4 块的上校鸡块含 170 卡路里热量，是不错的选择。

如果您喜欢甜食，唐恩都乐甜甜圈可以作为衡量标准。基本的无装饰的 Dunkin' Glated 甜甜圈只有区区 240 卡路里热量；带糖霜果冻的甜甜圈热量会稍高些，为 280 卡路里，但仍较 300 卡路里的上限少20 卡路里。不过，水果甜甜圈绝对不是个好的选择。而且，不仅如此，糖霜蓝莓甜甜圈（350 卡路里）和苹果棒（470 卡路里）不能算入每天的水果份额。但是有时快餐店也会提供 1 个苹果或 1 根香蕉，

却可以算作水果份额。1 根中等大小的香蕉含有约 105 卡路里热量，1个中等大小的苹果大约有 80 卡。您可以同时吃这两样东西，再加上 1盒 1 盎司的葡萄干（85 卡路里），但仍然没有超过 300 卡路里的标准。

## 如何买自动售货机里的食物

如果给可以优雅用餐的渠道排个名，自动售货机在名单上的位置肯定是非常靠后，以至于几乎从页面底部滑落。尽管如此，他们确实出售食品，所以 FDA 不会忽视他们。

自动售货机出售的许多零食都是预先包装好的，并且已经贴上了营养成分标签。而且许多食物确实属于低于 300 卡路里的零食类。例如，1 袋 1 盎司的莱氏烤制薯片仅含 120 卡路里的饱和脂肪和无胆固醇热量。您可以来两包，但热量仍然低于 300 卡路里。但是当袋子还在机器里的时候，您是看不到标签上的内容的，其他排列在玻璃后面的食物可能会带来令人意想不到的卡路里惊喜（或者是惊吓）。为了防止这种情况发生，FDA 一直在制定规则，要求拥有一定数量以上机器的自动售货机操作员将营养素标签贴在机器旁边，或将营养素列表显示在"前标签"上，方便您可以通过玻璃窗阅读。

最后《2020—2025 年美国居民膳食指南》中的流行语适用于菜单上的每一项，也包括快餐："让每一口都有价值"。

# 4

## 食物的制作过程

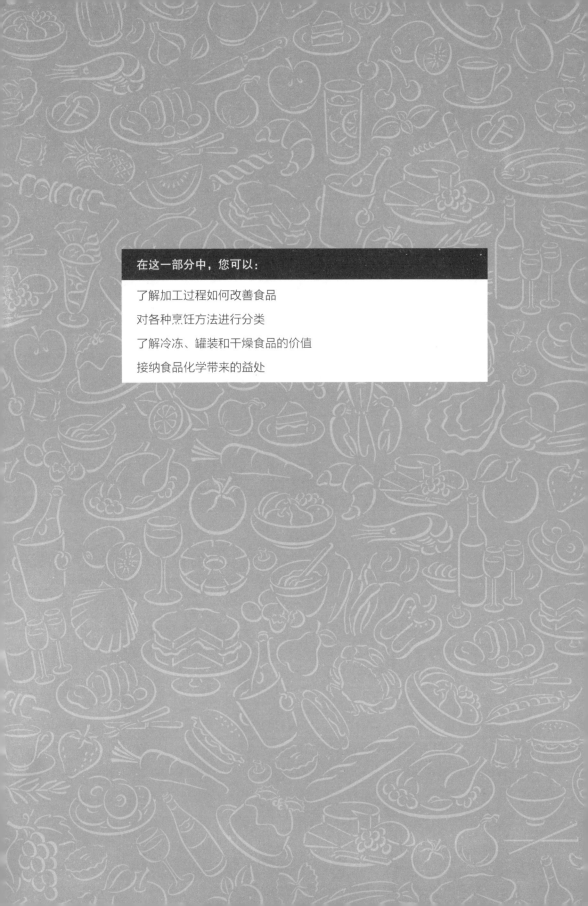

在这一部分中，您可以：

了解加工过程如何改善食品

对各种烹饪方法进行分类

了解冷冻、罐装和干燥食品的价值

接纳食品化学带来的益处

# 第 19 章
# 值得表扬的食品加工过程

说到"加工食品",大多数人会想到芝士酱。当然,这么想也是对的。事实上,芝士酱确实是一种加工食品。烤土豆条、罐装金枪鱼、冷冻豌豆、脱脂牛奶、巴氏杀菌橙汁和炒蛋也是加工食品。从广义上讲,食品加工是指任何改变食品自然状态的技术——烹饪、冷冻、酸洗、干燥等等。

本章将为您解读每种加工方式如何将食物从生的(动物或蔬菜)转变为健康饮食的组成部分,同时:

» 延长保质期。
» 降低引起食源性疾病的风险。
» 保持或改善食物的质地和味道。
» 提升食品的营养价值。

# 保存食物：五种加工方法

当谈论食物时，"自然"一词不一定能翻译成"安全"或"好吃"。当（自然地）生活在肉、胡萝卜、桃子或任何东西表面的微生物（自然地）繁殖到压倒性的数量水平时，食物就会（自然地）变质。

您可以通过视觉、触觉和嗅觉来感知这种变质状态。比如，您可以看到奶酪上长出了真菌，可以感觉到猪肉或鸡肉变得滑溜溜的，还可以闻到牛奶变酸。奶酪上的真菌、肉类表面光滑的触感以及牛奶的气味都是由微生物数量激增引起的。不要试图与这些微生物抗衡，把食物扔掉就行了。

食品加工可减少或限制食品中自然微生物的生长，从而延长食品的保质期，降低发生食源性疾病的风险。

以下列出了延长食品保质期的方法，简单明了。

» **通过调节温度延长保质期：**
- 烹饪
- 罐装
- 冷藏
- 冷冻

» **通过控制空气延长保质期：**
- 罐装
- 真空包装
- MAP（气体调节包装）和 CAP（气体控制包装），去除或降低包装中氧气含量并用氮气、二氧化碳（抑制细菌生长）替代的过程，如果包装中含有肉类，则使用一氧化碳，可以保持肉类的红色
- 冷冻干燥（控制温度、空气和水分的综合方法）

» **化学方法延长保质期：**
- 酸化
- 抑制真菌/细菌生长
- 盐渍（干盐或盐水）

» **辐射法延长保质期：**

» **高压处理延长保质期：**

可以同时使用其中两种或两种以上的方法，例如真空或减压包装的物品可以冷藏，以进一步减慢包装内食品变质的速度。

## 温度控制

将食物暴露在高温下足够长的时间，可以减少自然存在的细菌的增长。例如，巴氏杀菌（将牛奶或果汁等液体加热至 145—154.4 华氏度，持续 30 分钟）(1 摄氏度 =33.8 华氏度）几乎可以杀死所有病原体（致病微生物）和大多数其他细菌，高温短时巴氏杀菌（161 华氏度，持续 15 秒）也可以达到这个目的。

### 热和冷

令人惊讶的是，物理学里根本没有"冷"这个词，只有没有热量。例如，当您把一壶"冷"水放在锅上煮沸时，炉子的热量会搅动水中的分子，使它们移动得更快，在相互碰撞时释放能量。最终，水分子移动得如此之快，释放出如此多的能量，以至于水起泡沸腾。加入一小撮盐，水会沸腾得更快、更热，因为分子会利用额外的能量来将盐颗粒推开。换句话说，"冷"的水之所以是冷的，仅仅是因为它的分子处于安静的状态，是的，这种状态是没有热量的。同样的事情也发生在您周围的空气中，空气中也充满了相互碰撞的无穷小粒子。减少颗粒数量，空气就会让您感觉凉爽。简单来讲，这就是当打开空调时会发生的情况，空调会吸入房间中的空气，捕获一些颗粒，并返还不太兴奋的空气分子，这样您就会感觉更凉爽，准确地说是没那么热了。物理学家们在一门叫作热力学的科学中探索这些现象，您可以在史蒂文·霍尔兹纳（Steven Holzner）的《物理学》（*Physics For Dummies*，Wiley 出版）中读到。

冷冻也能够通过减缓微生物繁殖速度来延长食物的保质期。例如，在 50 华氏度或更低温度下冷藏的牛奶可以保持新鲜近一周，因为寒冷会阻止任何在巴氏杀菌后存活下来的生物体繁殖。

## 脱水

像所有生物一样，食物中的微生物需要水来繁殖。将食物脱水，这些坏蛋就不能繁殖，食物的食用期限可以更长。这就是葡萄干、杏干和 pemmican 的基本原理。pemmican 是一种由肉、脂肪和浆果制成的干的混合物，来源于居住在东海岸的美洲土著人，18 世纪和 19 世纪被各个国家的水手食用。当食物处于以下环境时，自然脱水（水分丢失）就会发生。

>> 暴露在空气和阳光下。

>> 在低温烤箱（250华氏度）中加热数小时，或熏制（熏制室就像一个低温烤箱）。

冻干是可以达到同样效果的现代方法。这一过程将食物冷冻，使其水变成冰，然后使冰"升华"（快速蒸发，以气体的形式存在），留下的食物更不容易变质。

## 控制气流

正如微生物生长需要水一样，大多数微生物的繁殖也需要空气。减少空气供应几乎总能减少细菌数量。

真空包装可以保护食品免受空气污染。真空——来自拉丁语"vacuus"一词，意为"空的"——是一个几乎没有空气的空间。真空包装使用一个容器（通常是一个塑料袋或一个玻璃罐），在密封之前从中除去空气。当您打开一个真空包装的容器时，突然听到一声小小的爆裂声，那就是真空状态被打破了。

如果没有听到爆裂声，说明密封状态此前已经被破坏了，空气已经可以进入，也就是说里面的食物可能已经变质。不要试着去品尝食物，判断它有没有坏；扔掉它，连同整个包裹，食物和所有东西。

### 有趣的食品命名花絮

中美洲印第安人将肉脱水来生产查基（chaqui），西班牙探险家把这个名字带到了北美洲，用它来形容西南部印第安人的肉干，最终写法变成了"jerky"（看到了吧？）。

## 打一场化学战

防腐剂从使用之初就一直备受争议，被指责（不准确地）导致了一系列从未发生过的问题。事实上，用作食品添加剂或食品防腐剂的化学物质可以减缓或防止食物变质，确保食品安全。最常用的食品防腐剂有：

>> **酸化剂**：大多数微生物在高酸环境中不能生存，因此能使食物酸化的化学物质，就能防止食物变质。葡萄酒和醋都是酸化剂，柠

檬酸（柑橘类水果中的天然防腐剂）和乳酸（酸奶中的天然酸）
也是酸化剂。

» **霉菌抑制剂**：苯甲酸钠、丙酸钠和丙酸钙能减缓（但并不能完全
停止）面包上真菌的生长。苯甲酸钠也用于抑制奶酪、人造黄油
和糖浆中真菌的生长。

» **细菌杀手**：盐是亲水的（hydrophilic，hydro = 水，phil = 喜爱）。
糖也是如此。当用盐（或糖）覆盖鲜肉时，盐（或糖）会将水从
肉中吸出，同时也从肉上的细菌细胞中吸出水分，使得细菌死亡。
肉干了，您就可以享受糖腌火腿或咸牛肉。咸牛肉的英文名字是
"玉米牛肉"（corned beef），因为用于腌制的大粒盐，曾经被称为
"玉米"。

### 辐射

辐射是一种将食物暴露于电子束或 γ 射线的技术，γ 射线是一
种比医生用来拍摄内脏的 X 射线更强的高能光。γ 射线是一种电离
辐射，能杀死活的细胞。因此，辐射通过破坏植物上的微生物和昆虫
（这也使食物更安全）和减缓某些植物的成熟速度，延长了食物的保
质期。有关食品辐射的历史和作用的更多信息，请参阅第 21 章。

## 提高食品的吸引力和营养价值

一些食品加工方法确实会让食物味道更好。例如，虽然鞑靼牛排
（切碎的新鲜牛排）确实有其爱好者，但大多数人认为经过热煮的牛
排更美味。加工还可以丰富饮食种类，让您可以品尝各种各样的季节
性食物（主要是水果和蔬菜），这些食物可以全年都由冷藏火车或卡
车从种植地运到您的身边。加工使食品营养成分更丰富，例如向谷物
和牛奶等许多基本食品中添加一些物质，或改变这些食材的性质，从
而满足消费者的营养需求。

### 增强食物的风味

食品加工的一个好处是它可以增强食物的风味，使得食品的味道
越来越好。方法如下：

» **干燥使香味浓缩。**经过脱水的李子干比多汁的新鲜李子更香甜。

» **加热通过加快香气分子的运动来增加香气。**事实上，一份大餐的第一个诱人之处通常是食物的香味。冷冻有相反的效果：它减缓了分子的运动。要想知道区别，您可以直接闻一闻冷牛肉和从烤箱里拿出来的热烤牛肉的味道。或者闻两杯伏特加，一杯是温的，一杯是刚从冰箱里拿出来的冰的。这两种伏特加一个没有气味，另一个有种纯汽油的嗅觉吸引力。猜猜哪个是哪个。

» **加热使食物口味强化。**这一发展有时是有益的（热烤牛肉比冷烤牛肉更美味），有时则不是（在美国，热牛奶肯定没有冰凉版那么受欢迎）。

» **改变温度会改变食物的质地。**加热使一些食物变软（冬季南瓜就是一个很好的例子），也可以使一些食物固化（想想鸡蛋）。冷冻可以使脂肪保持稳定，这样食物就不会融化，摊在盘子上。明胶可以给甜点塑形，也可以让肉冻保持直立。

## 添加营养物质

在基本食物中添加维生素和矿物质有助于消除许多曾经很常见的营养缺乏症。例如，20 世纪初，在日常食盐中添加碘后，甲状腺肿（大脖子病）基本消除。今天，改善自然营养的做法如此普遍，以至于人们多认为以下几点是理所当然的：

» 面包、谷类和谷物都添加有 B 族维生素，以补充全谷物在加工过程中失去的维生素，因为全谷物被剥去了富含营养的包裹层，生产出白面粉、白米或去胚玉米粉。添加维生素可降低患维生素 B 缺乏症脚气病和糙皮病的风险。

» 面包、谷类和谷物中也会添加铁，以补充碾磨过程中损失的铁。

» 在美国出售的所有牛奶都含有添加的维生素 D，以降低骨骼变形、维生素 D 缺乏症（儿童佝偻病）和骨软化症（成人）的风险。

» 添加无脂乳蛋白质可以将全脂牛奶转化为脱脂牛奶，钙含量更高，但脂肪和胆固醇含量更低。

## 混合的好处

将一种食物（如玉米）中的基因添加到另一种食物（如西红柿）中，可能会使第二种食物味道更好，保鲜时间更长。我敢打赌，这会是一个热门话题。有关餐桌上基因工程的更多信息，请参阅第 22 章。

# 伪装：食品替代品

除了以上诸多好处外，通过食品加工，还可以生产出非脂肪非糖但广受消费者欢迎的脂肪和甜味剂替代品。实际上，这也只是冰山一角。1985 年，英国人发明了 Quorn，这是一种由蘑菇制成的品牌肉类替代品，2002 年首次引入美国时，它已成为全球排名第一的肉类替代品。不幸的是，许多消费者对这道菜中的真菌蛋白反应不好——比如恶心、呕吐，可能还有危及生命的过敏反应——因此，Quorn 在美国已经被打入营养的冷宫。但随着更多新奇的食品加工方法的出现，谁知道在这个营养学暮光区的入口处有什么奇怪而美妙的菜肴呢。

## 替代食品第一名：脂肪替代品

膳食脂肪（食物中天然存在的脂肪）具有独特的风味，使食物味道和口感更丰富，但同时也带来了高热量的问题：一些脂肪（第 7 章中描述的饱和脂肪和反式脂肪）会阻塞动脉。解决这个问题的一种方法是消除食物中的脂肪，如脱脂牛奶。另一种方法是前往食品实验室，制造一种对心脏安全的无热量或低热量替代品。

### 脂肪替代品分类

近年来，食品技术专家已经研制出三种脂肪替代品：

» 碳水化合物基脂肪替代品，包含复杂的碳水化合物，使食物变稠但不被身体吸收。有关植物源性食物中不同类型碳水化合物的更多信息，请参阅第 8 章。例如卡拉胶（一种海藻提取物）、瓜尔豆胶（来自瓜尔豆）、纤维素（不溶性膳食纤维）、菊粉（来自菊苣根）和食物淀粉（糊精和麦芽糊精），这些淀粉可以通过化学处理来改变结构或使淀粉更容易溶解和消化。

» 蛋白质基脂肪替代品，一般通过加热和混合制成。从蛋清、牛奶或玉米中提取的蛋白质形成小球（技术术语：mic-roparticulated protein，微粒化蛋白质），是一种感觉和味道都像脂肪的物质。Simplesse 是一种基于蛋白质的脂肪替代品。注意：这些产品不能提供大量的膳食蛋白质。

» 脂肪基脂肪替代品，由甘油三酯中的脂肪酸（体脂的主要成分）

制成，或来自乳化剂（一种食物中天然存在的化合物，能使脂肪和水混合）。为了用作脂肪替代品，这些物质经过了修饰，因此不易消化并阻碍身体吸收其他脂肪。

表 19-1 列出了目前在各种食品中发现的脂肪替代品。

## 评估脂肪替代品

无论来源如何，脂肪替代品的三个重要营养问题是：

» 是否有助于减肥？

» 是否提高了食品的营养价值？

» 是否安全？

### 脂肪替代品能帮助人们减肥吗？

也许可以吧。

脂肪替代品旨在减少脂肪含量，从而减少蛋糕、饼干和薯片等高热量食物中的卡路里。但降低脂肪含量可能意味着增加其他成分（如糖）的热量。而且，低脂食品的卡路里数可能不会比普通食品低很多，因为它听起来像是一种减肥食品，所以可能会吃得更多，总体上增加卡路里摄入量。

另一方面，即使卡路里数保持不变，简单地添加脂肪替代品可能会以另一种好的方式改变食物对身体的影响。2008 年，哥本哈根大学的一组营养学研究人员在《美国临床营养学杂志》（*American Journal of Clinical Nutrition*）上发表了一份报告。报告显示，让志愿者吃两种餐食，第一种食物中含有正常脂肪，第二种里的脂肪用脂肪替代物替代。那些吃了第二种餐食的人可以在更长的时间内不那么饿。为什么会这样？作者解释说，这种脂肪替代品不会被身体吸收，并且会抑制身体对食物中其他脂肪的吸收。因此，更多的食物脂肪停留在肠道，且时间更长，从而产生饱腹感，降低食欲。尽管如此，2019 年，一个由中国和加拿大研究人员组成的团队指出，关于淀粉基脂肪替代品如何以及是否能真正降低心脏病风险和 / 或控制肥胖的证据有限，因此得出结论，确实需要更多的研究。

简言之，热量控制、均衡饮食和适量运动仍然是最健康的减肥工具。

表 19-1 寻找假脂肪

| 脂肪替代品 | 卡路里/克 | 用途 |
| --- | --- | --- |
| **碳水化合物基（商品名）** | | |
| 纤维素（Avicek、Methocel、Solka Floc） | 0 | 乳制品（如仿酸奶油、冷冻甜点和沙拉酱） |
| 糊精（淀粉，N-油） | 4 | 乳制品、沙拉酱和面包酱 |
| 膳食纤维（Opta、燕麦纤维、Snowite、Ultacel、Z-Trim） | 0 | 烘焙食品和肉类产品 |
| 树胶（Kelcogel、Keltrol、Slendid） | 0 | 低热量食品，如无脂调料 |
| 菊粉（Raftiline、Fruitfit、Fibriline） | 1—1.2 | 烘焙食品（包括馅料和糖霜）、乳制品（包括奶酪、鲜奶油和酸奶）和肉制品 |
| 麦芽糊精（Crystalean、Lorelite、Maltrin、Pascelli D-Lite、Pascelli EXCEL、Paselli SA2、Star Dri） | 4 | 烘焙食品、乳制品、沙拉酱和各种甜品 |
| 淀粉和食品用变性淀粉（Amalean I&II、Fairnex VA15&VA 20、Instant Stellar、N-Lite、OptaGrade、Perfectamyl AC、Pure Gel、STA-SLIM） | 1—4 | 烘焙食品、乳制品、冷冻甜点、沙拉酱和酱汁 |
| 燕麦粉（Beta Trim、TrimChoice） | < 1 | 烘焙食品、脱脂牛奶（如无脂鲜奶油） |
| 聚葡萄糖（Litesse、Stal-Lite） | 1 | 烘焙食品、棉花糖、口香糖、沙拉酱、明胶、布丁、冷冻甜点 |
| 淀粉和变性食品淀粉（Amalean I&II、Fairnex VA15&VA20、Instant Stellar、N-Lite、OptaGrade、Perfectamyl AC、AX-1&AX-2、PURE-GEL、STA-SLIM） | 1 | 烘焙食品、人造黄油、沙拉酱、商业化汤和加工奶酪产品 |
| 燕麦、豌豆、大米、大豆皮（Z-Trim） | 0 | 烘焙食品、沙拉酱、酱汁、汤和肉制品 |
| **蛋白质基** | | |
| 微粒蛋白（Simplesse）、乳清蛋白浓缩物（Dairy Lo）、其他由鸡蛋、牛奶和玉米中的多种蛋白质制成（K=Blazer、Ultra Bake、Ultra Freeze、Lita） | 1—2 | 乳制品包括牛奶、奶酪、酸奶和冰淇淋、奶制品（冰淇淋、酸奶）、蛋黄酱类和沙拉酱、冷冻甜点和烘焙食品 |
| **脂肪基** | | |
| 乳化剂（天然）（Dur-Lo，ECT-25） | 9 | 蛋糕、饼干和糖霜 |
| 脂肪酸和酒精/山梨醇（Sorbestrin） | 1.5 | 植物油替代品 |
| 蔗糖和食用脂肪（Olean） | 0 | 休闲食品和烘焙食品 |
| 甘油三酯（Salatrim/Benefat） | 5 | 烘焙食品和"填充"奶制品 |

* 注：本表中的所有品牌名称均为商标。

资料来源：www.caloriecontrol.org/ 截至 2020 年 6 月脂肪替代品组织 / 词汇表。

### 脂肪替代品有营养吗？

以碳水化合物为基础的脂肪替代品，确实是以可溶性或不溶性膳食纤维的形式向食物中添加碳水化合物（见第 8 章）。但是，无论是基于蛋白质的脂肪替代品还是基于脂肪的脂肪替代品，都只能提供极少量的营养。此外，由于天然食物脂肪有助于身体溶解和吸收脂溶性维生素（见第 10 章），因此用这些替代脂肪制成的食品一般需要额外添加维生素 A、维生素 D、维生素 E 和维生素 K。

### 脂肪替代品安全吗？

基于碳水化合物的脂肪替代品的副作用一般仅限于轻微的胃部不适，如由于膳食纤维的增加而引起的肠胃胀气。

脂肪替代品问题的典型代表是蔗糖聚酯（olestra）（商标名：Olean），一种蔗糖和脂肪酸化合物，于 1996 年获得 FDA 批准。但在获得批准的同时，FDA 要求在标签上注明 olestra 可能导致腹部痉挛和大便溏稀。1998 年，一个由 18 名成员组成的 FDA 食品咨询委员会重申了该机构最初的决定，即 olestra 可安全用于休闲食品，并得出结论，脂肪替代品的胃肠道副作用对公众健康没有显著影响。五年后，在对含有 olestra 的食品上市后进行的几项研究进行审查后，FDA 得出结论，不再需要该声明。但事实是，食用过量含 olestra 的食物可能会导致不适。聪明的做法是：阅读食品成分标签，限制薯条的摄入量。

第二类基于脂肪的脂肪替代品由牛奶和鸡蛋蛋白制成，也就是说，对这些食物敏感的人可能会遇到麻烦。

那么，结论是什么？正如美国心脏协会所写的，"FDA 认为市场上的脂肪替代品是安全的，但它们的长期益处和安全性尚不明确。市场上使用多种脂肪替代品的累积影响尚不清楚。尽管如此，在符合饮食建议的健康饮食范围内，适当使用脂肪替代品可以使饮食规划更灵活"。

## 替代食品第二名：甜味剂替代品

大多数甜味剂替代品都是在实验室里意外发现的，研究人员在实验室里触摸过一张纸或一支铅笔，然后将手指伸进嘴里，发现"真甜！"正如哈罗德·麦基（Harold McGee）在《美食与烹饪》（*Collier Books*，1988 年）第一版中所写，"这些故事让人们对实验室卫生标准感到惊讶"。唉，当麦基先生更新和扩充他的第二版书时，他删掉了大部分像这本书这样有趣的观点。您可以翻翻《美食与烹饪》第二版了解详情。但是，如果感兴趣，也别忘了去看看第一版，或查看麦基先生的网站 www.curiouscook.com。

因为甜味剂替代品不会被身体吸收，也不会提供任何营养，科学家们用这一特性来称呼它们：非营养甜味剂。与脂肪替代品一样，这些成分是否真的能促进体重减轻，目前仍存在严重疑问。2019 年，一个由韩国和澳大利亚科学家组成的团队开展了一项对 5 000 多名美国成年人进行的为期 7 年的调查，结果显示，那些食用大量人造甜味剂的人实际上比那些只吃普通甜味食品的人增重更多，因为他们没有减少含糖食品的摄入，只是在日常饮食中添加人工甜味剂。更令人担忧的是，人工甜味剂似乎会改变肠道内的正常菌群，这不仅会导致体重增加，还会增加患 2 型糖尿病的风险。同样，需要进行更多的研究才能得出可靠的结论。

以下这些是最知名和使用最广泛的甜味剂，按其发现和 / 或 FDA 批准的顺序列出。

» **糖精**（Sweet'N Low）：这种合成甜味剂是于 1879 年在约翰·霍普金斯大学发生的事故（指口综合征）中发现的。1977 年，糖精被认为与大鼠膀胱癌有关，于是禁止使用。然而，在市场上仍有销售。多年来，使用糖精的糖尿病患者没有表现出膀胱癌发病率增高。1998 年，国家毒理学计划（National Toxicology Program，NTP）执行委员会建议将糖精从疑似人类致癌物名单中删除。2010 年，糖精被平反了。**注：**大多数人认为糖精很甜，但如果您讨厌西兰花，可能会认为糖精很苦。查看第 15 章了解原因。

» **甜蜜素**：这些甜味剂于 1937 年在伊利诺伊大学发明。后来由于甜蜜素被认为与实验动物的癌症发生有关，于 1969 年在美国被禁止使用。自那以后，FDA 表示，20 多年的后续研究表明，甜蜜素与癌症并无关联。2013 年，禁令被解除。

» **阿斯巴甜**（Equal，NutraSweet）：这是另一个意外的产物（1965 年）。阿斯巴甜是两种氨基酸的组合，天冬氨酸和苯丙氨酸 -9，对大多数健康人是安全的，除外出生时患有苯丙酮尿症（PKU）的人（PKU 是一种代谢缺陷，其特征是缺乏消化苯丙氨酸所需的酶）。在人体内（或暴露于高温时），阿斯巴甜分解为其组成成分。如果缺乏代谢所需的酶，过量的苯丙氨酸会堆积在大脑和神经组织中。新生儿通常会接受 PKU 测试，因为对他们来说，过量的苯丙氨酸可能导致智力低下、癫痫和生长迟缓。

» **三氯蔗糖（Splenda）**：1976 年发现的三氯蔗糖是一种无热量甜味剂，由糖制成。但人体不识别三氯蔗糖为碳水化合物或糖，因此它可以穿过肠道，不被代谢吸收。在 20 年间进行的 100 多项科学研究证明了其安全性，FDA 已批准将其用于多种食品，包括烘焙食品、糖果、替代乳制品和冷冻甜点。

» **乙酰磺胺酮 -K（Sunett，Sweet One）**：这种甜味剂又称 Ace-K。在这两种名称里，K 都是钾的化学符号。这种人工甜味剂的化学结构类似于糖精，用于烘焙食品、口香糖和其他食品中。1998 年，FDA 批准使用它来延长软饮料的保质期。

» **纽甜**：纽甜是阿斯巴甜的改良版。2002 年，FDA 批准纽甜用作桌面甜味剂，也可用于果酱和果冻、糖浆、布丁和凝胶、水果、果汁和非酒精饮料。

» **甜菊糖（Truvia）**：甜菊糖是一种由甜叶菊（一种南美向日葵科植物）制成的甜味剂。2008 年，FDA 指定其为 GRAS（"一般认为是安全的"）。甜菊糖可使一些无碳水化合物软饮料变甜，据估计其甜度是糖的 200—300 倍。

表 19-2 对糖与甜味剂替代品的卡路里含量和甜味度进行了比较。相比之下，糖每克含有 4 卡路里。

## 甜醇

多元醇——有时被称为糖醇——是天然存在的、有甜味的、无糖的碳水化合物 / 酒精复合物，每克的热量比蔗糖（糖）少。

目前有 8 种多元醇：赤藓糖醇、氢化淀粉水解物（包括麦芽糖醇糖浆）、异麦芽糖、乳糖醇、麦芽糖醇、甘露醇、山梨醇和木糖醇，用于制作烘焙食品、无糖糖果和口香糖等食品以及牙膏（多元醇不会导致蛀牙）、漱口水和止咳糖浆等药物。

多元醇可被吸收并转化为能量，几乎不需要胰岛素，因此这些甜味剂对糖尿病患者或低碳水化合物、无糖饮食的人最有用。然而，由于多元醇在肠道中没有完全吸收，如果大量食用，多元醇可能有通便作用。

表 19-2 糖与甜味剂替代品的比较

| 甜味剂 | 卡路里 / 克 | 与糖比较 * |
|---|---|---|
| 糖（蔗糖） | 4 | |
| 塔格糖 | 1.5** | 相似 |
| 甜蜜素 | 0 | 比糖甜 30—50 倍 |
| 乙酰磺胺酮 –K | 0 | 比糖甜 200 倍 |
| 阿斯巴甜 | 4** | 比糖甜 160—200 倍 |
| 甜菊糖 | 0 | 比糖甜 350—400 倍 |
| 糖精 | 0 | 比糖甜 300—500 倍 |
| 三氯蔗糖 | 0 | 比糖甜 600 倍 |
| 纽甜 | 0 | 比糖甜 7 000—13 000 倍 |

* 甜度的范围根据几个数据来源进行估计。
** 阿斯巴甜每克含有 4 卡路里热量，但只需要很少的阿斯巴甜就可以尝到甜味，因此可以将卡路里含量计算为 0。

## 结束语：跟随那只鸟，来了解食品加工

您可以通过跟踪一只鸡从农场到餐桌的轨迹来总结食品加工的精髓。（素食主义者和严格素食主义者不在此限。）

鸡肉的第一道加工工序是屠宰，然后拔毛并运到食品加工厂（在某些情况下，屠宰公司也会将鸡肉加工成其他产品）或超市，在这个过程中，用冰块包装以减缓天然细菌对食物的分解作用。在食品加工厂，鸡肉可能被煮熟并包装，或者像金枪鱼一样被煮熟并切成小块罐装，或者煮熟成鸡汤罐装或脱水成浓汤宝，或者与蔬菜一起煮熟并罐装，或者油炸并冷冻成整片，或者烤、切片并冷冻成鸡肉晚餐，或者您明白了。

如果运往超市，生鸡肉将被包装并注明日期。当把它买回家后，您会自己处理。首先，将鸡肉存放在冰箱（或冷冻柜）里。想吃的时候，拿出来放在厨房的操作台上，按照您的设计，做成一道菜。放进平锅里煎，或放进锅里炖，或放在炉子上或烤箱里。因为生鸡肉有时会被沙门菌污染，操作完成后，您要清理柜台，以及生鸡肉接触到的刀、叉、勺子或盘子，当然，还要洗手。然后，等到鸡肉完全做好，用肉类温度计检查温度，温度读数至少应为 165 华氏度，以确保没有寄生细菌存活下，才能摆上餐桌。

吃完后，把剩饭放回冰箱冷藏或冷冻。鸡肉已经加工好了。您已经吃过了。以上就是这个章节的重点。

本章亮点

» 厨房里的各种加热方法
» 改变食物的外观、香气和味道
» 挑选完美的炊具
» 保存熟食中的营养成分
» 烹饪如何保证食品安全

# 第 20 章
# 加热使食物健康又美味

　　我敢打赌，人类的第一顿烹饪的晚餐肯定是一场意外，其中涉及一些可怜的在外游荡的动物（可能是一头牛）和一道闪电，闪电将这头牛烧成了中熟的牛腰肉。然后，一个穴居人被这种香味所吸引，扯下一大块肉吃了起来，立刻给出了人类历史上第一个餐饮评价："好吃！"

　　从那以后，到煤气灶、电磁炉、微波炉的出现，从人类学的角度来说，是很大的进步。本章将解释这些技术如何通过加热食物影响食品的安全性、营养价值、外观、风味和香味。

　　要了解关于烹饪和如何烹饪的更多实用细节，请查看布莱恩·米勒（Bryan Miller）和玛丽·拉玛（Marie Rama），Wiley 出版的《烹饪基础》第 5 版（*Cooking Basics For Dummies*，5th Edition），然后点燃炉子，开始干吧。

# 探索不同的烹饪方法

在字典里,"烹饪"被定义为通过加热来制备食物。在厨房里,烹饪就是将食物暴露在煤气炉、电磁炉产生的热量中,或置于微波炉的电磁波中。

## 用火烹饪

自从人类发现了火,学会了如何控制火来烹饪,而不是等待闪电的闪过,人类通常依靠三种简单的方式来加热食物:

» **明火**:将食物直接放在火焰上方或下方,或将食物放在火焰上方的煎锅上。(电加热盘管是明火的 20 世纪变体。)

» **热空气**:把食物放在一个封闭的空间(烤箱)中,然后加热,制造高温干燥的环境。

» **热液体**:将食物浸入热液体中,或将食物悬浮在热液体上,利用从表面逸出的蒸汽来烹饪。

老练的厨师可以结合两种或两种以上的方法进行烹饪。例如,用铝箔或木瓜叶等包裹食物(见第 31 章),这就结合了两种方法:一是明火(烤架)或热风(烤箱),再加上食物本身汁液(热液体)的蒸汽。

表 20-1　用火或电线圈产生的热量烹饪的基本方法

| 明火 | 热空气 | 热液体 |
| --- | --- | --- |
| 上火烤(Broiling) | 焙烧(Baking) | 煮沸(Boiling) |
| 下火烤(Grilling) | 烘焙(Roasting) | 油炸(Deep-frying) |
| 烘烤(Toasting) | | 水煮(Poaching) |
| | | 煨(Simmering) |
| | | 蒸(Steaming) |
| | | 炖(Stewing) |

### 用电磁波烹饪

微波炉内的一种称磁控管的装置可产生电磁能（微波）。

磁控管发射的能量能激发食物中的水分子。水分子像活泼的 3 岁的孩子一样跳跃、摩擦，利用其产生的热量烹饪，有时比普通明火快一倍。

因为在微波炉中放置食物的盘子几乎没有水分子，所以它一般都是凉的。但有些盘子或容器确实会被加热。为了安全起见，从微波炉中取出盘子时，请戴上厨房手套。

## 烹饪如何改变食物

烹饪改变了食物的外观、气味、触感和味道，产生了更加诱人的质地、丰富的颜色、强烈的味道和芳香，所有这些都是由于受热所致。

### 改变食物的质地

暴露在高温下会改变蛋白质、脂肪和碳水化合物的结构，从而改变食物的质地（食物分子的连接方式与食物的软硬有关）。换句话说，烹饪可以使脆胡萝卜变软，使肉变硬或变嫩。

### 蛋白质

蛋白质由很长的分子组成，有时会折叠成手风琴状结构（有关蛋白质的详细信息，请参阅第 6 章）。虽然加热食物不会降低其蛋白质值，但会：

» 将蛋白质分子分解成更小的片段。

» 使蛋白质分子展开并与其他蛋白质结合形成新的分子。

需要举个例子吗？想一下鸡蛋。煮鸡蛋时，蛋清中的长蛋白质分子会展开，与其他蛋白质分子形成新的链接，并构成紧密的网络，挤出水分，使蛋清变硬并不再透明。同样的展开－链接－挤压反应会使半透明的家禽肉变硬，使明胶凝固。加热蛋白质的时间越长，网络就越牢固，食物也就越坚硬。这一规则也有不可避免的例外，那就是结缔组织——连接、支撑和容纳其他组织和器官的组织——在受热时会

## 谷物：分裂个性表演者

当谷物被煮熟时，它们表现出分裂的个性——部分是蛋白质，部分是复合碳水化合物。例如，煮一穗玉米，玉米粒中的蛋白质分子将进行"断开－展开"网络舞蹈（分子断开它们之间的链接，蛋白质展开，它们的分子形成新的链接）。同时，碳水化合物淀粉颗粒开始吸收水分并软化。

想看看这种情况发生吗？煮一穗玉米。正确操作的诀窍是，当淀粉颗粒吸收了足够的水分，玉米粒软化，但在蛋白质网络收紧之前，将玉米从水中取出。但是，如果您是一个喜欢嚼玉米的人，就让它煮开吧——15分钟，30分钟，随便多久。

变软，这就是为什么肉类即使富含蛋白质，烹饪时也会变得更嫩。

要想看到这一效果，可以准备两个鸡蛋——一个打好后直接煮熟，另一个打好后加入牛奶煮熟。添加液体（牛奶）使蛋白质网络难以挤出所有水分，因此添加牛奶的鸡蛋比纯鸡蛋煮得更软。

### 脂肪

加热能融化脂肪，使其流失，从而降低其热量。此外，加热会分解结缔组织，结缔组织是身体的支撑框架，其中包括一些脂肪组织。因此，食物会变软，变得更加柔韧。烹调鱼时，您可以最清楚地看到这一点，因为鱼的结缔组织已被破坏，所以烹调后会形成块或薄片。

当肉类和家禽烹饪后储存时，它们所含的脂肪会不断变化，从空气中吸收氧气。氧化脂肪有一种轻微的酸败味，礼貌地称其为"热异味"（warmed-over flavor）。

可以通过使用富含天然抗氧化剂的食物来烹饪或储存肉类、鱼类和家禽，以延缓（但不能完全防止）食物脂肪氧化的过程。这些天然抗氧化剂可以防止其他化学物质与氧气发生反应。维生素C就是一种天然抗氧化剂，所以用西红柿、柑橘类水果或酸樱桃制成的肉汁和卤汁可以减缓烹饪或储存食物中脂肪的自然氧化。

### 碳水化合物

烹饪对简单碳水化合物和复杂碳水化合物有不同的影响（更多信息请参阅第8章）。加热时：

» 单糖——如蔗糖或肉和家禽表面的糖——焦糖化，或融化并变成棕色（想想奶油焦糖的顶部）。

» 淀粉是一种复杂的碳水化合物，加热后变得更易吸收，这就是为什么面食在沸水中膨胀和软化（参见专栏"谷物：个性分裂的表演者"）。

» 一些膳食纤维（树胶、果胶、半纤维素）会溶解，这就是为什么蔬菜和水果煮熟后会变软。

最后两个反应还有一个额外的好处，那就是使先前纤维硬化细胞内的营养物质更容易被身体吸收利用。

2002 年初，瑞典研究人员宣布，将淀粉类碳水化合物食物（如土豆和面包）暴露在烘烤或油炸的高温下，会产生丙烯酰胺，这是一种已知对大鼠有致癌作用的化学物质，就此，加热对碳水化合物的不利影响浮出水面。当洛杉矶希望城癌症研究中心的科学家说丙烯酰胺可以引发细胞变化导致人类癌症时，情况变得更糟。

然而，2003 年，哈佛大学公共卫生学院和斯德哥尔摩卡罗琳斯卡研究所肿瘤学 - 病理学和医学流行病学系的研究人员对 987 名癌症患者和 538 名健康对照组的研究数据进行了分析，结果显示，没有证据表明在薯条和吐司的粉丝中，患肠道、膀胱或者肾脏癌症的风险会增高。咖啡豆烘焙（注意不是在家里或餐厅煮咖啡）的时候也会有丙烯酰胺产生。然而，到目前为止，科学家还没有找到减少咖啡中丙烯酰胺形成的好方法。

到 2010 年，FDA 对丙烯酰胺的官方立场基本上是"没有什么大不了的"。尽管如此，FDA 还是提供了一系列减少土豆和面包中丙烯酰胺形成的方法。用专家的话说：

» 油炸最易导致丙烯酰胺的生成。烤土豆片生成的丙烯酰胺比油炸土豆片少，烘烤整个土豆生成的丙烯酰胺更少。煮熟土豆和将带皮的完整土豆用微波炉制作"微波烤土豆"不会产生丙烯酰胺。

» 将生土豆片在水中浸泡 15—30 分钟，然后油炸或烘烤有助于减少烹饪过程中丙烯酰胺的形成（浸泡过的土豆应在烹饪前沥干水分，以防油点飞溅或起火）。

» 将土豆在冰箱中储存一段时间，可能会导致烹饪过程中丙烯酰胺生成量增加。因此，最好将土豆存放在冰箱外阴凉的地方，如壁橱或食品储藏室，以防止土豆发芽。

» 一般来说，烹饪时间越长或温度越高，丙烯酰胺的积累越多。将切好的土豆制品(如冷冻薯条或土豆片)烹调成金黄色而不是棕色，有助于减少丙烯酰胺的形成。

» 将面包烤成浅棕色，而不是深棕色，会降低丙烯酰胺的生成量。

有关丙烯酰胺的更多信息，请查看丙烯酰胺问答 www.fda.gov/food/chemicals/acrylamide-questions-and-answers。

## 增强风味和香气

加热会降解（分解）风味和芳香化学物质，使分子漂浮到空气中，再飘进您的鼻子。因此，大多数熟食的味道和香气都比生食强烈。

一个很好的例子是当您烹饪十字花科蔬菜，如卷心菜和花椰菜时会发生什么。这些蔬菜由于芥子油的存在，具有独特的风味和香气，芥子油的感官信号随着蔬菜烹调时间的延长而变得更加强烈。但每一条规则都有一个例外：高温会破坏二烯丙基二硫，这种化学物质会使生大蒜、洋葱和韭菜产生比较刺激的气味。因此熟蒜的味道和气味都比生蒜温和。

顺便说一句，如果您像乔治·布什（George Herbert Walker Bush）总统一样，完全无法接受十字花科蔬菜的味道，那么您就是一个对苯硫脲（PTC）敏感的人，因为苯硫脲是这些植物中的一种苦味化学物质。最初的理论认为，厌恶苦味有助于保护早期的人类免受有毒植物的伤害。如今，营养学家们知道，在某些情况下，比如西兰花、抱子甘蓝和它们的亲戚，越苦越好。

## 五彩调色板

类胡萝卜素是一种天然的红色和黄色色素，使得胡萝卜、红薯和西红柿呈现橙色，实际上它不受加热以及烹饪时加入的酸性或碱性调料的影响。不管用什么方法烹调，也不管烹调多长时间，这些特殊的色素都能保持鲜艳夺目。

其他那些让食物呈现红色、绿色或白色的天然色素却并不是这样，这些色素一般会在加热、酸（如葡萄酒、醋或番茄汁）和碱性化学物质（如矿泉水或小苏打水）存在下发生反应。下面简要介绍一下烹饪食物时可能出现的颜色变化：

» 红甜菜和红卷心菜的颜色来自一种名为花青素（anthocyanins）的色素。酸性条件下这种色素颜色更红。碱性溶液使花青素从红色变为蓝紫色。

» 土豆、花椰菜、大米和白洋葱由一种称花黄素（anthoxanthins）的色素增白。当花黄素接触碱性化学物质（矿泉水或小苏打）时，它们会变成黄色或棕色。酸性条件会阻止这种反应的发生。将花椰菜掰成小块在水中煮，颜色会略微变暗。把它们放在番茄汁里煮，再把汤汁冲洗干净，就会看到白色的花椰菜。

» 绿色蔬菜由叶绿素（chlorophyll）着色。叶绿素会与烹饪用的水（或蔬菜本身的水）中的酸发生反应，生成脱镁叶绿素（pheophytin），这是一种棕色色素。阻止这种反应的唯一方法是让蔬菜不接触酸性物质。老厨师会在水中添加碱性小苏打，但这会增加某些维生素的损失（参见本章后面的"留住熟食中的营养成分"一节），并软化蔬菜。在高温下快速烹饪或在烹饪时加入大量水（稀释酸）可以减少这种颜色变化。

» 鲜肉的天然红色来自肌肉组织中的肌红蛋白和血液中的血红蛋白。当肉被加热时，色素分子会变性，或分解成碎片。它们会失去氧分子，变成棕色，或者在长时间烹饪后，会变成真正不讨人喜欢的灰色，这是蒸肉的特点。这种不可避免的变化在牛肉中比在猪肉或小牛肉中更为明显，因为牛肉的肌红蛋白含量更高，本身就比较红。

## 红色—蓝色—红色

下面的实验可以让您亲眼看到颜色的变化。用料如下：

· 1 个甜菜罐头　　　· 1 个平底锅

· 3 个小玻璃碗　　　· 1 杯水

· 1 茶匙小苏打　　　· 3 汤匙白醋

把玻璃碗排成一行。打开甜菜罐头。取出 6 片甜菜。在第一个玻璃碗里放 2 片，在平底锅里放 4 片。把剩下的甜菜放在一个小容器里，冷藏起来准备做下饭菜。浪费好甜菜是可耻的！

在水中加入小苏打，然后将这种碱性溶液加入平底锅中。低温加热 4 分钟，温度不要太高，因为这种溶液会起泡。关火。从锅中取出甜菜。在第二个和第三个玻璃碗中各放 2 片。

先把第二个碗放在一边。在第三个碗中加入醋（酸）。等待 2 分钟。现在看看：第一个碗里的甜菜（直接从罐头中取出）应该仍然是鲜红色。碱性化合物会使甜菜颜色变暗，所以直接从小苏打浴中取出的第二碗甜菜应该是海军蓝。酸会逆转反应，所以第三碗中的甜菜，加上醋后，应该会变回鲜红色。还没有变色？那就再加一汤匙醋，看化学如何发威。

# 选择合适的炊具

您选择的锅可能会影响食物的营养价值：

» 为食物添加营养素。

» 减缓烹饪过程中营养物质的自然流失。

» 加快烹饪过程中营养素的损失。

此外，一些炊具会使食物的天然风味和芳香更加浓郁，使食物更美味。以下将讲解不同的炊具和材质对食物的影响。

## 铝

铝重量轻，导热性好。这些都是它的优点。但是，这种金属会使一些芳香化学物质，如十字花科蔬菜中的芳香化学物质，变得更加难闻，并释放出微小的薄片，这些薄片可以使花椰菜或土豆等白色食物变成黄色或棕色。

是的，关于铝有害健康的陈词滥调是"假——的"！没错，在铝制锅中烹饪咸或酸性食物（葡萄酒、西红柿）会增加铝的剥落，但即使如此，从锅中获得的铝元素的量也比您每天从普通食物和水中获得的量少。

## 铜

铜锅受热平稳均匀。为了利用这一特性，许多铝制品或不锈钢罐的底部夹有一层铜。但裸铜是一种潜在的有毒金属，所以铜罐要内衬锡或不锈钢。为了安全起见，请时不时检查铜壶的内衬。如果内衬损坏，可以透过银色的表面看到橙色的铜，请补好它，或干脆扔掉吧。

## 陶瓷制品

普通赤陶（一种看起来像红砖的橙色黏土）的主要优点是它的多孔性，事实上它含有数百万个小孔，可以让多余的蒸汽逸出，同时保持足够的水分，使食物变嫩。

修饰过的陶瓷容器是另一回事。一方面，釉料使锅的多孔性大大降低，因此在有盖的彩绘陶瓷锅中烹饪的肉类或家禽可以蒸制而不是

## 铜和鸡蛋蛋白：一个化学小队

当打发蛋白时，蛋白质会展开，形成新的键，并形成容纳空气的网络。这就是为什么流淌的蛋清能变成成形的泡沫。

当然，您可以在冷却的玻璃或陶瓷碗中成功打发蛋白，并且要保证碗里绝对不含脂肪，包括蛋黄，这些东西会阻止蛋白质紧密结合。但最好的选择是铜制容器：从容器表面剥落的离子（粒子）与蛋白泡沫结合并稳定泡沫。（铝离子也能稳定泡沫，但会使白色变暗。）

但是等等，铜不是有毒的吗？是的，但您偶尔从蛋白中得到的量太少了，从安全角度来看，这是微不足道的。

烘烤，可以让食物鲜嫩多汁，而不是表皮酥脆。

更重要的是，一些用于油漆或制作釉面的颜料可能含有铅。为了保护装饰并防止铅渗入食物，需要烧制（在窑中烘烤）涂漆的罐子。如果锅是在不够热的窑中烧制的，或者烧制时间不够长，当接触酸性食物时，如果汁或用葡萄酒或醋浸泡的食物，铅会从陶瓷中渗出。

美国、日本和英国制造的陶瓷一般被认为是安全的，但为了最大限度地保护自己，还是要小心为妙。除非锅上有标签或说明书明确说明它在酸性条件下是安全的，否则不要用它来烹饪或储存食物。切记要始终用手洗装饰陶瓷，反复用洗碗机洗可能会磨损表面。

### 搪瓷器皿

搪瓷器皿是用金属制成的，上面覆盖着一层精美的半透明瓷器。搪瓷器皿的受热速度比普通金属慢，而且不均匀。优质的搪瓷表面可以抵抗变色，不会与食物发生反应，但可能会剥落，并且很容易被烹饪家什划伤，除非是木制或塑料的。如果搪瓷表面剥落，您可以看到下面的金属，此时扔掉罐子吧，以免金属剥落到您的食物中。

### 玻璃

玻璃是一种中性材料，不会与食物发生反应。但是，有两个注意事项：

» 如果您的玻璃壶或玻璃盘有金属装饰或把手，请不要将其放进微波炉里。金属不仅会阻挡微波，还会引起电弧——一种突然的电火花，可能会损坏烤箱，吓得您魂不附体。

» 玻璃易碎，碎片遍地。您是一个经常拿不稳东西的人吗？把玻璃杯递过来。

## 铁

铁的导热性很好，而且比其他锅保温的时间要长得多，且容易清洗。铁锅很耐用，并将铁离子释放到食物中，提高膳食的营养价值。

1985 年，得克萨斯理工大学（Lubbock）的营养学研究人员进行了一项经典实验，以测量铁锅烹调食品中的铁含量。他们得出的结论包括：炖牛肉（生牛肉，每 100 克含 0.7 毫克铁，）在铁锅中煮 1 小时后，每 100 克中铁含量可达 3.4 毫克。

铁锅的缺点是什么？用"举重"来形容用铁锅烹饪的体验再合适不过了。它们真的很重。

## 不粘锅

不粘锅表面由塑料（聚四氟乙烯，PTFE）和硬化剂（可硬化和密封表面的化学品）组成。只要表面没有划破且完好无损，它就不会与食物发生反应。

为了避免表面划伤，在使用这类炊具时，请使用木勺或塑料勺。否则，您的锅最终可能看起来像鸡在上面踩了脚。刮伤的不粘锅和平底锅不会危害健康。若是吞下细小的不粘锅涂层，它们不会被身体吸收，而是直接排出体外。

然而，当不粘锅表面变得非常热时，它们可能：

» 与（容器侧面和底部）的金属分离。

» 释放出无味烟雾。如果烹饪区通风不好，您可能会发生聚合物烟雾热（polymer fume fever），出现流感样症状，但不会有已知的长期影响。为了防止这种情况发生，请确保炉子的火焰适中。您也可以打开一扇窗户通风。

## 不锈钢

不锈钢是一种合金，是由两种或两种以上金属组成的物质。它的优点是坚固耐用，缺点是导热性差。此外，不锈钢并不是真正的不会生锈。当暴露在高温下时，不锈钢会出现典型的多色"彩虹"变色。淀粉类食物，如意大利面和土豆，可能会使锅变黑，未溶解的盐会侵蚀锅表面。如果您的不锈钢锅被刮得足够深，露出光亮表面下的内层，合金中的金属可能会剥落到食物中。此时，扔掉它吧。

## 塑料和纸

塑料会熔化，纸会燃烧，所以很明显，您不能在明火（煤气）或热源（电）的炉子上使用塑料或纸制容器。但是可以在微波炉中使用，只要选择合适的塑料。

当塑料盘子或塑料包装在微波炉中加热时，它们可能会释放出潜在的致癌化合物，这些化合物会转移到食物中。由于 FDA 要求微波安全塑料符合严格的安全标准，反复研究表明，其最小泄漏不会产生不良影响。

美国农业部食品安全和检验服务局（FSIS）提供了以下塑料微波烹饪安全规则：

- » 仅选择专门为微波炉使用而制造并贴上标签的铜和塑料炊具。
- » 塑料储存容器，如人造黄油桶、外卖容器、方便食品外包装和其他一次性容器不应该在微波炉中使用。这些容器会变形或融化，可能导致有害化学物质转移到食物中。
- » 微波用塑料包装、蜡纸、烹饪袋、羊皮纸和白色微波安全纸巾一般来说可以安全使用。微波炉加热时，不要让塑料薄膜接触食物。
- » 切勿将薄塑料储物袋、牛皮纸或塑料购物袋、报纸或铝箔放入微波炉中。

# 在烹饪过程中保住食物中的营养素

谬论：所有生的食物都比熟的更有营养。

事实 1：有些食物（如肉、家禽和鸡蛋）生食（或未煮熟）时非常危险。还有一些食物生吃时营养成分较低，因为它们含有破坏或消除其他营养成分的物质。例如，生干豆含有干扰身体消化蛋白质能力的酶抑制剂，加热可以解除酶抑制剂的作用。

事实 2：不可否认，食物烹饪时会损失一些营养素。有一些简单的方法可以解决这个问题，如快速蒸熟而不是煮沸，或烧烤而不是油炸，都可以显著减少营养素的损失。

## 保住食物中的矿物质

几乎所有矿物质都不受热的影响。无论是熟食还是生食，食物中的钙、磷、镁、铁、锌、碘、硒、铜、锰、铬和钠的含量都是相同的。然而，钾和 B 族维生素（见表 20-1）一样，会从食物渗出到烹饪的汤中。

表 20-1　是什么带走了食物中的维生素

| 维生素 | 热 | 空气 | 水 | 脂肪 |
|---|---|---|---|---|
| 维生素 A | × | | | × |
| 维生素 D | | | | × |
| 维生素 E | × | × | | × |
| 维生素 C | × | × | × | |
| 硫胺素 | × | | × | |
| 核黄素 | | | × | |
| 维生素 $B_6$ | × | × | × | |
| 叶酸 | × | × | | |
| 维生素 $B_{12}$ | × | | × | |
| 生物素 | | | × | |
| 泛酸 | × | | | |
| 钾 | | | × | |

## 保住易流失维生素

许多维生素对热、空气、水或脂肪（食用油）敏感并容易被破坏。表 20-1 列出了哪些维生素对这些影响因素敏感。

为避免一些特定类型的维生素流失，请记住以下不同维生素的注意事项。

» **维生素 A、维生素 E 和维生素 D**：为了减少脂溶性维生素的损失，可在烹饪时加入少量油。例如，用很少的油烘烤富含维生素 A 的肝脏。脂肪丰富的鱼（鲑鱼、金枪鱼和鲭鱼）也是如此，它们是维生素 D 的少数天然食物来源。

» **B 族维生素**：想保住从肉类和家禽中漏到烹调液体中的维生素 B，

可以使用做出来的汤或酱汁。

**注意**：不要通过缩短烹饪时间或使用较低的温度烹饪来减少肉类、鱼类或家禽中热敏维生素 $B_{12}$ 的损失。这些食物必须彻底煮熟，以确保食用安全。

为了保住谷物中的 B 族维生素，烹饪前不要冲洗谷物，除非包装上建议这样做。一些大米，如印度香米，在煮熟时确实需要冲洗和 / 或浸泡以释放其营养，但其他大米冲洗一次可能会冲走多达 25% 的维生素 $B_1$（硫胺素）。

» **维生素 C**：为了减少水溶性、对氧敏感的维生素 C 的流失，用尽可能少的水烹调水果和蔬菜。康奈尔大学的一系列实验表明，当用 4 杯水煮 1 杯卷心菜时，叶子会损失多达 90% 的维生素 C。反过来，1 杯水煮 4 杯卷心菜，可以保留超过 50% 的维生素 C。

另一种保住维生素 C 的方法是将根类蔬菜（胡萝卜、土豆和红薯）洗净带皮整颗烤熟或煮熟。这个方法保留了大约 65% 的维生素 C。及时食用煮熟的蔬菜：在冰箱中放置 24 小时后，大多数蔬菜会损失四分之一的维生素 C；放置两天后，将流失近一半维生素 C。

# 通过烹饪确保食品安全

2018 年，FDA 估计，每年有 4 800 万美国人，即每 6 个人中就有 1 人，在食用受污染的食品后患病。大约有 12.8 万人最终住进了医院，3 000 人死于主要由病原体（致病微生物）引起的食源性疾病。

这些数字会让您担心吗？当然会。虽然食物中的病原体对儿童、老年人以及因疾病或药物而导致免疫功能低下的人最为危险，但事实上，这些微生物是机会均等的麻烦制造者，任何人食用携带致病微生物的食物都可能生病。

## 致病微生物有哪些

许多天然存在于食物中的微生物是无害的，甚至是有益的。例如：

» 乳酸杆菌（Lactobacilli，Lacto= 牛奶；bacilli= 杆状细菌）消化牛奶中的糖，并将牛奶转化为酸奶、嗜酸乳酪乳、开菲尔干酪、酸乳酪和瑞士或埃门塔尔干酪。（有关可爱的乳酸杆菌的更多信息，请参阅第 2 章。）

» 无毒真菌将牛奶转化为奶酪，如布里干酪、卡门贝尔干酪、戈尔贡佐拉干酪或蓝纹奶酪（其蓝色条纹是安全可食用的真菌）。但是，奶酪制作之外的真菌可能是危险的。为了您的方便，美国农业部在 www.fsis.usda.gov/wps/portal/fsis/topics/food-safety-education/get-answers/food-safety-fact-sheets/safe-food-handling/molds-on-food-are-they-dangerous_/ct_index. 上整理了一份关于好真菌和坏真菌的情况介绍。

然而，有些微生物显然是不友好的。例如：

» **肉毒梭菌**（*Clostridium botulinum*）在无氧和无酸环境下会大量繁殖，产生一种潜在的致命神经毒素，这就是为什么对诸如四季豆等低酸罐装食品要小心的原因。如果罐子膨胀，意味着空气已经进入。千万不要尝试了。俗话说："有疑问就扔掉。"（**注**：是的，肉毒梭菌也就是那个可以通过无菌注射，用于放松面部肌肉和减少皱纹的微生物。）

» **空肠弯曲杆菌**（*Campylobacter jejuni*）在生肉、家禽和未经高温消毒的牛奶中大量存在，与格林 - 巴利综合征（Guillain-Barré syndrome）有关，格林 - 巴利综合征是一种麻痹性疾病，有时会在感染流感病毒后出现。

表 20-2 列出了最常见的食物病原体以及最常受污染的食物。

表 20-2　食物中的致病微生物

| 微生物 | 食物 |
| --- | --- |
| 空肠弯曲杆菌 | 生的肉类和家禽、未经高温消毒的牛奶 |
| 肉毒梭菌 | 未经加工的低酸罐头食品、真空包装熏鱼、香草油 |
| 产气荚膜梭菌 | 家禽或肉类食品 |
| 大肠埃希菌 | 生牛肉、预切袋装沙拉、生豆芽 |
| 单核细胞增生李斯特菌 | 生肉和海鲜、生牛奶、一些生奶酪、即食型熟食肉和热狗、冷冻熏鱼、生蔬菜 |
| 沙门菌 | 家禽、肉、蛋、干货、乳制品、生豆芽、坚果 |
| 志贺菌 | 沙拉、生蔬菜、牛奶和其他乳制品、家禽 |
| 金黄色葡萄球菌 | 奶油冻、沙拉（即鸡蛋、鸡肉和金枪鱼沙拉） |

资料来源：美国农业部肉类和家禽热线、疾病预防控制中心。

## 加热至适当温度

从农场到加工、销售到餐桌的清洁对于控制食源性疾病至关重要。正确的烹饪同样重要。

简单地将食物加热到表20-3所示的温度并不能保证不发生食源性疾病，但彻底烹饪食物并在烹饪后保持温度（或快速冷却）将使许多危险病原菌丧失致病性或减缓其繁殖速度，从而降低风险。

不要依靠直觉来判断食物在烹饪过程中是否达到了安全温度。您需要使用食物温度计。因为有些事情比看起来的更复杂，所以请阅读温度计随附的说明，以确保您做得对。

表20-3　多高的温度是安全的

| 种类 | 食物 | 温度 / 华氏度 |
| --- | --- | --- |
| 肉末和肉类混合物 | 牛肉、猪肉、小牛肉、羊羔肉 | 160 |
| | 火鸡、鸡肉 | 165 |
| 新鲜牛肉、小牛肉、羊羔肉 | 牛排、烤肉、排骨 | 145 |
| 家禽 | 鸡肉和火鸡，整只（所有切块） | 165 |
| 猪肉和火腿 | 新鲜猪肉 | 145 |
| | 新鲜火腿（生的） | 145 |
| | 预煮火腿（需再加热） | 165 |
| 鸡蛋和含蛋料理 | 鸡蛋 | 加热至蛋白和蛋黄凝固 |
| | 含蛋料理 | 160 |
| 剩菜和炖菜 | 剩菜 | 165 |
| | 炖菜 | 165 |
| 海鲜 | 鳍鱼 | 145 或煮至肉不透明，用叉子很容易分开 |
| | 虾、龙虾和螃蟹 | 煮至肉呈珍珠状不透明。 |
| | 蛤蜊、牡蛎和贻贝 | 加热至贝壳打开 |
| | 扇贝 | 煮至肉呈乳白色或不透明且坚硬。 |

资料来源：www.foodsafety.gov/food-safety-charts/safe-minimum-cooking-temperature。

烹饪填馅鸡或火鸡时，最好先把填充物加热，然后再把它塞进鸡里。鸡肉或火鸡做好后，确保馅料内部以及鸡身（鸡腿最粗的地方是测试的好位置）已达到安全温度，然后取出馅料并单独冷藏。为了绝对安全，许多专家建议将馅料与禽类分开烹饪，尤其是在馅料放入禽类之前没有加热的情况下。

## 两个小时，您就出局了！

食物中的微生物可在 40—140 华氏度下生长，这是做熟了的食物从烤箱中取出或从炉子上取下后，保持未冷冻状态 2 小时内可能达到的温度。所以为了保护烹饪后的食物，请立即将其加热或冷却。

如果您对食品安全有更多疑问，请参阅以下网址：

FDA 食品安全和应用营养中心（CFSAN）网址：www.fda.gov/about-fda/fda-organization/center-food-safety-and-applied-nutrition-cfsan。

# 第 21 章

# 如何用冷冻、罐装、干燥和辐射杀菌的方法来保护食物

冷气、热气、无空气和放射性射线，这些方法可以通过减少暴露在空气中或消灭食物上自然生长的微生物而延长食物的保质期，使食物在更长时间内可安全食用。

本章介绍的方法有一个重要的共同点：只要正确使用，每一个方法都可以显著延长食品的保质期。缺点是什么？没有什么是十全十美的，所以您仍然需要不时地查看一下食物，以确保保存处理的方法真正起作用了。以下几页将告诉您如何操作。

## 冷气的作用：冷藏和冰冻

让食物保持低温，有时甚至是冻起来，会减缓或暂停微生物在您之前把食物消化掉。

与加热可以杀死大量微生物不同（见第 20 章），冷藏或冷冻食物可能只会减少微生物数量，让它们暂时休眠。例如，真菌孢子（休眠的真菌有机体）可以睡在冷冻食物中，就像许多熊睡在冬天的洞穴中一样。当春天来临时，熊又恢复了活力。解冻食物，真菌孢子也会复苏。

食品在冰箱或冰柜中的安全保存时间因食品而异，在一定程度上取决于包装，包装越严密，可以冷冻保存的时间更长。表 21-1 为在保持恒定温度的冰箱 / 冰柜中安全冷藏新鲜食品的极限提供了一个方便的指南。如果不能满足以下条件，食物可能会很快变质。

表 21-1　食物在制冷条件下能安全保存多久

| 食品 | 类型 | 冷藏<br>（低于 40 华氏度） | 冷冻<br>（低于 0 华氏度） |
|---|---|---|---|
| 沙拉 | 鸡蛋、鸡肉、火腿、金枪鱼和通心粉沙拉 | 3—4 天 | 不能很好地冷冻 |
| 热狗 | 包装已开封 | 1 周 | 1—2 个月 |
| | 包装未开封 | 两周 | 1—2 个月 |
| 午餐肉 | 包装已开封或已切片 | 3—5 天 | 1—2 个月 |
| | 包装未开封 | 2 周 | 1—2 个月 |
| 培根和香肠 | 培根 | 1 周 | 1 个月 |
| | 生香肠，由鸡肉、火鸡、猪肉或牛肉制成 | 1—2 天 | 1—2 个月 |
| | 熟香肠，由鸡肉、火鸡、猪肉或牛肉制成 | 1 周 | 1—2 个月 |
| 汉堡和其他肉馅 | 汉堡包、碎牛肉、火鸡、小牛肉、猪肉、羊羔肉或混合肉馅 | 1—2 天 | 3—4 个月 |
| 新鲜牛肉、小牛肉、羊肉和猪肉 | 牛排 | 3—5 天 | 4—12 个月 |
| | 猪排 | 3—5 天 | 4—12 个月 |
| | 烤肉 | 3—5 天 | 4—12 个月 |
| 火腿 | 新鲜的，未熏制，未烹饪 | 3—5 天 | 6 个月 |
| | 新鲜的，未熏制，煮熟 | 3—4 天 | 3—4 个月 |
| | 腌制，吃之前烹饪或生吃 | 5—7 天或在过期之前食用 | 3—4 个月 |

（续表1）

| 食品 | 类型 | 冷藏<br>（低于40华氏度） | 冷冻<br>（低于0华氏度） |
|---|---|---|---|
| | 全熟，真空密封包装，未开封 | 过期之前食用 | 1—2个月 |
| | 烹饪过的，商店包装，整装 | 1周 | 1—2个月 |
| | 烹饪过的，商店包装，切片、半切或螺旋切 | 3—4天 | 1—2个月 |
| | 熟的乡村火腿 | 1周 | 1个月 |
| | 罐装，贴有"冷藏"标签，未开封 | 6—9个月 | 不宜冷冻 |
| | 罐装、常温保存、开封标签上写有：未开封的常温罐装火腿可在室温下储存6—9个月 | 5—14天 | 1—2个月 |
| | 意大利火腿、帕尔玛火腿或塞拉诺火腿、意大利干火腿或西班牙火腿、切块 | 2—3个月 | 1个月 |
| 新鲜家禽 | 整只鸡或火鸡 | 1—2天 | 1年 |
| | 鸡或火鸡，切块 | 1—2天 | 9个月 |
| 鲜鱼 | 脂肪含量高的鱼（鲑鱼、金枪鱼） | 1—2天 | 2—3个月 |
| | 脂肪含量低的鱼（鳕鱼） | 1—2天 | 6个月 |
| 蛋 | 生的带壳蛋 | 3—5周 | 不宜冷冻。蛋黄和蛋白一起搅拌，然后冷冻 |
| | 生蛋清和生蛋黄，注明：蛋黄不易冷冻 | 2—4天 | 12个月 |
| | 冷冻带壳生蛋 | 解冻后立即使用 | 保持冷冻，然后冷藏解冻 |
| | 煮熟蛋 | 1周 | 不宜冷冻 |
| | 液体蛋液替代品，未开封 | 1周 | 不宜冷冻 |
| | 液体蛋液替代品，已开封 | 3天 | 不宜冷冻 |
| | 冷冻蛋液替代品，未开封 | 解冻后1周内或在"使用日期"前食用 | 12个月 |
| | 冷冻蛋液替代品，已开封 | 烹饪后3—4天或"使用日期"前食用 | 不宜冷冻 |

（续表 2）

| 食品 | 类型 | 冷藏<br>（低于 40 华氏度） | 冷冻<br>（低于 0 华氏度） |
|---|---|---|---|
| | 含蛋的砂锅菜 | 3—4 天 | 加热后冷冻保存<br>2—3 个月 |
| | 商品化蛋酒 | 3—5 天 | 6 个月 |
| | 自制蛋酒 | 2—4 天 | 不宜冷冻 |
| | 派：南瓜或山核桃馅的 | 3—4 天 | 加热后冷冻保存<br>1—2 个月 |
| | 蛋挞或戚风蛋糕 | 3—4 天 | 不宜冷冻 |
| | 带馅蛋奶饼 | 3—5 天 | 加热后冷冻保存<br>2—3 个月 |
| 汤或炖菜 | 加蔬菜或加肉 | 3—4 天 | 2—3 个月 |
| 剩菜 | 烹饪过的猪肉或禽类肉 | 3—4 天 | 2—6 个月 |
| | 鸡块或肉饼 | 3—4 天 | 1—3 个月 |
| | 披萨 | 3—4 天 | 1—2 个月 |

https://www.foodsafety.gov/food-safety-charts/cold-food-storage-chartsDate，上次审核日期：2019 年 4 月 12 日。

有时候，需要运用您的常识来判断食物是否能够食用。如果食物看起来有任何可疑之处，就把它扔掉，不要品尝。这一点非常重要，因为单凭气味无法确定食物是否含有食源性病原体。或者，正如一句朗朗上口的谚语所说："有疑问的时候，把它扔掉。"有关制冷对食品的影响的更多信息，请访问 www.usda.gov，在搜索栏中键入"Freezing food FACs"，单击，然后按照提示进行操作。

## 冷冻如何影响食物的质地

当食物冻结时，每个细胞内的水形成微小的晶体，可以撕裂细胞壁。当食物解冻时，细胞内的液体泄漏出来，使解冻的食物比新鲜食物更干。冷冻的方法（慢速与快速）会影响解冻时水的损失量。

例如，冷冻牛肉明显比新鲜牛肉干。干奶酪，如切达干酪，会变得易碎。冷冻的面包也会变干。可以通过在冷冻包装中解冻食物来减少水分损失，这样食物就有机会重新吸收包装中的水分。

### 汉堡上的那个棕色斑点是什么？

冻斑（freezer burn）是冷冻食品表面水分蒸发后留下的干燥褐色斑点。由于冻斑会改变肉类和家禽等食物表面脂肪的组成，因此也会导致味道发生一些变化。

为了防止产生冻斑，请用冷冻纸或铝箔安全地包装食物，并将其放入塑料袋中。越好地隔绝空气，棕色斑点产生就越少。

不幸的是，蔬菜的清脆是无法恢复的，因为蔬菜的清脆是由坚硬的高纤维细胞壁带来的。冰晶刺穿细胞壁后，蔬菜（胡萝卜就是一个很好的例子）就会变成糊状。解决方案是什么？在冷冻炖菜之前，先把胡萝卜和其他脆蔬菜（如卷心菜）去掉。

## 解冻冷冻食品

为了最大限度地减少变质的可能性，应在冷藏室中解冻冷冻食品，而不是在室温的橱柜上解冻。

## 冷藏食品的再冷冻

美国农业部的官方说法是，只要冷藏食品中仍含有冰晶，或者冰箱 / 冰柜温度计上的温度在 40 华氏度（4.4 摄氏度）或以下，就可以对食品进行再冷冻。

酱汁冷冻食品可能是个例外，如冷冻通心粉和奶酪，因为在部分解冻的食品上，细菌可能繁殖。换句话说，部分解冻了？扔掉吧。

# 罐装食品：防止污染物进入

罐装食品（密封在玻璃罐中）是一个依赖热的三步过程。首先，需要加热食物，一般在敞开的容器中加热。其次，将容器密封，以隔绝空气（和微生物）。第三，重新加热密封容器。

和所有加热过的食品一样，罐装食品的外观和营养成分也会发生变化。加热食物通常会改变其颜色和质地（见第 20 章），也会破坏一些维生素 C。但罐装也会有效地破坏各种微生物，并使酶失活，这些微生物和酶的存在会导致食物持续变质。

罐装的一种现代变体是被称为干馏袋的密封塑料袋或铝袋。密封进食品袋之前，食品会被加热，但加热时间比罐装所需的时间短。因此，干馏袋法在保持食物风味、外观和热敏维生素 C 方面做得更好。

密封的罐、缸或袋也可以防止食物因光或空气而变质，因此密封口必须保持完好。如果密封状态被打破，空气会渗入罐中或袋子里，带进去微生物，开始破坏食物。

与罐装食品相关的一个最严重的危害是肉毒梭菌中毒，这是一种致命性的食物中毒。如果食物没有加热足够长的时间，达到足以杀死所有肉毒梭菌（*Clostridium botulinum*）孢子的温度，可能会导致食物中毒。肉毒梭菌是一种厌氧（anaerobic，an= 无；aerobic= 空气）微生物，在无氧条件下生长，密封罐很好地满足了这一条件。如果低酸食品（如绿豆、豌豆或土豆）罐装不当，在罐装过程中未被高温破坏的肉毒梭菌孢子可能会产生毒素，这种毒素不幸被人体吸收后，会导致肌肉瘫痪，包括心肌和呼吸肌。

为了避免罐装食品的潜在危害，不要购买、储存或使用以下情况的产品：

» **胀袋**：胀袋表明细菌在包装内生长，产生气体。

» **密封口损坏、生锈或深度凹陷**：一旦罐头出现裂隙，空气进入，可能促进肉毒梭菌以外的微生物的生长。

提醒消费者：永远不要品尝任何胀袋或包装损坏的罐装食物，千万不要"只是为了看看它是否正常"。记住：当有任何疑问的时候，把它扔掉。

是的，保妥适（Botox）是肉毒梭菌的一种纯化形式。正确使用，它是安全的，这意味着它不会导致肉毒梭菌中毒。

# 干制食品：没有水就没有生命

可以通过干燥的方法去除细菌、酵母菌和真菌生存所需的水分，保护食物不变质。

几个世纪以来，人们一直以低技术的方式烘干食物，只需将其放在阳光下，等待其自行干燥。这项技术用于生产阿拉伯沙漠著名的椰枣和美国平原的干肉。食品干燥是以高科技、现代化、商业化的方法，将食品放在架子上，在真空低温下使用风扇快速干燥食品。在家里，食物脱水机也有类似的功能。

喷雾干燥（spray drying）是一种用于干燥液体（如牛奶）的方法，是将液体（以非常小的液滴形式）吹入加热室，在加热室中，液滴干燥成粉末，可通过加水进行重悬（制成液体）。速溶咖啡也是一种喷雾干燥的产品。速溶茶、奶粉和各种速溶水果饮料也是如此。

## 干制如何影响食物的营养价值

和其他方法一样，暴露在高温和/或空气（氧气）中会降低食物中的维生素 C 的含量，因此干制食物中的维生素 C 含量低于新鲜食物。

一个很好的例子是李子和李子干：

» 一个新鲜的中等大小的李子，重 66 克（略多于 2 盎司），不含核，含有 6 毫克的维生素 C，是健康成年人膳食营养素推荐供给量（RDA）的 7%—8%。

» 等重的未煮熟的干（低水分）李子（66 克）只含有 1.3 毫克维生素 C。

但是等等！在您得出新鲜水果总是比干果更有营养的结论之前，先考虑一下：干果比新鲜水果含水量少。这意味着它的重量反映了更真实的果肉的量。虽然干制过程会破坏一些维生素 C，但去除水分会使剩下的东西以及其他营养素浓缩，将更多的卡路里、膳食纤维和/或抗氧化的维生素和矿物质塞进一个较小的空间。

因此，干制食品通常比等量的新鲜食品具有更高的营养。再次拿李子和李子干来做示例：

» 中等大小的无核李子重量略大于 2 盎司，可提供 35 卡路里能量、0.1 毫克铁和 670 IU（67 RE）维生素 A。（什么是 IU？什么是 RE？请查看第 3 章。）

» 2 盎司未煮熟的低水分李子含有约 193 卡路里能量，2 毫克铁和 952 IU（72 RE）维生素 A。换句话说，如果想减肥，需要注意，虽然干果脂肪含量低，营养丰富，但热量也很高。

## 什么时候干制水果会对健康有害？

大多数水果，如苹果，都含有多酚氧化酶，当水果暴露在空气中时，正是这种酶使果肉变黑。为了防止水果在干制时变黑，这些水果会用亚硫酸盐进行硫化。亚硫酸盐——二氧化硫、亚硫酸氢钠、焦亚硫酸氢钠——可能引起敏感个体的严重过敏反应。有关亚硫酸盐的更多信息，请参阅第 22 章。

### 食物还能吃吗？

了解食品包装标签上的标注日期可以帮助您判断里面的食品是否仍然安全美味，或者是否可以丢弃。以下是这些词的含义：

·保质期：食品可供出售的最后日期。如果妥善储存，大多数易腐食品，如牛奶和包装肉类，在保质期过后的几天内都是安全的。

·最佳使用日期：是针对食品的风味和质量而言，而非其安全性。是制造商建议的，能保证食物味道最好的最后日期。

·过期或不使用：产品提供最高营养价值或效果最好的最后日期（例如，酵母可以使面团发酵的最后日期）。

·包装日期：用于美国农业部的鸡蛋；书写方法为 1（1 月 1 日）到 365（12月 31 日，闰年除外）之间的数字。美国农业部检查过的工厂生产的鸡蛋也可能有有效期。

# 辐射：一个热门话题

辐射是一种将食物暴露于电子束或 γ 射线的技术，这种高能射线比医生用来拍摄人体内部图像的 X 射线还要强。γ 射线是电离辐射，是一种能杀死活细胞的辐射。电离辐射可以给食品消毒或至少通过以下方式延长其保质期：

» 杀死植物上的微生物和昆虫，如小麦、小麦粉、香料、干蔬菜调味料。

» 杀死肉类上的致病微生物，如猪肉里的旋毛虫、家禽里的沙门菌，以及牛肉馅里的致病性大肠埃希菌。

» 防止土豆在储存期间发芽。

» 减缓某些水果的成熟速度。

辐射不会改变食物的外观或味道，也不会改变食物的质地。它不会使食物具有放射性。然而，它确实改变了食品中某些化学物质的结构，将分子分解成新的物质，称为辐射降解（radiolytic radio= 辐射；lytic= 断裂）产物。

大约 90% 被确定为辐射降解产物（radiolytic products，RP）的化合物也存在于未暴露于电离辐射的生的、加热的和 / 或储存的食品中。少数化合物称为独特的辐射降解产物（unique radiolytic products，URP），仅在辐射食品中发现。

有关食品辐射最常见问题的权威答案，请查看 FDA 的情况说明书：www.fsis. usda.gov/wps/portal/fsis/topics/food-safety-education/get-answers/ food-safety-fact-sheets/production-and-inspection/irradiation-and- food-safety/irradiation-food-safety-faq。

## 辐射食品有害吗？

美国卫生和公众服务部、美国公共卫生服务局、美国医学会、美国国家农业部协会、美国饮食协会以及世界卫生组织宣称：食品辐射在控制微生物食物中毒和保持食品质量方面是安全有效的。

在世界各地，所有辐射食品都标有这个国际符号。

为了以防万一，只有这个标志还不够，包装上还必须标有"辐射处理"字样。唯一的例外是香料，以及商业生产的含有一些辐射成分（如香料）的食品。例如，以辐射的牛至调味的冷冻披萨的包装上既不需要符号也不需要文字。表 21-2 列出了美国批准用辐射处理的食品。

表 21-2　美国批准用辐射处理的食品

| 食品 | 批准日期 |
| --- | --- |
| 小麦、小麦粉 | 1964 |
| 白土豆 | 1964 |
| 大蒜粉、洋葱粉、干香料 | 1983，1985 |
| 干酶制剂（如用于制作奶酪的乳蛋白凝固酶） | 1985 |
| 猪肉 | 1985 |
| 水果和蔬菜（新鲜） | 1986 |
| 草药、草药茶、香料、蔬菜调味品 | 1986 |
| 家禽（新鲜、冷冻） | 1990 (FDA)，1992 (USDA)* |
| 牛肉、羊肉、猪肉、马肉及副产品 | 1997 (FDA)，2000 (USDA)* |

（续表）

| 食品 | 批准日期 |
|---|---|
| 即食、非冷冻肉类 / 家禽产品 | 1999 |
| 新鲜鸡蛋（带壳） | 2000 |
| 发芽用种子 | 2000 |
| 果汁和蔬菜汁 | 2000 |
| 进口水果和蔬菜 | 2002 |
| 全国学校午餐计划的肉类 | 2002 |
| 新鲜菠菜和卷心莴苣 | 2008 |
| 新鲜或冷冻软体动物（牡蛎、蛤蜊、贻贝、扇贝） | 2009 |
| 新鲜或冷冻甲壳动物（虾、蟹、龙虾） | 2014 |

*FDA 和 USDA 都批准肉类和家禽的处理。
数据来源：美国疾病预防控制中心、食品药品监督管理局、食品安全和检验服务局、美国农业部，
www.fda.gov/Food/ResourcesForYou/Consumers/ucm261680.htm。

**本章亮点**

» 识别食品中的天然化学物质

» 有益的着色剂

» 天然和合成食品添加剂的健康风险
和益处

» 利用生物技术创造新食品

# 第 22 章
# 化学如何让饮食更健康

　　如果这一章的标题让您感到不舒服，别担心，您并不孤单。许多人认为，当说到食物时，当然天然的是好的，化学的是坏的。在某个特定时期，确实是这样的。事实上，世界上的每一样东西都是由化学物质组成的：您的身体，您呼吸的空气，这本书的印刷纸张，还有您所有的食物和饮料。

　　本章将介绍食物中天然存在和后期添加的天然或合成的化学物质，以及有助于使食物更有营养的技术：增强其色泽、风味和质地，并在货架上能更长时间保持新鲜。最后，本章还讨论了新的和不寻常的技术，如基因工程，这些技术使创造大自然中不存在的食物成为可能。

# 自然馈赠的化学物质

产生碳水化合物的植物（见第8章）也是植物化学物质（phytochemical）的来源，植物化学物质是天然化合物，而不是仅在植物中生产的维生素（phyto是希腊语中植物的意思）。

植物化学物质是赋予植物颜色、味道和气味的物质，更重要的是，它也是水果、蔬菜、豆类和谷物等食物对人体有益的原因。

植物性食品中最有趣的植物化学物质是抗氧化剂、类激素化合物和植物性食品中最丰富的酶激活含硫化合物。每种化学物质在维持健康和降低某些疾病风险方面都扮演着特定的角色，这也是为什么每一版本的《美国居民膳食指南》都敦促您每天多吃水果和蔬菜以及谷物的原因之一。

## 抗氧化剂

抗氧化剂因其能阻止一种称为"氧化反应"的化学反应而得名，这种反应能使称为"自由基"的分子碎片结合在一起，在体内形成可致癌的化合物。

## 激素样化合物

许多植物含有类似雌激素的化合物。因为只有动物的身体才能产生真正的激素，这些植物化学物质被称为激素样化合物或植物雌激素。

3种著名的植物雌激素分别是：

» 水果、蔬菜和豆类中的异黄酮。

» 谷物中的木脂素。

» 豆芽和苜蓿中的香豆素。

研究最多的植物雌激素是大豆异黄酮和染料木黄酮，这两种化合物的化学结构类似于哺乳动物卵巢产生的雌激素雌二醇。与天然或合成的雌激素一样，植物雌激素也会作用于生殖器官（乳腺、卵巢、前列腺等）的敏感部位。

这些植物雌激素样化合物作用较弱，因此研究人员曾提出，它们可能对绝经后妇女带来雌激素的好处（强健骨骼和缓解潮热），而不会增加与激素替代疗法（HRT）相关的生殖系统癌症风险。反复的动物和人类研究表明，就像天然和合成激素一样，这些植物化合物也可能刺激肿瘤生长，但对更年期症状（如潮热）影响甚微。有关大豆独特蛋白质的更多信息，请参阅第 6 章。

### 含硫化合物

将一个苹果放入烤箱中烤，很快厨房就会充满香味，让人口水直流。但是如果煮一些卷心菜，就会有人说"那难闻的味道是什么？"这是硫黄，和您在臭鸡蛋里闻到的化学物质一样。

十字花科蔬菜（名称来源于拉丁文单词 crux，意思是十字架，是指它们的十字形花朵），如西兰花、抱子甘蓝、花椰菜、羽衣甘蓝、大头菜、芥子、萝卜、芜菁和豆瓣菜，都有散发恶臭的含硫化合物，如萝卜苷（sulforaphane glucosinolate，SGSD）、芸苔葡糖硫苷（glucobrassicin）、葡萄糖苷（gluconapin）、葡萄糖豆瓣菜素（gluconasturtin）、新芸苔葡萄糖硫苷（neoglucobrassicin），还有黑芥子硫苷酸钾（sinigrin）。当食物加热时，这些物质的气味就会释放出来。

许多研究人员此前认为，这些天然化学物质可以让身体奋起抗癌，但 2000 年代初十字花科蔬菜运动达到顶峰时，多项研究的证据却相互矛盾，并没有证据表明它们有抗肿瘤作用。

但是，在 2005 年，约翰·霍普金斯大学、明尼苏达大学癌症研究所和上海交通大学启东肝癌研究所的研究人员在中国进行了一项试验，对十字花科蔬菜可能降低某些癌症风险的原因做出了可能的解释。抱子甘蓝中的萝卜硫素（sulforaphane）可以灭活黄曲霉毒素，黄曲霉毒素是由谷物（如大米）上的真菌释放出来的，已知黄曲霉毒素会破坏细胞，是的，会增加罹患胃癌和肝癌的风险，这两种疾病在中国比世界其他地方发病率更高。2014 年，匹兹堡大学，约翰·霍普金斯大学和启东（中国）肝癌研究所的研究人员证实，萝卜硫素会引起一种细胞反应，防止癌变。显然，这是一个令人感兴趣的话题。

在等待最终答案时，您应该做什么？享受植物化学物质。多吃些蔬菜、水果和谷物。然后翻到第 12 章，寻找为什么要用大量的清水冲洗它们。

## 探索天然和合成的食品添加剂的性质

食品添加剂可以是天然的，也可以是合成的。例如，维生素 C 是一种天然防腐剂。丁基羟基苯甲醚（BHA）和丁基羟基甲苯（BHT）是合成的防腐剂。为确保您的安全，在美国使用的天然和合成的食品添加剂均来自公认安全（GRAS）列表。

GRAS 列表上的所有添加剂：

» 经 FDA 批准，这意味着代理商确信添加剂是安全有效的。

» 只能严格限量使用。

» 必须用于满足食品的特定需求，如防霉。

» 必须有效，也就是说添加剂必须能使食物保鲜，并且安全。

» 必须在标签上准确列出。

## 营养添加剂

在美国销售的几乎所有牛奶中都添加了维生素 D，很明显，这是一种有益的食品添加剂。大多数美国销售的面包和谷物制品都添加了 B 族维生素，以及铁和其他必需矿物质，以补充将全谷物磨成白面粉制成白面包时所损失的营养物质。有人说，人们只吃全谷类食物会更好，但在白面粉中添加维生素和矿物质可以让更多人喜欢这些产品。

一些营养素也可用于防腐。例如，第 10 章讲到的，维生素 C 是一种抗氧化剂，可以减缓食物变质，防止破坏性的化学反应，这就是为什么美国食品包装商必须在培根和其他午餐肉中添加一种形式的维生素 C（异抗坏血酸或抗坏血酸钠），以防止生成致癌化合物。

## 着色剂

着色剂、调味剂和增味剂使食物色香味俱全。与其他食品添加剂一样，这 3 种添加剂可以是天然的，也可以是合成的。

### 天然着色剂

食物中的天然着色剂也是抗氧化剂，可以减缓身体细胞的正常损耗，这可能就是为什么许多研究表明，富含植物性食物（水果、蔬菜、谷物和豆类）的饮食会降低心脏病等慢性病的风险。但您必须吃植物，才能得到这些好处，用抗氧化维生素补品来填充自己，对心脏健康绝对没有好处。

天然着色剂的一个很好的例子是 β - 胡萝卜素，这是一种可以从许多水果和蔬菜中提取的黄色色素，可用于将白色的人造奶油变为奶黄色。

其他的天然着色剂有：胭脂树橙（annatto），一种来自热带树木的黄色至粉红色颜料；叶绿素（chlorophyll），绿色植物中的绿色色素；胭脂红（carmine），胭脂虫的一种微红色提取物（一种来自粉碎甲虫的色素）；藏红花粉（saffron），一种黄色的药草；以及姜黄（turmeric），一种黄色香料。

常见食品中的天然抗氧化着色剂见表22-1。

表 22-1　食品中的天然抗氧化剂着色剂

| 着色剂 | 颜色 | 来源 |
| --- | --- | --- |
| 花青素类 | 红、蓝、紫 | 浆果、李子 |
| 甜菜碱 | 红 | 甜菜 |
| 类胡萝卜素 | 红、黄、橙 | 胡萝卜、橘子 |
| 叶绿素 | 绿 | 叶菜类蔬菜 |

想了解更多关于天然抗氧化着色剂的内容，请查看 en.wikipedia.org/wiki/List_of_antioxidants_ in_food。

## 合成着色剂

合成着色剂的一个代表是 FD&C 蓝色 1 号，这是一种由煤焦油制成的亮蓝色颜料，用于软饮料、明胶、染发剂和面粉等。

随着科学家们对煤焦油染料对人类影响的研究越来越多，包括一定程度上具有致癌作用，许多煤焦油着色剂在一个又一个国家被禁用于食品中，但仍允许在化妆品中使用。

## 风味添加剂

每一个称职的厨师都很了解天然香料配料，尤其是盐、糖、醋、葡萄酒和果汁。

人工调味剂可以再现这些天然香料的风味。例如，在面糊中加入 1 茶匙新鲜柠檬汁，奶酪蛋糕就有了某种 je-ne-sais-quoi（法语"无法用语言形容"的意思），这有点特别，但人造柠檬调味品也能起到同

## 经典蔬菜的新色彩

您的花椰菜是什么颜色的？从前，唯一的答案是"白色"。如今，正如每一位认真的美食家所发现的那样，花椰菜也有绿色、紫色和橙色3种颜色，这些颜色最初是在加拿大多伦多一家蔬菜生产商种植的作物中意外发现的，是胡萝卜和花椰菜之间完全自然和出乎意料的异花授粉的结果。之后，位于日内瓦（纽约）的纽约州农业实验站的科学家和欧洲各食品实验室进行了精心的杂交育种，让花椰菜的白色小花颜色更丰富。

橙色花椰菜是否比白色花椰菜更漂亮取决于个人的喜好，但毫无疑问，它更有营养。这种颜色来自 β - 胡萝卜素，这是一种可在体内转化为维生素 A 的天然色素。而橙色花椰菜中的可转化类胡萝卜素含量大约是白色花椰菜的 25 倍。紫色的花椰菜含有红色和蓝色的花青素，这些色素是在蓝莓、甜菜、红卷心菜和草莓中天然存在的。至于淡绿色的花椰菜，这是与西兰花杂交产生的，它可以产生绿色的叶绿素和黄色的类胡萝卜素。

类胡萝卜素、花青素和叶绿素都是抗氧化剂，可以保护植物免受氧分子的影响。在人体内，也可能有类似的作用。该理论认为，当我们吃下含有抗氧化植物色素的食物时，这些色素会成为化学防腐剂，可以阻止自由基的分子碎片连接。自由基分子碎片连接可形成能够破坏细胞的化合物，是导致心脏病、癌症和其他与年龄相关的退行性疾病的罪魁祸首。因此，这些天然色素可以在疾病发生之前阻止其发生。

请注意这里精心挑选的单词"理论""可能"和"思考"，因为科学仍在等待积极的证据。尽管如此，这种对健康的益处是非常有价值的，以至于人们不时尝试从植物中提取色素，并将其及其益处制成药丸。但是，效果并不怎么样。在 20 世纪 80 年代末发生了一个著名事件，服用 β - 胡萝卜素补充剂以降低患各种癌症风险的人反而增加了患癌风险。

为了得到这些益处，您必须吃相应的食物，所以杂交蔬菜的另一个好处是让食物看起来更诱人。但是另一方面，一些对食物来说不自然的颜色可能会让人感觉不舒服。在心理学研究中，经典的"恶心"食物一直是涂有食用色素的蓝色土豆泥。当 Jet Blue 客舱乘务员分发蓝色（注意到了吗？蓝色）薯片时，会出现什么情况？这些薯片由该航空公司的天然蓝色土豆品种制成的，就生长在肯尼迪机场的地面上。想想看吧。

**颜色字母表**

当您读到含有人工色素的食品、药品或化妆品标签时，可能会看到字母 F、D 和 C，例如 FD&C 黄色 5 号。字母 F 代表食物（food），字母 D 代表药品（drug），字母 C 代表化妆品（cosmetics）。如果一种添加剂，其名称包括所有 3 个字母，那么，它就可用于食品、药品和化妆品中。不含字母 F 的添加剂仅限用于药品和化妆品，或仅用于外用（也就是说：不能口服！）。例如，D&C 绿色 6 号是一种蓝绿色着色剂，用于发油和润发膏。FD&C 蓝色 2 号是一种明亮的蓝色着色剂，可用于洗发液、薄荷果冻、糖果和麦片。

样的作用。可以用天然糖或人造甜味剂糖精来增加早餐咖啡的甜味。（有关甜味剂替代品的更多信息，请参阅第 19 章。）

增味剂稍有不同，它们可以强化食物的天然风味，而不是添加新的味道。最著名的增味剂是味精，在亚洲菜系中广泛使用。

虽然味精可以改善膳食的味道，但它也可能引发短期的、通常比较轻微的副反应，如头痛、脸红、出汗、面部麻木和刺痛，以及对调味品敏感的人会心跳加快。

## 防腐剂

食物变质是一种自然现象。牛奶变酸，面包发霉，肉类和家禽腐烂，蔬菜枯萎，脂肪变腐臭等等。前 3 种腐败是由微生物（细菌、真菌和酵母菌）引起的。最后 2 种情况发生在食物接触氧气（空气）时。

第 20 章和第 21 章中介绍的所有防腐技术——烹饪、冷藏、罐装、冷冻和干燥——通过减缓食物上微生物的生长或保护食物免受氧气的影响来防止腐败。化学防腐剂的作用基本相同：

» 抗菌剂是天然或合成的防腐剂，通过减缓细菌、真菌和酵母菌的生长来延长食物的保质期。

» 抗氧化剂是天然或合成的防腐剂，通过防止食物分子与氧气（空气）结合来防腐。

表 22-2 是一些常见化学防腐剂及含有这些防腐剂的食品。

表 22-2　食物中的防腐剂

| 防腐剂 | 食品 |
| --- | --- |
| 抗坏血酸 * | 香肠、午餐肉 |
| 苯甲酸 | 饮料（软饮料）、冰淇淋、烘焙食品 |
| BHA（丁基羟基茴香醚） | 薯片和其他食物 |
| BHT（丁基羟基甲苯） | 薯片和其他食物 |
| 丙酸钙 | 面包、加工奶酪 |
| 异抗坏血酸 * | 午餐肉和其他食物 |
| 抗坏血酸钠 * | 午餐肉和其他食物 |
| 苯甲酸钠 | 人造黄油、软饮料 |

* 维生素 C 的一种形式。

## 食物中的其他添加剂

食品化学家使用以下各种类型的天然和化学添加剂来改善食品的质地或防止混合物分离：

- » 乳化剂，如卵磷脂和聚山梨酯，可防止液体和固体的混合物（如巧克力布丁）分离。它们还可以防止两种不友好的液体分离，如油和水，使沙拉酱保持光滑。
- » 稳定剂，如从海藻中提取的海藻酸盐（褐藻酸），可以使像冰淇淋这样的食物口感更顺滑、更丰富或更奶乎乎。
- » 增稠剂，可以是天然的树胶和淀粉，如苹果果胶或玉米淀粉，能增加食物的黏稠度。
- » 组织成形剂（texturizers），如氯化钙，可以使罐装苹果、西红柿或土豆等食物不会变成糊状。

虽然这些添加剂中有许多是从食品中提取的，但它们的好处是使食物更美观（食物看起来更好，味道更好），而不是更营养。

# 确定食品添加剂的安全性

任何被批准用作食品添加剂的化学品，都要通过安全性评估，包括毒素、致癌物或过敏性，这些内容将在以下各节中进行解释。

## 毒素

毒素就是毒药。一些化学品，如氰化物，很小的剂量就有剧毒。其他如抗坏血酸钠（维生素 C 的一种形式）即使在非常大的剂量下也是无毒的。所有列在公认安全（GRAS）清单上的化学品，在其食物允许剂量范围之内都是无毒的。

顺便说一下，维生素 C 和氰化物都是天然化学物质——一种有益，另一种则不太友好。

## 致癌物

致癌物是一种有潜在致癌能力物质。一些天然化学物质，如黄曲霉毒素（由生长在花生和谷物上的真菌产生的毒素）是致癌物。一些合成化学物质，如特殊的染料，也可能致癌。

1958 年，出于对食品中致癌农药残留的担忧，纽约国会议员詹姆斯·德莱尼（James Delaney）提出了《食品、药品和化妆品法》修正案，美国国会通过该修正案，使其成为法律。该修正案禁止在食品中添加任何已知可致癌（动物或人类）的合成化学物质，无论其剂量有多小。（德莱尼条款不适用于天然化学品，即使是那些已知会致癌的化学品。）

有一段时间，德莱尼条款的唯一例外是糖精，它在 1970 年被豁免。尽管大量摄入这种人造甜味剂会导致动物患膀胱癌，但从未发现它与人类癌症有类似的联系。尽管如此，1977 年，国会要求所有含有糖精的产品都必须附有警告声明："使用本产品可能会危害您的健康。本产品含有糖精，已被确定为实验动物致癌物。"

在德莱尼条款中，添加剂等成分的计量单位为每千份（产品）中的（添加剂）份数。如今，科学家们有能力以万亿分之一的比例来测量某种成分。因此，德莱尼条款中关于食品中农药残留的零风险标准被废除，取而代之的是"合理风险"标准。对于糖精的警告于 2000 年解除。

## 硝酸盐 / 亚硝酸盐的难题

有些防腐剂是把双刃剑——既有好处，又有害处。例如，硝酸盐和亚硝酸盐是高效的防腐剂，可以防止腊肉中病原微生物的生长。但是，当硝酸盐和亚硝酸盐到达您的胃时，它们可与称为胺的天然氨化合物发生反应，形成亚硝胺，实验动物食用亚硝胺，会发生癌症，但动物吃下的量远远高于任何人类食物中的亚硝胺含量。

但避免食用添加了硝酸盐和亚硝酸盐的食物并不能让您避开亚硝胺的骚扰而高枕无忧。甜菜、芹菜、茄子、莴苣、菠菜和萝卜都含有天然的硝酸盐和亚硝酸盐，有时含量甚至高于腌肉制品。当这些食物中的硝酸盐在胃里握手时，他们会——您明白的——产生亚硝胺。

为了消除加工食品（如腊肉）中添加的硝酸盐和亚硝酸盐对人类的伤害，美国农业部（USDA）监管肉类、鱼类和家禽，非常明智地要求制造商添加抗氧化剂维生素 C 化合物，如抗坏血酸钠，或抗氧化剂维生素 E 化合物（生育酚）。抗氧化维生素可防止生成亚硝胺，同时提高硝酸盐和亚硝酸盐的抗菌能力。

## 变应原

变应原是引起过敏反应的物质。一些食物，如豌豆坚果，含有天然变应原，可引发致命的反应，称为过敏反应。

最广为人知的过敏性食品添加剂是亚硫酸盐，这是一种防腐剂，可以：

» 防止浅色水果和蔬菜（苹果、土豆）暴露在空气中时发生褐变。

» 防止贝类（虾和龙虾）产生黑斑。

» 减少葡萄酒和啤酒发酵时细菌的生长。

» 漂白淀粉食品。

» 使面团更易于处理。

亚硫酸盐对大多数人来说是安全的，但并非对所有人。事实上，据 FDA 估计，每 100 人中就有 1 人对这种化学品敏感。在哮喘患者中，这一数字上升到每 100 人中有 5 人。对亚硫酸盐敏感的人来说，即使是极少量的亚硫酸盐也可能引发严重的过敏反应，哮喘患者只要吸入硫化食物的烟雾，就可能出现呼吸问题。

1986 年，FDA 曾试图禁止食品中使用亚硫酸盐，但在食品制造商提起的一场诉讼中败诉，因此两年后，FDA 制定了保护亚硫酸盐敏感人群的规则。

如今，在以下食物中，亚硫酸盐不被视为是安全的：

» 肉类。
» 维生素 B₁（硫胺素）的重要食物来源，亚硫酸盐会破坏维生素 B₁。
» 生吃的水果和蔬菜（沙拉），或"新鲜"的水果蔬菜（如水果沙拉）。

亚硫酸盐允许用于某些食品中，如干果，但如果添加的亚硫酸盐含量超过每百万份食品中 10 份以上（10 ppm），则必须在包装上标注清楚。这些规则，加上大量有关亚硫酸盐风险的新闻信息，导致亚硫酸盐过敏反应的数量急剧减少。有关食物中变应原的更多信息，请参阅第 23 章。

## 添加剂之外：自然界不存在的食物

基因工程食品，又称转基因食品或生物工程食品，是通过特殊的实验室操作，人工添加额外基因制造的食品。像防腐剂、增味剂和其他化学促进剂一样，这些基因——可能来自植物、动物或微生物，如细菌——可能使食物能够更好地抵抗病虫害，更有营养，或味道更好。

基因工程还可以帮助动植物长得更快、更大，从而增加食物供应量。现在最大的问题是，"转基因食品安全吗？"

许多消费者对此表示怀疑。为了让他们做出明确的选择——"是的，我要吃那种生物技术食品"或"不，我不吃"——欧盟要求食品标签明确说明是否存在转基因成分。在美国，FDA 目前要求，只有当基因工程导致意外添加变应原（如西红柿中的玉米基因）或改变食品的营养成分时，才需要在标签上提醒消费者注意基因工程食品。

标签上的字词对消费者重要吗？大多数人都愿意接受转基因食品吗？答案取决于问谁以及如何问。

介绍两个组织：第一个是国际食品信息委员会（The International Food Information Council，IFIC），是食品行业的一个贸易组织，它接受现行的标签规则。第二个是总部位于华盛顿的消费者权益保护组织"美国公共利益科学中心（The Certer for Science in the Public Interest，CSPI）"，致力于在所有经过基因改造的食品上看到转基因这个词。2005 年，这两个组织分别进行了一次调查，为自己的观点寻找数据支持。

例如，IFC 的调查显示，近三分之二（61%）的美国人希望食品技术能够提供质量更好、味道更好的食品。CSPI 的竞争性调查显示，

"没那么多"。造成这种区别的原因可能在于这两个组织提问的方式。IFIC 强调生物技术的好处，CSPI 更倾向于缺点。例如：

» **CSPI 版本的问题**：您会购买标有"转基因"字样的食品吗？43% 的人回答"是的"。

» **IFIC 版本的问题**：如果为了使食品味道更好或更新鲜，或者为了延长保质期，对食物进行生物技术改良，您会购买吗？54% 的人回答"是的"。

第一种转基因食品（一种被证实与传统种植和繁殖的番茄一样安全的番茄）上市 21 年后，人们对转基因食品的态度几乎没有改变。2015 年，Neilsen 公司在 60 个国家对 30 000 人进行了一项在线民意调查，调查内容是：在购买食品时，他们认为非常重要的是什么。高居榜首的两个答案是"全天然"和"无转基因"。

最后结论是，尽管美国人对探索新的营养领域有点谨慎，但他们被食品革命的前景所激励，愿意尝试一下这个想法。只有 32% 的受访者认为"无转基因"非常重要，而欧洲和拉丁美洲的这一比例分别为 47% 和 46%。

最终，转基因生物承诺的证明将出现在摆放在货架上的布丁外包装上——这将在 2022 年之前发生，届时所有转基因食品都必须贴上识别标签。

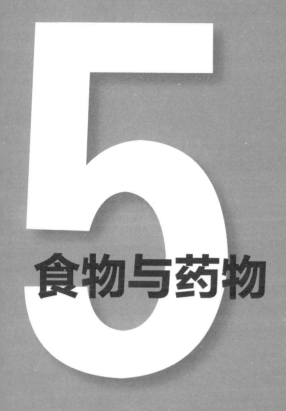

# 5

## 食物与药物

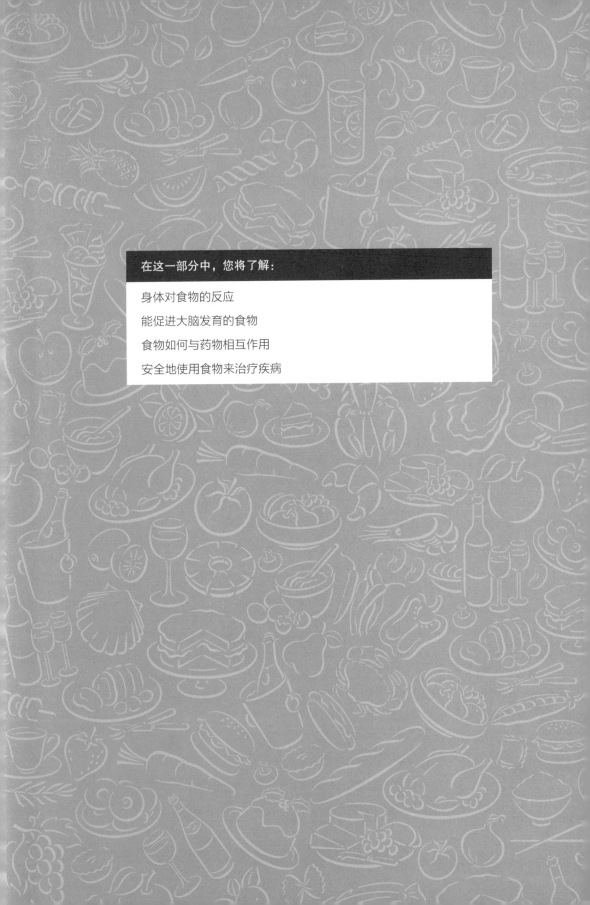

在这一部分中，您将了解：

身体对食物的反应

能促进大脑发育的食物

食物如何与药物相互作用

安全地使用食物来治疗疾病

**本章亮点**

» 统计美国对食物过敏的人数
» 确定最可能引发过敏的食物
» 寻找治疗方法
» 探索食物过敏和其他食物反应之间
　的差异

# 第 23 章
# 当食物开始反击

2019 年,《美国医学会杂志》(*JAMA*) 报道,虽然近 1/5 的成年人认为自己对食物过敏,但据估计,只有 1/20 的成年人被医生诊断为食物过敏。事实上,根据美国国立卫生研究院的数据,在美国,5% 的成年人和 4% 的儿童真正患有食物过敏。

许多儿童过敏症似乎会随着年龄的增长而消失。但是,那些不会消失的食物过敏会引发各种症状,从微不足道的症状(吃了食物后第二天出现的鼻塞),到真正凶险的急症(立即发生的呼吸衰竭),每年有 40 多万人被送进急诊室。更复杂的是,对食物过敏的人很可能对其他东西也过敏,如灰尘、花粉或家猫。因此,对于食物过敏,有备则无患。

您可以通过查看美国过敏、哮喘和免疫学学会(www.aaaai.org)和食物过敏研究和教育(FARE)网(www.foodallergy.org)了解最新的过敏方面的新闻。

# 诊断食物过敏

　　免疫系统能够保护身体免受有害入侵者的损伤，如细菌。然而，有时免疫系统也会对通常认为无害的物质作出反应。引发免疫攻击的物质称为变应原，抵抗变应原的物质称为抗体。

　　食物过敏会引起上述的免疫反应，因为身体会释放抗体来攻击食物中的特定蛋白质。当这种情况发生时，会出现一系列生理反应，包括：

　　» 荨麻疹。

　　» 瘙痒。

　　» 面部、舌头、嘴唇、眼睑、手和脚肿胀。

　　» 皮疹。

　　» 头痛、偏头痛。

　　» 恶心和 / 或呕吐。

　　» 腹泻，有时带血。

　　» 打喷嚏、咳嗽。

　　» 哮喘。

　　» 喉咙组织紧缩（肿胀）导致呼吸困难。

　　» 意识丧失（过敏性休克）。

　　如果您对特定食物敏感，可不一定非要吃了这种食物才会发生过敏反应。例如，对花生敏感的人可能仅仅因为接触花生或花生酱就出现荨麻疹。如果某种巧克力在工厂的生产线也生产过花生制品，对花生过敏的人在食用这种巧克力后，很可能发生致命反应。众所周知，对海鲜（鳍鱼和贝类）过敏的人在吸入烹调鱼类产生的蒸汽后也会出现呼吸问题。

## 过敏反应是如何发生的

　　当食物中含有一种您对之敏感的蛋白质时，在胃肠道或进入血液循环后，这种蛋白质会与抗体结合，抗体存在于嗜碱性粒细胞（一种白细胞）和肥大细胞（一种免疫细胞）的表面。

　　嗜碱性粒细胞和肥大细胞可以产生、储存和释放组胺，组胺是一种天然的身体化学物质，可引起与过敏反应相关的症状——瘙痒、肿胀、荨麻疹（所以一些抗过敏药物又被称为抗组胺药）。当嗜碱性粒细胞和肥大细胞表面的抗体与食物变应原接触时，这些细胞释放组胺，引发过敏反应。

## 过敏反应相关术语

变应原（allergen）：引起过敏反应的任何物质被称为变应原（参见本专栏中的"抗原"）。

过敏反应（anaphylaxis）：一种潜在的危及生命的机体反应，涉及多个身体系统，产生一连串的不良后果。首先是突发的严重瘙痒，继而发生呼吸道组织肿胀，可导致呼吸困难、血压下降、昏迷甚至死亡。

抗体（antibody）：血液中的一种蛋白质，对抗原发生反应并试图降低抗原对机体的损害。

抗原（antigen）：刺激免疫系统发生反应的物质；变应原是一种特殊类型的抗原。

嗜碱性粒细胞（basophil）：携带 IgE 并释放组胺的白细胞。

酶联免疫吸附试验（ELISA）：用于确定血液中抗体的存在，包括针对特定变应原的特异性抗体。

肾上腺素（epinephrine）：又称 β,3,4- 三羟基 -N- 甲基苯乙胺，一种天然激素，是用于治疗严重过敏反应的药物。

组胺（histamine）：免疫系统（特别是嗜碱细胞和肥大细胞）释放的物质，引起过敏反应症状，如瘙痒和肿胀。

免疫球蛋白 E（IgE）：是一种对变应原做出反应的抗体。

不耐受（intolerance）：对食物的非过敏性不良反应。

肥大细胞（mast cell）：人体组织中能释放组胺的细胞。

放射性过敏吸附试验（radioallergosorbent test，RAST）：是一种血液测试，用于确定是否对某些食物过敏。

荨麻疹（urticaria）：风团的医学名称。

## 两种过敏反应

身体可能会以两种方式中的一种对变应原作出反应：即时反应或延迟反应。

» 即时反应更危险，因为它们会引发快速的组织肿胀，有时在接触有害食物后几秒内即可发生。

» 延迟反应，可能发生在接触过敏食物 24—48 小时后，通常症状会温和的多，可能只是轻微的咳嗽或组织肿胀引起的鼻塞。

大多数对食物的过敏反应虽然令人不快，但本质上是轻微的。然而，在美国，每年有 150 多人死于对食物变应原的严重反应。

如果您或您的朋友或亲戚出现任何影响呼吸的过敏反应迹象，包括对食物的过敏反应，请立即拨打 120。

## 识别食物过敏

过敏倾向（尽管不一定是特定的过敏本身）具有遗传性。如果父母中有一人过敏，那么子女过敏的风险比父母都没有过敏史高出 2 倍。如果母亲和父亲都有过敏症，风险会高出 4 倍。

为了找出引起食物过敏的罪魁祸首，医生可能会建议患者采取排除饮食法。这种方法可以从日常饮食中去除一些食物——最常见的是牛奶、鸡蛋、大豆、小麦、花生——这些已知会引起许多人发生过敏反应的食物。然后，一次一个，再把食物添加回来。如果其中一个有反应，对了！这就是触发免疫反应的原因。

为了准确判定变应原，医生也会挑战一下患者的免疫系统。医生以一种形式（可能是胶囊）给患者某种食物，这样医生和患者都不能确定就是变应原。这样做排除了患者的反应是由情绪刺激引发的可能性，即看到、品尝或闻到食物引起的反应。

其他可以识别特定食物变应原的测试包括皮肤测试和两种类型的血液测试——ELISA（酶联免疫吸附试验）和 RAST（放射性过敏吸附试验）——可以识别血液中特定变应原的抗体，但很少用到。

# 如何应对食物过敏

在一个充斥着变应原的世界里，为了让您自己或您的过敏朋友和家人安全地享用美食，需要知道食物中有什么，检查不寻常的过敏耦合，与他人合作制定有效的规则，并实施简单的保护措施。

## 查看食品配料表

据 FARE 称，超过 90% 的食物过敏反应是由 8 种食物引起的：鸡蛋、鱼、牛奶、花生、贝类、大豆、坚果和小麦。

如果您对这些食物中的一种过敏，避免过敏反应的最好方法就是避免食用这些食物。可以通过查看食品配料表来找出隐秘的成分——辣椒中的花生或蘸酱中的鱼子。

过去，隐秘的变应原可能隐藏在食品成分表里，成分表会使用替代名或化学代码名称，如乳清、酪蛋白或乳球蛋白。但在 2004 年，美国国会通过了《食品变应原成分表和消费者保护法》，总统签署使其成为法律。从 2006 年 1 月 1 日起，所有食品成分表必须使用简单的英语单词来表示 8 种最常见的食物变应原。

表 23-1 列出并解读了过敏八项，特别要注意菜单上那些意外出现的情况（见图 23-1）。

表 23-1 过敏八项

| 食物 | 影响人群[1] | 可能含有此成分的商品化食品 |
| --- | --- | --- |
| 蛋 | 1%—2% 的幼儿；大多数人长大后不再过敏 | 咖啡饮料上的泡沫或顶部、鸡蛋替代物、预制食品中的意大利面（如汤）、椒盐卷饼 / 面包 |
| 鱼 | 2.3% 的美国人（儿童和成人） | 调味料和酱汁（伍斯特郡酱汁）、亚洲和墨西哥菜肴、熟肉制品（如肉饼） |
| 奶 | 2.3% 的 3 岁以下儿童；大多数人长大后不再过敏 | 罐装金枪鱼、肉类和非奶制品（如酪蛋白，牛奶中的蛋白质） |
| 花生[2] | 1% 的美国儿童和成人；最近的研究表明，20% 的过敏儿童长大后不再过敏 | 调味料和酱汁、卤汁，披萨，亚洲和墨西哥菜肴，肉类替代品 |
| 贝壳类 | 2.3% 的美国人 | 酱汁（如鱼露）、亚洲菜肴 |
| 大豆 | NA[3]；许多孩子长大后不再过敏 | 烘焙产品，包括谷物和零食、人造黄油；肉类替代品（组织化植物蛋白）；坚果酱；酱汁；预制汤 |
| 坚果[4] | 0.5% 的美国儿童和成人 | 沙拉酱、酱汁（烧烤酱汁）、面包食品、肉类替代品（素食汉堡）、意大利面 |
| 小麦[5] | >1% 的 3 岁以下儿童；大多数人长大后不再过敏 | 各种食物，包括冰淇淋、炸薯条、肉类、鱼类和家禽产品 [ 预制汉堡、热狗、仿蟹肉（鱼糜）] |

[1] 估计数。
[2] 花生，有时被称为落花生，是一种根类植物，同类的植物还包括豌豆和豆类。
[3] 根据来源的不同，估计范围低至 0.3%（幼儿），高到 20%（所有儿童和成人）。
[4] 其中包括杏仁、巴西坚果、腰果、栗子、椰子、榛子、澳洲坚果、山核桃、开心果、核桃。
[5] 小麦过敏与乳糜泻无关，乳糜泻是一种遗传性吸收不良疾病，是身体对谷蛋白（一些谷物中的蛋白，主要是小麦、大麦、燕麦和黑麦）发生反应。乳糜泻是一种终身疾病。
参考来源：About.com：http://foodallergies.about.com/od/soyallergies/p/soyallergy.htm。
FARE：www.foodallergy.org。
梅奥医学中心：www.mayoclinic.com/health/soy-allergy/DS00970。
《大豆过敏被高估了吗？》( Is Soy Allergy？) 作者：路易莎·布辛科（Luisa Businco）。"儿童哮喘"，《过敏与免疫学杂志》( Pediatric Asthma Allergy & Immunology )，1993 年夏季，7（2）：73–76。

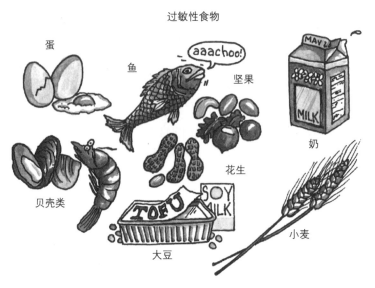

图 23-1　能引起过敏的食物

## 避免不常见的反应

　　有时食品标签上没有列出变应原，因为变应原很简单（令人惊讶！），就是食物的天然成分。

　　水杨酸盐就是一个很好的例子。这些天然化学物质存在于许多植物中，包括一些最终被放在餐桌上的食物。水杨酸盐通过破坏真菌和其他微生物来保护植物。对人类来说，水杨酸盐起着镇痛（止疼药）的作用，其中最著名的是乙酰水杨酸，更广为人知的名字是"阿司匹林"。对水杨酸敏感的人即使接触极少量的水杨酸盐，也可能会出现过敏反应（喘息和呼吸困难，头痛，荨麻疹、皮疹或瘙痒，手、脚或脸肿胀），包括水果和蔬菜等其他高营养植物类食物中，都可能含有水杨酸盐。

　　如果您或您认识的人对水杨酸盐过敏，有一个好消息，荷兰瓦戈宁根大学的过敏专家已经根据水杨酸盐的含量将食物分为五类。下面的内容节选自瓦戈宁根图表，可以在 http://www.food-info.net/uk/qa/qa-fi27.htm 找到，是常见食物水杨酸含量的基本指南。根据列表，一片普通阿司匹林含有 365 毫克的乙酰水杨酸；一片低剂量阿司匹林（用来降低心脏病风险的药物）中乙酰水杨酸含量为 81 毫克。

» **水杨酸盐含量可忽略不计的食物**：香蕉、卷心菜、腰果、芹菜、韭菜、大蒜、青豆、梨、豌豆和扁豆。

» **水杨酸盐含量低的食物**［0.1—0.25毫克/（3.5盎司/100克）］：金黄色苹果（或美味的红苹果）、新鲜芦笋、花椰菜、酸樱桃、绿色的葡萄、榛子、柠檬、芒果、新鲜蘑菇、洋葱、西番莲、山核桃、花生酱、柽柳、藏红花、芝麻、酱油和醋。

» **水杨酸盐含量适中的食物**［0.25—0.49毫克/（3.5盎司/100克）］：芦笋（罐装）、巴西坚果、大白菜、椰子、茴香、葡萄柚汁、枇杷、荔枝、骨髓（英国/欧洲对西葫芦的称呼）、油桃、黑色橄榄、李子、南瓜、雪豆和西瓜。

» **水杨酸盐含量高的食物**［0.5—1.0毫克/（3.5盎司/100克）］：紫花苜蓿、苹果（史密斯奶奶苹果）、鳄梨、花椰菜、红色的樱桃、黄瓜、蚕豆、夏威夷果、中国柑橘、松子、开心果、菠菜、红薯、橘子（橘子/葡萄柚或蜜饯）和维吉麦酱（由酵母制成的咸味食品糊）。

» **水杨酸盐含量非常高的食物**［>1毫克/（3.5盎司/100克）］：杏仁、杏子、黑莓、蓝莓、卡内拉（一种类似肉桂的调味品）、哈密瓜、菊苣、孜然、咖喱粉、枣、干莳萝、青椒、番石榴、罐装蘑菇、芥末、橄榄、牛至、热红辣椒、花生、萝卜、葡萄干、迷迭香、百里香、西红柿和姜黄。

## 落实保护计划

如果您对食物（或其他变应原，如黄蜂毒液）有危及生命的过敏，医生可能会建议您携带一个预充肾上腺素的注射器。肾上腺素是一种天然激素，可以对抗这些过敏反应。

2020年1月，FDA批准了一种名为Palforzia的新药，以减轻过敏者意外接触花生的不良影响。该药物并不能治愈过敏，但据FDA的彼特·马克思（Peter Marks）称，它确实是被批准的治疗方案。

如果南澳大利亚大学的一组研究人员取得成功，可能很快就会有一种更好的选择，一种基于病毒"platform"的花生过敏免疫疫苗，可以"重写"人体对花生变应原的免疫反应，使花生变应原在体内不能兴风作浪。请继续关注更多这方面的信息。

## 努力改变过敏环境

在现实世界中，对花生过敏可能会影响您享受简单的快乐，例如棒球比赛观众席出售的花生。因此，当当地的东部联盟球队（以前被称为摇滚猫队，搬到华盛顿后被称为哈特福德庭院山羊）决定在 2002 赛季，在摇滚猫队和纽黑文乌鸦队之间的比赛中，为痴迷棒球但对花生过敏的孩子和他们的家人留出一个有 138 个座位的特别无食物区时，想象一下康涅狄格州新不列颠的家长们的喜悦吧。

该团队和哈特福德地区拥有 250 名成员的全国消费者权益保护组织"食物过敏与过敏网络"（Food Allergy&Allitiaxis Network）精心策划了这一活动，因为正如当时的总经理约翰·威利（John Willi）所说，"任何儿童都不应该被剥夺观看摇滚猫比赛的权力"。

到 2019 年，无花生主题已进入各大赛事，美国 17 个城市和加拿大多伦多的球队都设定了无花生观赛区，有些甚至是在比赛日完全没有花生售卖。正如巴尔的摩约翰·霍普金斯儿童中心儿科过敏和免疫学主任、《食物过敏》（*Food Allergies For Dummies*，Wiley 出版）一书的作者罗伯特·伍德（Robert Wood）博士和一位花生过敏者所指出的那样，在户外球场观看比赛虽然危险，但坐在飞机座舱里，空气中充满花生颗粒，地板或座位上散落着面包屑更危险。他提到这一点也真有意思。早在 1998 年，美国交通部（DOT）就考虑美国航司禁止提供花生。DOT 的提案包括以下选项：

·全面禁止航空公司提供花生和花生产品。

·只要有花生过敏的乘客提前提出要求，则在该航班上禁止提供花生和花生产品。

·如果乘客提前提出，要求航空公司在有医学证明的严重花生过敏的乘客周围提供无花生缓冲区，则航空公司要执行。

想知道以上要求是否被接受，您可以登录 Well Health 的网站查看，网址为 https://www.verywellhealth.com/want-a-peanutfree-flight-learn-airline-allergy-rules-1324387，了解一些美国航空公司的过敏规则，或致电您乘坐的航空公司，询问一些相关问题。

## 识别身体对食物的其他反应

过敏反应并不是身体对某些食物表示抗议的唯一方式。对食物的其他反应包括：

» **代谢反应**：食物不耐受，又称非过敏性食物敏感，是指遗传性的无法代谢（消化）某些食物，如脂肪或乳糖（牛奶中的天然糖）。该反应的症状可能包括肠胀气、腹泻或其他胃不适症状。

» **对特定化学物质的物理反应**：您的身体可能对李子中的促排泄成分或谷氨酸钠（monosodium glutamate，MSG，也就是味精）等物质发生反应，味精是亚洲食品中常见的增味剂。虽然有些人对这些化学物质比其他人更敏感，但味精引起的反应是物理反应，不涉及免疫系统。

» **身体对心理刺激的反应**：当您非常恐惧、焦虑或兴奋时，身体会进入超级驱动（hyper drive）状态，分泌一些激素，促进心跳和呼吸，加快食物通过肠道的速度，并促进肠道和膀胱的排空。整个过程称为战斗或逃跑反应，旨在让身体做好准备，通过战斗或逃跑来自卫。更通俗地讲，对食物的强烈反应可能会导致腹泻。这不是过敏，这是您的激素在起作用。

» **情绪和／或行为的改变**：有些食物，如咖啡，含有咖啡因等化学物质，可能会导致多动症，并对情绪和行为产生实际影响，这是第 24 章的主题。

# 第 24 章
## 健脑食物

您是一个普通的成年人吗？那么，您的大脑约重 3 磅，大约是你体重（150 磅）的 2%。但是，这 2% 的重量消耗了您每天近 20% 的卡路里，来为 1 000 多亿个神经元（神经细胞）提供能量，使这些神经元能以最快的速度工作。将这些卡路里转化为能量，足够点亮一个 25 瓦的白炽灯泡。

当然，卡路里并不是大脑正常运转所需全部。本章将告诉您，吃什么以及什么时候吃对大脑也很重要，并为您展示一个新的、令人兴奋的、不断发展的科学研究领域：大脑营养学。

# 滋养发育中的大脑

1987 年，纽约曼哈塞特北岸大学医院的儿科医生遇到了一种不寻常的情况。在一个欣欣向荣的中产阶级社区，短时间内有 7 个几乎完全不发育的婴儿前来就医。这些婴儿的身体，更令人不安的是他们的大脑，并没有像预期的那样发育。

发育不良一般与营养不良有关。而且，让人不解的是，事实证明这些婴儿的发育不良确实与营养有关。经过一系列的诊断性检查和提问，长岛的医生们发现，这 7 对非常注重营养的父母一直在给孩子喂食低脂、低胆固醇的饮食，目的是降低成年后发生心脏病的风险。

令人高兴的是，医生们通过及时改变婴儿们饮食，使他们恢复了健康。由此，每个人都明白了这一点：发育中的大脑不仅需要大量的卡路里，而且这些卡路里中有很多应该来自脂肪，特别是多不饱和脂肪酸 ω-3，以及二十二碳六烯酸，也就是 DHA。

## 脂肪与胎儿大脑

人体大约 60% 是水。人类大脑大约有 60% 的脂肪，其中大部分是 DHA。这种脂肪酸对成人大脑的正常功能非常重要，对胎儿大脑和脊髓的发育更为重要。（食用含有 DHA 的食物也有助于降低心血管疾病的风险，但这是另一章或另一本书的故事，在此我们不再赘述。如果感兴趣的话，您可以看看我与马丁·格拉夫（Martin W. Graf）博士合著的《控制胆固醇》(*Control Cholesteroid for Dummies*，Wiley 出版)。

在那 7 名脂肪缺乏的婴儿出现在北岸 20 多年后，一系列精心设计的研究，详细记录了母亲在妊娠期间获得大量 DHA——最好的来源是鱼油、鱼和海鲜（见本章后面的表 24-2），以及所有正常的维生素、矿物质，当然还有健康饮食的其他重要组成部分，婴儿将会具有怎样的优势。

刚出生时，血液中 DHA 水平较高的女性所生的婴儿对新的刺激物更为关注。在接下来的 6 个月里，他们在认知（思维过程）测试中的得分高于 DHA 水平较低的女性所生的婴儿。根据哈佛医学院的一份报告，当富含 DHA 的婴儿长到 3 岁时，他们的词汇测试得分也会高出几分。

但 DHA 对大脑的益处并不局限于婴儿。

### 鱼和青少年的大脑

下次，当您十几岁的弟弟、侄子、儿子或朋友告诉您他长大了的时候，请愉快地微笑，并递给他一个金枪鱼三明治。事实上，年龄较大的青少年（比如 15、16、17、18 岁）的大脑特别具有"可塑性"，他们对高中数学、科学、历史和文学等新知识的接受能力很强。

2009 年，瑞典哥德堡大学的科学家报告称，每周吃鱼超过 1 次的 15 岁男孩在智力测试中的得分高于他那些不吃鱼的朋友。

哥德堡的研究人员并不完全是沙文主义者，他们很快提交了另一份报告，这是一份关于青少年女性的报告。果然，那些吃鱼的女生在学校表现更好。所以，当您在黑麦上加上金枪鱼时，确保让您十几岁的弟弟、侄子、儿子或朋友与他的妹妹、侄女或女朋友分享这份加金枪鱼的三明治。

### 身体需要多少 DHA

2002 年，美国国家科学院食品和营养委员会制定了 ω-3 脂肪酸日摄入推荐量，如表 24-1 所示。顺便说一句，正如我在第 3 章中所解释的那样，适宜摄入量（AI）是对没有膳食营养素推荐供给量（RDA）的营养物质的一种建议。

表 24-1　ω-3 的适宜摄入量

单位：克

| 年龄 | 男性 | 女性 | 孕期 | 哺乳期 |
|---|---|---|---|---|
| 出生至 6 个月 * | 0.5 | 0.5 | | |
| 7—12 个月 * | 0.5 | 0.5 | | |
| 1—3 岁 ** | 0.7 | 0.7 | | |
| 4—8 岁 ** | 0.9 | 0.9 | | |
| 9—13 岁 ** | 1.2 | 1.0 | | |
| 14—18 岁 ** | 1.6 | 1.1 | 1.4 | 1.3 |
| 19—50 岁 ** | 1.6 | 1.1 | 1.4 | 1.3 |
| 50 岁以上 ** | 1.6 | 1.1 | | |

资料来源：https://ods.od.nih.gov/factsheets/Omega3FattyAcids-HealthProfessional/。

## 避免摄入汞

自然，鱼类虽然有诸多的好处，其中也有陷阱。有些鱼体内含有大量有害健康的甲基汞，甲基汞是由细菌产生的化合物，可通过化学方式改变岩石和土壤中天然存在的汞或工业污染释放到水中的汞而形成。

小鱼吃受汞污染的藻类，大鱼吃小鱼，人类吃大鱼，而汞最终会进入人体。鱼越大，寿命越长，其汞含量可能越高。为了降低甲基汞对胎儿发育的风险，2015—2020 年美国居民膳食指南咨询委员会建议孕妇避免食用"含汞四巨头"（鲨鱼、旗鱼、鲭鱼和罗非鱼），并将每周食用的海鲜量限制在 2—4 盎司的高 ω-3、低汞海鲜。

幸运的是，您也可以从鱼类以外的食物中获得 DHA。例如，许多婴儿配方食品现在含有从发酵海藻中提取的 DHA，保健食品商店为成年人出售从海藻中提取的 DHA 保健品。一个纯蛋黄的 DHA 含量为 20 毫克 /0.02 克；喂食富含 DHA 饲料的母鸡所产鸡蛋的蛋黄可能含有高达 200 毫克 /0.2 克的 DHA。一些坚果和种子（比如核桃和亚麻籽）含有 α - 亚麻酸，α - 亚麻酸是 DHA 的前体物质，可在体内转化为 DHA。

表 24-2 列出了一些常见鱼类和贝类的 DHA 和汞含量。

表 24-2　常见鱼类和海产品中 DHA 和汞含量

| 鱼类 | DHA/[ 毫克 /(100 克 /3.5 盎司)] | 汞含量 * |
| --- | --- | --- |
| 鲶鱼 | 200 | 低 |
| 蛤蜊 | 200—500 | 未检出 |
| 国王鲭鱼 | 1 500 | 高 |
| 野生大西洋鲑鱼 | 1 500 | 低 |
| 养殖大西洋鲑鱼 | 1 500 | 低 |
| 罐装干制沙丁鱼 | 500—1 000 | 低 |
| 扇贝 | 200 | 低 |
| 罐装低脂金枪鱼 | 540 | 低 |
| 罐装长鳍金枪鱼 | 500—1 000 | 高 |

* 低：小于 0.12 ppm；高：大于 0.730 ppm。

数据来源：美国农业部，附录 G2；美国农业部原始膳食结构金字塔和说明的分析研究，补充 A：鱼类的 EPA 和 DHA 含量，2005 年；美国食品药品监督管理局，《商业鱼类和贝类中的汞含量》( *Mercury Levels in Commercial Fish and Shellfish* )，2006 年；美国农业部国民营养数据库标准参考。

# 保护成人大脑

曾几何时，人们认为，只要一出生，新神经元的产生就停止了，除非生病或受伤。从结构上讲，您现在所拥有的神经元数，几乎就是您在生命结束时所拥有的。如今，越来越多的证据表明，这种说法至少部分是不真实的。

过去十年中，在加拿大维多利亚大学、香港大学、英国剑桥大学和美国国家老龄化研究所等机构进行的多项研究表明，大脑的重要区域，如海马体（记忆、学习和情感的场所）可以继续生成新细胞。您猜怎么着？能增强腹肌的运动同样可以锻炼大脑。在对老鼠进行的实验中，科学家发现，跑动最多的小动物产生的新脑细胞最多。

我们都知道，在公园里快跑可以清除过度工作后大脑中的一团乱麻，但它也会为我们的大脑制造新的细胞吗？在我们等待结论的同时，也可以而且肯定应该使用我们成熟的大脑来学习新事物。无论年龄大小，您都可以努力保护和保存您的大脑智力功能：认知（学习、思考和推理的过程）和记忆（保留和回忆过去经验的能力）。

## 记住这个

短期记忆可以持续几分钟。在您读一本书的时候，电话铃响了。您放下手中的书去接电话，然后，短期记忆可以让您回到书中去，并找到离开的地方。短期记忆也可以让您记住一个陌生的电话号码，记住的时间足够您来拨打它。

长期记忆可持续数年。如果您在书中读的东西引起了共鸣，您可以把它储存在大脑中，并不时地把它拉出来温习一下。例如，读过查尔斯·狄更斯（Charles Dickens）的《双城记》的人很少会忘记前两句话："这是最好的时代，也是最坏的时代。"或者，在更实际的层面上，长期记忆的例子是，人们能记住自己的电话号码。

健忘症是与疾病或损伤相关的记忆丧失。逆行性健忘症是指无法记住患病或受伤前发生的事情，顺行性健忘症是指疾病或受伤后无法形成新的记忆。如果是前者，您记不起高中时的电话号码。如果是后者，您将无法记住明天可能会收到的新电话号码。

## 思维和记忆的天敌

这是个陈年旧谈了，到了一定年龄后，比如说 30 岁，大脑开始萎缩，直到完全萎缩。但是，如前所述，那些真正花时间坐下来数脑细胞的科学家们发现，负责认知和记忆的海马细胞几乎没有年龄相关的损失。然而，成人大脑中的细胞——就像其他身体细胞一样——确实面临着两个天敌：氧化应激和炎症。

» 体内化学反应的过程中会生成自由基颗粒，这种自由基颗粒会引起氧化应激损伤。随着年龄的增长，细胞对这种损伤的敏感性会上升，愈合能力会下降。

» 炎症是免疫系统对损伤的自然反应，包括肿胀、发热和疼痛等。美国心脏协会将 C 反应蛋白（CRP）视为心脏病和脑卒中的危险因素。C 反应蛋白是一种在炎症过程中血液中增加的蛋白质。肿瘤坏死因子 -α 和白细胞介素 -6（大脑和脊髓中的两种炎症因子）水平的自然增加似乎在与年龄相关的认知和记忆丧失中发挥了作用。

如何对付这两个敌人？一种可能有效的武器就是：营养！

### 维生素对脑发育非常重要吗？

使用营养保健品来增强脑力是一个不确定的命题，长期以来缺乏理论依据。

诚然，缺乏铁等特定营养物质会对大脑发育和功能产生不利影响。例如，1996 年，约翰·霍普金斯儿童中心的研究人员从巴尔的摩 4 所高中招募了缺铁但尚未发展为贫血的女高中生，给她们补充铁制剂，并观察到，之后她们的考试成绩有所上升。

但是保健品真的能增进人类大脑健康吗？能！不能！或许能——证据还远不足以下定论。那么银杏（ginko biloba）、人参（ginseng）和雷公藤（gotu kola）等草本植物对大脑健康有益吗？很巧合的是，这些植物都是以字母 g 开头的，其中有什么特别的东西吗？一段时间内，这些草本植物开始流行，但是科学研究并没有提供数据支持，它们也就慢慢淡出人们的视线。

关于大脑营养素的最好建议，还是那句枯燥但有效的老话：多样化饮食。并且锻炼腹肌，保持大脑在线。

## 节食以保持大脑健康

人体一般会在几个部位储存多余的脂肪，随着年龄的增长，这些脂肪沉积往往会扩大。对于女性来说，储存多余脂肪的部位是臀部和大腿。对于男性来说，是肩部和腹部，也就是胸部和骨盆之间通常被称为"肚子"的大面积区域。简单地观察就可以发现，男性比女性更有可能大腹便便，尤其是随着年龄的增长。但是，腹部脂肪可能对两性的大脑健康都有害。即使挺着大肚子但并不超重，而且其 BMI（第4 章所述的体重指数）在正常范围内，依然不能逃脱腹部脂肪的侵害。

2008 年，凯撒医疗对近 7 000 名年龄在 40—45 岁之间的志愿者进行了研究。研究数据显示，大肚子的人比腹部平坦的人更容易在晚年患老年痴呆。有一种理论可以解释这一现象，即腹部脂肪通过血流将有害分子输送到大脑，但真正的联系仍然是个谜。或者正如一位营养学研究人员优雅地指出的那样，"这是一个需要探索的令人兴奋的领域"。然后，在 2010 年，研究人员招募了 733 名男性和女性，他们同意进行腹部 CT 扫描和脑部 MRI 扫描。影像学检查结果显示，腹部周围的脂肪越深，大脑体积越小。显然，这是另一个令人兴奋的、有待探索的领域。

正如第 4 章所介绍的那样，健康的身体可以是各种大小和体型。保持大脑健康的体型绝对不是节食成骨瘦如柴。这样做会剥夺大脑（和身体其他部分）的必要营养。简言之，合理的饮食会使身体和大脑变得更聪明。

## 选择有助于大脑发育的食物

植物具有欺骗性。从外表看，它们大多是绿色和平静的。然而在植物内部，它们是忙碌的小化工厂，生产出大量的化合物，其中许多具有保护植物的特性，也可保护人类身体的各个部位，当然包括我们的大脑。

其中一类天然化学物质是多酚（polyphenols），之所以这样命名，是因为它们的分子是由许多（"poly"）环状（"phenols"）成分组成的。多酚广泛存在于水果和蔬菜以及坚果、种子和谷物中。有些具有抗氧化、抗过敏、抗炎、抗病毒或抗增殖（防止细胞不规则繁殖，这是一种抗癌特性）的作用。

一组重要的具有抗氧化和抗炎作用的多酚是黄酮类化合物（flavonoids，有时错误拼写为 flavanoids），这种色素可以将植物染成黄色、红色、橙色、绿色或白色。一些黄酮类化合物也可能具有抗病毒和抗增殖作用。总的来说，黄酮类化合物可以保护植物免受氧化应激损伤，也包括由昆虫、真菌和微生物攻击引发的应激。

## 心灵饮食

如果说有一种饮食模式，能让每一位著名专家都认同它的好处，那就是地中海饮食模式和 DASH，也就是众所周知的预防高血压的饮食方法（dietary approaches to stop hypertension，DASH）。这两种饮食模式都以植物性食物加上低脂、富含蛋白质的食物（如鱼和家禽）为基础，可以降低心血管疾病的风险。

哈佛大学（Harvard University）和芝加哥拉什大学医学中心（Rush University Medical Center）的一个营养流行病学家团队将地中海饮食模式和 DASH 结合在一起，创建了"心灵饮食"（mind diet），是"地中海 –DASH 神经退行性疾病延迟干预（Mediterranean-DASH intervention for neurodegenerative delay）"的简称，该饮食模式跻身《美国新闻和世界报道》（*U.S.News and World Reports*）2018 年五大健康饮食之一。

心灵饮食有 15 种食物类别：10 种对大脑有益；5 种没那么有益。

十大"好食物"是：

» 浆果

» 豆类

» 橄榄油

» 家禽

» 蔬菜（绿叶）

» 蔬菜（其他一切）

» 全谷物

» 葡萄酒

五种"不太好的食物"是：

» 黄油和人造奶油

» 奶酪

» 油炸食品或快餐

» 糕点和糖果

» 红肉

总的来说，心灵饮食包括3份全谷物，1份沙拉（那些菜叶子），再加每天1份其他蔬菜，隔一天吃一次豆类，每周至少吃两次家禽和浆果，每周至少吃一次鱼。心灵饮食推荐的零食是坚果。还有，是的，可以用1杯葡萄酒来补充每天的快乐。

至于其他食物，每天少于1汤匙黄油或人造奶油，每周少于1份油炸食品或快餐（据推测，快餐沙拉其实是符合要求的）。

心灵饮食有效吗？拉什大学的研究人员所能提供的最好证据是他们对960名年龄为81岁及以上的成年人进行的为期5年的研究结果，这些成年人一开始都没有痴呆。参与者被要求填写食物调查问卷，列出他们吃的食物以及选择各种食物的频率。每年，他们都要接受标准化的记忆测试，并测试他们对看到的东西做出解释和反应的能力。最后，根据阿尔茨海默病协会杂志《阿尔茨海默病与痴呆》上的一篇报告，那些严格遵循心灵饮食的人患阿尔茨海默病的风险降低了53%，部分遵循这种饮食习惯的人风险降低了大约35%。

# 改变情绪化大脑

情绪是一种感觉，一种可以影响您如何看待世界的内在情感状态。如果您支持的球队赢得了世界大赛，幸福感可能会持续几天。这几天，您感觉很好，对一些小烦恼不屑一顾，比如在吃午饭的时候，因为停车超时，在挡风玻璃上找到张罚单。如果您因为花了6个月的时间努力完成的项目没有成功而感到难过，那么您的失落感可能会持续很长时间，您会觉得工作暂时没有回报，或者最喜欢的电视情景喜剧完全没有乐趣。

大多数时候，在经历了这样或那样的变故之后，情绪很快就会回归于平静。您从兴奋中走下来，或者从失望中走出去，生活恢复了正常的节奏——这里有些好消息，那里有些坏消息，但总而言之，这是一个相对平衡的领域。

然而，有时您的情绪可能会失控。您对球队胜利的喜悦会升级到这样一种程度：您会发现自己从一家商店跑到另一家商店去买那些买不起的东西。或者您对工作失败的悲伤会加深为抑郁，偷走其他一切事情的欢乐。这种令人不快的状态——情绪失控——被称为情绪障碍。

## 识别情绪障碍

大约每 4 个人中就有 1 个人（女性多于男性）在其一生中经历过某种形式的情绪障碍。每 100 人中有 8—9 人会经历临床情绪障碍，这种情绪障碍严重到可以被诊断为疾病。

最常见的两种情绪是快乐和悲伤。最常见的两种情绪障碍是抑郁症（一种长时间的过度强烈悲伤的状态）和躁狂症（一种长时间的过度强烈欢欣的状态）。仅有抑郁症被称为单极性（单部分）障碍，抑郁症加躁狂症是一种双相（两部分）障碍。

## 影响情绪的天然化学物质

人类的身体会产生一组被称为神经递质的物质，这些化学物质使脑细胞能够来回收发信息。3 种重要的神经递质分别是：

» 多巴胺
» 去甲肾上腺素
» 血清素

多巴胺和去甲肾上腺素是能让人提高警觉和活力的化学物质。血清素可以让人情绪和缓平静。某些形式的抑郁症是机体不能有效处理这些神经递质所致。

### 调节情绪的药物

有几种药物可以使神经递质更容易进入大脑或使大脑更有效地利用神经递质。这些药物包括

» **三环类抗抑郁药**（tricyclic antidepressants）：这种药物是第一种真正有效的抗抑郁药。它们因其化学结构而得名：三个环状原子团（tri=三；cyclic=环）。这类药物能通过增加血清素来缓解抑郁症状。著名的三环类抗抑郁药是阿米替林（Elavil）。
» **单胺氧化酶抑制剂**（MAO 抑制剂）：这种药物可阻断一种酶的作用，该酶能触发多巴胺和其他神经递质的自然清除，从而使它们保持对大脑的作用。苯乙肼（Nardil）、反苯环丙胺（Parante）、司来吉兰（Emsam）以及吗氯贝胺（商品名 Amira、Aurorix、Clobemix、Depnil、Manerix）都是 MAO 抑制剂。

» **选择性 5- 羟色胺再摄取抑制药（SSRI）**：这种药物可减缓机体对血清素的自然再吸收，使更多的血清素可供大脑使用。西酞普兰（Celexa）、草酸依西酞普兰（Lexapro）、氟伏沙明（Luvox）、帕罗西汀（Paxil）、氟西汀（Fluoxetine）和舍曲林（Zoloft）都是 SSRI。

» **选择性 5- 羟色胺和去甲肾上腺素再摄取抑制剂（SNRI）**：这种药物可以减缓人体对血清素和去甲肾上腺素的自然再吸收。度洛西汀（Cymbalta）、文拉法辛（Effexor）、左旋米那普仑（Fetzima）、Khedzia 和 Priztiq（琥珀酸去甲文拉法辛）都是 SNRI。

» **去甲肾上腺素和多巴胺再摄取抑制剂（NDRI）**：这种药物可减缓身体对去甲肾上腺素和多巴胺的自然再吸收。安非他酮（Bupropion，又称 Wellbutrin）是最早也是最著名的 NDRI，商品名为 Zyban 的安非他酮是一种戒烟药。

## 看看食物如何影响情绪

早上好：该起床了，一骨碌从床上爬起来，"梦游"到厨房喝杯咖啡。

下午好：是时候喝 1 杯适量的威士忌或葡萄酒来缓解一天的紧张情绪了。

好悲伤：爱人离开了，该吃巧克力了，多吃巧克力，来缓解心灵的疼痛。

晚安：是时候吃牛奶和饼干了，可以轻松进入梦乡。

几个世纪以来，数百万人在以上情况下会吃 / 喝上述食物，因为他们知道每种食物都会产生情绪魔力。今天，现代科学为我们解释了个中原因。营养学家发现情绪与神经递质的产生或利用有关，他们已经能够确定食物中的天然化学物质是如何影响情绪的。

» 影响神经递质的产生。

» 与脑细胞相连并改变细胞的行为方式。

» 打开通向脑细胞的通路，以便其他改变情绪的化学物质能够运输。

下面，将为您介绍食品中常见的影响情绪的化学物质。

### 酒精

酒精是男性和女性使用最广泛的天然放松剂。与普遍的看法相反，酒精是一种镇静药，而不是情绪提升剂。如果您在喝了一杯酒后感到轻松，或者相反，感到精神饱满，原因并不是酒精让您的大脑加速了。是酒精降低了您的控制力，就是阻断了大脑告诉您的"不要把灯罩放在头上"或"在公共场合脱衣服"的那个信号。

有关酒精对身体各个器官和系统的影响，请参阅第9章。很多人发现，就餐时喝点小酒，适量的小酒（女性每天喝1杯，男性每天喝2杯），可以轻松地将情绪从紧张转变为柔和。

## 花生四烯酸乙醇胺

花生四烯酸乙醇胺是一种内源性大麻素，与大麻烟中的成分有相同的大脑受体。人类的大脑会自然产生一些花生四烯酸乙醇胺，也能从可可豆制品——巧克力中获得非常少量这种化学物质。此外，巧克力含有两种类似于花生四烯酸乙醇胺的化学物质，可以减缓大脑中产生的花生四烯酸乙醇胺的分解，从而强化其作用。

也许这就是为什么吃巧克力会让人感觉很好。确实有一些轻微的作用，您必须一次吃至少25磅巧克力才能获得任何类似大麻的效果。2009年，位于瑞士洛桑的雀巢研究中心的一个营养学家团队对巧克力的镇静作用进行了经典的研究。他们的研究结果表明，减少身体应激激素产生所需的黑巧克力为每天40克（约1.5盎司）。研究中使用的巧克力含有74%的可可，每天分2次供应，早上20克，下午20克。之后，研究人员测试了志愿者的血液，以测量应激激素水平。结果发现吃了巧克力的人的应激激素水平下降。这一结果使各地的巧克力爱好者比平时更快乐。

## 咖啡因

咖啡因是一种温和的兴奋剂，可以：

» 升高血压。
» 加快心跳。
» 更快地燃烧卡路里。
» 促进排尿。
» 使肠道更快地运送食物。

咖啡因能增加血清素（一种镇静神经递质）的水平，也能与特定受体（脑细胞表面的部位）结合，而这些受体同时也是另一种天然镇静药——腺苷（adenosine）的受体。当咖啡因取代腺苷时，脑细胞对噪音和光线等刺激的反应会更强烈，使人说话更快，思考更快。

但咖啡因也会有一些令人不解的地方。人们对咖啡因的反应非常个性化。有些人可以喝 7 杯普通（"含咖啡因"）咖啡，但仍然可以整天保持镇静，晚上像婴儿一样睡觉。另一些人则更喜欢低因咖啡。也许那些能保持冷静的人有足够的大脑受体来容纳腺苷和咖啡因，或者他们对腺苷更敏感，腺苷可以占据脑细胞上的受体。真正的原因至今还没有人知道。不管怎样，咖啡因的弹性效应可能会持续 1—7 小时。请在第 30 章中阅读更多相关内容。

表 24-3 列出了一些常见的含咖啡因的食物。这里列出的咖啡因含量是普通食品或饮料的平均含量，换言之，普通的、无品牌的产品。您可以在科学中心的公益网站 www.cspinet.org/new/cafchart.htm 上查看一些品牌咖啡的咖啡因含量，例如星巴克浓缩咖啡（75 毫克 / 盎司）或 Ben&Jerry 咖啡口味冰淇淋（34 毫克 / 盎司）。

表 24-3　含咖啡因食品

| 食品 | 咖啡因平均含量 / 毫克 |
| --- | --- |
| 6 盎司 / 杯 | |
| 美式挂耳咖啡 | 71 |
| 美式速溶咖啡 | 47 |
| 低咖啡因咖啡 | 1 |
| 茶 | 36 |
| 速溶茶 | 20 |
| 可可（加水） | 4 |
| 12 盎司 / 罐 | |
| 软饮料，可乐 | 29 |
| 8 盎司 / 罐 | |
| 巧克力奶（商品化，低脂） | 5 |
| 1 盎司 / 份 | |
| 牛奶巧克力 | 6 |
| 半甜巧克力 | 24 |
| 黑巧克力（烘焙用巧克力） | 23 |

美国农业部国家营养素标准参考数据库：www.nal.usda.gov/fnic/foodcomp/search。

### 色氨酸和葡萄糖

色氨酸是一种氨基酸，一种"蛋白质的组成部分"（见第 6 章）。葡萄糖是碳水化合物代谢的终产物，是血液中循环的糖，是机体进行各种活动的基本燃料（见第 8 章）。牛奶和饼干是一种经典的镇静组合，它们的力量要归功于色氨酸和葡萄糖团队。

首先，神经递质多巴胺、去甲肾上腺素和血清素是由蛋白质食物（如牛奶）中的酪氨酸和色氨酸组成的。酪氨酸是多巴胺和去甲肾上腺素（警觉神经递质）中最重要的成分。色氨酸是镇静神经递质血清素中最重要的成分。

所有的氨基酸都通过化学途径进入大脑，但大脑首先为生机勃勃的酪氨酸让路，最后是舒缓的色氨酸。这就是为什么一顿高蛋白餐可以提高您的兴奋性。

为了更快地转移色氨酸，需要葡萄糖的帮助，也就是说您要吃些碳水化合物（如饼干）。当您吃碳水化合物时，胰腺会释放胰岛素，这是一种代谢碳水化合物并产生葡萄糖的激素。胰岛素还能促进酪氨酸和其他氨基酸在血液中循环，从而使色氨酸通过大量开放的途径进入大脑。随着更多色氨酸的进入，大脑可以增加让人舒缓的血清素。这就是为什么一餐含淀粉的意大利面（淀粉由葡萄糖分子链组成，如第 8 章所述）会让您感到平静和舒爽。

简单的糖，如蔗糖（食糖）的作用更为复杂。如果空腹吃单糖，会被迅速吸收，从而引发胰岛素分泌快速增加。其结果是血液循环中的糖量迅速降低，这种情况被称为低血糖症（hypoglycemia, hypo= 低；glycemia= 血液中的糖），会让人暂时感到紧张而不是平静。然而，当您吃得饱饱的，再来点饭后甜点，单糖的吸收就会减慢，起到镇静作用，这与复杂碳水化合物（淀粉类食物）相关。

由此得出一个显而易见的结论：一些食物，如肉、鱼和家禽，会让人更加兴奋。其他食物，如意大利面、面包、土豆、大米和其他谷物，可以让人平静下来。食物的效果取决于它改变大脑中血清素含量的能力（见图 24-1）。

火鸡富含蛋白质，也富含色氨酸，色氨酸是血清素的前体（即导致产生血清素的化学物质），这或许可以解释为什么这么多人在感恩节晚餐后打瞌睡。

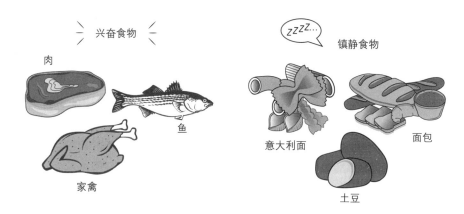

图 24-1 有些食物可以让您平静下来，有些食物可以让您更兴奋

## 苯乙胺（PEA）

苯乙胺（PEA）是一种天然化学物质，当您坠入爱河时，身体会释放这种化学物质，让您感觉全身舒爽。20 世纪 80 年代末，研究人员发现巧克力，这种代表爱情的甜品，是 PEA 的良好来源，这一结果引起了轩然大波。

事实上，许多人认为 PEA 与巧克力作为爱情食品和安慰食物有很大关系。当然，公平地说，巧克力还含有可以提升情绪的咖啡因、兴奋肌肉的可可碱和大麻素花生四烯酸乙醇胺（见前面关于花生四烯酸乙醇胺的部分）。

## 用食物控制情绪

任何食物都不会改变您的性格或改变情绪障碍的进程。但有些食物可能会给您的一天增添一点舒缓或平静的时刻，提高您的工作效率，让您更加兴奋，或者轻松地度过一天。

我们的口号是："平衡"。

» 早上喝 1 杯咖啡可以让您保持清醒。每天喝 7 杯咖啡可以让您手发抖。

» 来 1 杯酒精饮料可以作为一种安全的放松方式。3 杯就可能是一场灾难。

### 警惕！食物与药物的相互作用

食物中一些改变情绪的化学物质会与药物发生相互作用。正如您可能已经猜到的，两个最著名的例子是咖啡因和酒精。

·咖啡因能使阿司匹林和对乙酰氨基酚等止痛药更有效。另一方面，许多非处方（OTC）止痛药和感冒药本身含有咖啡因，如果把这些药物和咖啡一起服用，会增加咖啡因的摄入量，引起失眠、烦躁。

·酒精是大多数药物的禁忌，因为它会增加某些药物（如抗组胺药和止痛药）的镇静或抑制作用，并改变吸收或排泄其他药物的速度。

当您去医院开处方或购买 OTC 产品时，一定要向药剂师询问食物和药物的相互作用（您可以在第 25 章中了解更多）。

» 如果在午餐前您必须保持高效的工作状态，早餐吃一块烤鸡胸肉（白肉，没有皮）可以让您更有干劲。

» 有重要的午餐会议吗？来点不含脂肪或油的淀粉类食物：意大利面配新鲜西红柿和罗勒，不含油，不含奶酪；米饭加蔬菜；米饭加水果。您的目标是获得让人镇静的碳水化合物，而不是吃高脂肪食物，因为高脂肪食物会减缓思维活动，让您感到困倦。

正如健康生活的其他方面一样，确保能正确使用工具（在本例中是食物）是非常重要的，不要乱用哦。

## 修复受伤的大脑

如果您砍木头的时候不小心切掉了手指，在去急诊室的路上，一些热心的路人可能会捡起手指，把它放进一杯冰水里冷冻保存组织，然后慢吞吞地去医院。如果手指在几个小时内到达，很可能可以成功接上：新细胞生长，修复损伤；血液将流经重新连接的血管。新缝合的神经和肌肉将发出信号并移动；骨头会连在一起。您又可以拥有一只能灵活工作的"五指"手了。

但是，如果是头部受到重击，重到足以损伤脑细胞，如卒中或心脏病发作，从而中断含氧血液流向大脑，那么您的脑细胞在几分钟内就会开始死亡。

为了减少脑细胞的损失并降低对受伤大脑的损害，医生们集中精力确保充足的氧气供应，还要消除水肿，避免脑组织受到颅骨的挤压。

但"弹药库"中还有另一件"武器"：食物。

## 5、7、2、4、100、200 解决方案

受伤后，身体会进入高代谢状态（hypermetabolic，hyper 是希腊语中"过度"的意思）。也就是说，身体突然需要比正常情况更多的卡路里来提供能量，以及更多的材料，用于重建受损组织。的确，受伤的大脑不会产生新的细胞，但这 2% 的体重消耗了 20% 的卡路里摄入量，一旦受损，则需要更多的能量来建立新的连接，使之能够发挥功能。

事实上，脑损伤患者的饮食非常重要，因此，纽约长老会医院 / 威尔康奈尔医学中心的神经学家为脑损伤患者给出了一些确切的数字：5、7、2、4、100、200。

这些数字可以翻译如下：脑损伤患者在受伤后 5 天内未经静脉或胃管喂食，其死亡率是经静脉或胃管喂食患者的 2 倍。7 天内未经静脉或胃管喂食的患者死亡的可能性是其他患者的 4 倍。最好的菜单要能够为特定患者提供 100% 的每天正常需要的卡路里（见第 3 章）；要是能达到 200% 效果会更好。

神经外科教授罗杰·哈特尔（Roger Härtl）说："对于严重创伤性脑损伤患者来说，没有神奇的药物。"罗杰·哈特尔是纽约威尔康奈尔脑脊髓中心脊髓外科和神经损伤主任以及综合脊柱护理医学中心主任，他也是纽约巨人足球队的官方神经外科医生。"但是，我们已经能够通过维持血压并在早期为大脑提供氧气和营养，显著降低这些患者的死亡率并改善其预后。我们现在从严重脑损伤患者第一次进入重症监护病房的那一刻起就着手营养大脑，早期营养现在被认为是最重要的营养之一，可以改善患者预后。"事实上，该方案非常重要，现已被纳入《严重创伤性脑损伤管理国际指南》。

### 蛋白质的无限可能

亮氨酸、异亮氨酸和缬氨酸都是氨基酸，是第 6 章讲解的蛋白质的组成部分。因为这 3 种特殊的氨基酸有着独特的化学结构——长的中心链和较小的支链——它们被称为支链氨基酸（BCAA）。

身体可以利用支链氨基酸来构建神经递质，这是一种自然产生的化学物质，使细胞能够交换信息：思考！移动！感觉！不幸的是，如果脑损伤影响到海马体（大脑中帮助引导记忆和认知的部分），可能

会降低大脑中亮氨酸、异亮氨酸和缬氨酸的水平。

早在 1983 年就有研究表明，静脉注射一定剂量的支链氨基酸会使更多的氨基酸进入脑部，从而使肝病患者受益。一些运动营养学家认为，补充 BCAA 可以改善肌肉功能。

2009 年，费城儿童医院的神经科学家阿基瓦·科恩（Akiva Cohen）和他的团队看到了一个更直接的应用。当他们将 BCAA 添加到脑损伤小鼠的饮用水中时，科恩的团队观察到小鼠的记忆和认知能力都有所改善。如果将来对人类进行的研究也能证明同样的效果，脑外伤患者或许可以通过啜饮一杯富含支链氨基酸（蛋白质的组成部分）的水来避免使用饲管和静脉注射来改善他们的思维和记忆。2013 年的一项后续研究表明，氨基酸还可以改善创伤性脑损伤（traumatic brain injury，TBI）后的"觉醒"（保持清醒和警觉的能力），从而促进恢复。

## （最终）官方词汇

由于军人，尤其是战区军人，面临明显的 TBI 风险，2009 年，美国国防部要求医学研究所（IOM）召集一个专家委员会，审查营养在治疗 TBI 和抵抗 TBI 方面的作用。

IOM 是美国国家科学院的一个部门，负责制定和发布第 3 章中列出的 RDA、RDI 和其他营养素推荐量。为了满足国防部的要求，IOM 就营养、创伤，以及大脑进行了一系列研究，以确定"营养在提供复原力（即保护）、减轻或治疗原发性（即在受伤后几分钟内发生）、继发性（即在受伤后 24 小时内发生）和长期（即受损后 24 小时以上发生）的神经损伤方面的潜在作用，重点是创伤性脑损伤。"

两年后的 2011 年，IOM 发布了该研究的第一份报告。主要信息与哈特尔博士的观点相呼应（见前一节"5、7、2、4、100、200 解决方案"）：所有遭受创伤性脑损伤的军人应尽快获得足够的蛋白质和热量，以减轻炎症，改善最终预后。他们指出，这一建议也适用于非军人，如运动员，他们也有遭受脑震荡和其他脑损伤的风险。

# 饮食有益于大脑和身体

当您在等待营养科学的发展能赶上您的大脑的同时，可以用以下 4 条简单的饮食规则来给自己开药方，这 4 条饮食规则对大脑和身体都有益：

» 吃得要足够。这在一个肥胖成问题的国家听起来很愚蠢，不是吗？即使经常断断续续的节食，甚至偶尔的紧急节食都会减少对大脑的供能，而又不能达到长久控制体重的目的。所以，第一个药方就是：获取所需的卡路里。没了。（有关卡路里需求，请参阅第5章。）

» 少食多餐。谁说一天三顿有计划的大餐对每个人都合适？少食多餐可以源源不断地为大脑提供能量流。让大脑在饥肠辘辘之前就获得能量，可以避免一些人暴饮暴食。（想知道为什么您在该吃东西的时候会吃东西吗？参阅第14章。）

» 选择能量转化速度较慢的食物，而不是较快的。来点简单碳水化合物，比如说吃点糖，可以让您很快振奋起来，也会让您很快归于平静。身体代谢复杂的碳水化合物速度较慢，如水果、蔬菜和全麦等，因此它们对大脑能量库的影响更平稳，持续时间更长。（有关哪些碳水化合物代谢较慢，请参阅第8章。）

» 挑选优质脂肪。选择那些可以增强体质但又不会堵塞血管的脂肪，当然也包括大脑中的血管，来保护您的大脑和心脏。（您需要知道的内容在第7章。）

最后我要说，要有耐心。如果说营养学是一门新科学，那么大脑营养学就是更新的一门科学。可能您周一会听到一些有趣的消息，周二就会有人站出来说那是谬论，周三又会读到新版本。最终，我们将确切地知道吃什么能让大脑和身体一样健康。注意我的关键词：最终！

# 第 25 章
# 食物与药物的相互作用

　　食物滋养我们的身体，药物治愈（或缓解）我们的疾病。这两者应该相互协作才好。有时他们互助，但有时他们也会产生矛盾。在某些情况下，药物会阻碍身体吸收或利用食物中的营养物质，或者食物（或营养物质）会使药物失效。

　　关于这方面，专业医学术语称为不良相互作用（adverse interaction）。本章讲述食物与药物之间的几种不利的作用，并列出了一些简单的解决办法，帮助您解决问题。

## 副作用与反作用

虽然这些术语听起来很相似，但它们却定义了不同的医学现象。副作用仅仅是药物或化学物质除了应该起的作用之外所起的作用。例如，常见的抗组胺药苯海拉明（Benadryl）可以缓解过敏症状，但也会引起嗜睡和口干。副作用通常列在药物包装上，并且一般是短期的，没有持久的并发症。相比之下，反作用不太常见，且更严重，可能会干扰疾病的进展或治疗的成功。其中一个著名的例子是一种特别严重且可能致命的过敏反应，对青霉素过敏的人，即使被给予正常的"安全"剂量的青霉素或青霉素类抗生素（如阿莫西林）时，都有可能发生这种过敏反应。

# 食物和药物的相互作用

当我们吃东西时，食物会从嘴转移到胃，再转移到小肠。在那里，能增强体质、保持健康的营养物质被吸收进入血液中，并分布到全身。口服药物，从口到胃再到小肠的吸收路径与食物基本相同。这没什么不寻常的。

当食物（或药物）的行为干扰了我们对药物（或食物）的消化、吸收或利用能力，从而使相应过程停止时，可能会出现一些问题（见图 25-1）。例如：

» 一些药物或食物会改变消化道的自然酸度，从而降低营养物质的吸收效率。例如，当胃液呈酸性时，身体可以更好地吸收铁。服用抗酸剂在减少胃酸的同时也会影响铁的吸收。

» 一些药物或食物会改变食物在消化道内移动的速度，也就是说，会使特定的营养物质或药物的吸收更好或阻碍其吸收。例如，吃李子（一种促排泄的食品）或服用泻药可以加速胃肠道蠕动，使药物和食物一样更快地通过胃肠道，缩短了吸收药物或食物中营养物质的时间。

» 一些药物和营养物质结合（相互连接）形成不溶性化合物，使身体无法分解。其结果是，人体能吸收的药物和营养物质更少。最著名的例子是：钙（乳制品中）可以与抗生素四环素结合，使两者迅速排出体外。

» 一些药物和营养物质具有相似的化学结构。将这些药物和食物同时吃下，会误导身体吸收或使用营养物质而不是药物。一个很好的例子是香豆素（华法林的主要成分，一种防止血液凝结的药物）和维生素K（一种使血液凝结的营养素）。在服用华法林的同时，吃大量富含维生素K的绿叶蔬菜会抵消药物预防血栓的能力。

» 一些食品含有某种天然化学成分，能减弱或增强某些药物的作用。例如，咖啡、茶和可乐饮料中的咖啡因会降低抗组胺药和一些抗抑郁药的镇静作用，但会增加精神紧张、失眠和震颤，这些症状与含有咖啡因或减充血剂（一种暂时缓解鼻塞的成分）的感冒药引起的常见症状相同。

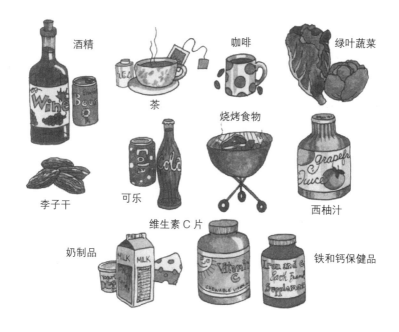

图 25-1　一些食物会影响身体与药物的相互作用

## 药物和某些食物的反应

有时，能够相互作用的食物和药物的组合令人震惊。

大家都知道，哮喘患者在烧烤时可能会发现自己很难深呼吸。罪魁祸首是烟，对吧？是，也不是。吸入烟雾确实会刺激气道收缩，但是，更令人惊讶的是，食用炭烤食物会加速身体对茶碱（一种广泛使用的哮喘药）的清除，降低了该药物防止喘息的能力。吃完哮喘药，再来点烧烤，最后结果可能是喘不过气来。

另一个潜在的麻烦制造者是酸性饮料，如果汁或软饮料，这些饮料可能会使抗生素红霉素、氨苄西林和青霉素失活。

葡萄柚汁是一种特别严重的"罪犯"。

20 世纪 90 年代中期，研究人员追踪酒精饮料对血压药物非洛地平（Plendil）的影响时，发现葡萄柚效应，即人体代谢和清除某些药物的能力显著降低。为什么呢？因为葡萄柚汁含有抑制 CYP 3A4 有效性的物质，CYP 3A4 是一种将许多药物转化为水溶性物质所需的肠道酶，促进药物排出体外；如果这种酶失活，人体将无法摆脱相应的药物。其结果可能是体内的药物含量急剧增加，导致令人不快的副作用。以下是已知受葡萄柚汁影响的药物的列表。这个表绝对不是完整的，所以无论何时您得到新的处方，都要咨询医生或药剂师。

> » 一些他汀类药物（降胆固醇药物）：洛伐他汀（Mevacor），阿托伐他汀（立普妥）、辛伐他汀（Zocor）。其他他汀类药物，如氟伐他汀（Lescol）、普伐他汀（Pravachol）和瑞舒伐他汀（Crestor），与葡萄柚汁的作用很小或没有作用。

> » 抗组胺药：非索非那定（Allegra）

> » 某些类型的钙通道阻滞剂（血压药物）：非洛地平 – 肾上腺素（Prendil）、硝苯地平（阿达拉特、Afeditab CR、Procardia）

> » 某些精神病药：丁螺环酮、三唑仑（Halcion）、卡马西平（Tegretol）、地西泮（Valium）、咪达唑仑（Versed）、舍曲林（Zoloft）

> » 一些免疫抑制剂：环孢素（Neoral）、他克莫司（Prograf）

> » 止痛药：美沙酮

> » 抗勃起功能障碍药：西地那非（伟哥）

> » 治疗 HIV 药物：沙奎那韦（Invirase）

> » 抗心律失常药：胺碘酮

以上资料来源为：www.webmd.com/hypertension-high-blood-pressure/guide/grapefruit-juice-and-medication。

缓释药物与葡萄柚汁一起服用，可能会导致药丸或胶囊中的全部药物立即释放和代谢。

## 药物与营养素的相互作用

和食物一样，各种营养物质——维生素和矿物质——也可能与药物相互作用。以下是 4 个示例：

» 含有铝的抗酸剂可以与骨骼结构中的矿物质磷形成化合物，将其直接带出身体。

» 抗溃疡药物西咪替丁（Tagamet）和雷尼替丁（Zantac）会造成眩晕。这些药物可以降低胃酸浓度，使得身体可以更有效地吸收酒精。梅奥医学中心的专家表示，在服用抗溃疡药物的同时饮酒，会使酒精的作用加倍。喝 1 杯啤酒，您会觉得好像喝了 2 杯。

» 利尿药，俗称水丸，可增加排尿量，从而增加矿物质钾的流失。为了弥补身体的损失，专家建议在服用利尿药患者的饮食中添加富含钾的香蕉、橘子、菠菜、玉米和西红柿等。

» 口服避孕药会减少人体对 B 族维生素叶酸或维生素 $B_{12}$ 的吸收

表 25-1 列出了一些常见的维生素 / 矿物质和药物相互作用。（有关补充剂的更多信息，请参阅第 13 章。）

表 25-1　营养物质与药物的相互作用

| 营养物质 | 药物 | 相互作用 |
| --- | --- | --- |
| 维生素 A | 维甲酸（异维甲酸、阿维 A） | 有中毒、恶心、呕吐、头晕、视物模糊、肌肉协调不良的风险 |
| 吡哆醇（维生素 $B_6$） | 左旋多巴 | 疗效下降导致帕金森病症状 |
| | 苯妥英钠 | 癫痫风险 |
| 维生素 E | 华法林 | 出血风险 |
| 维生素 K | 华法林 | 疗效降低，血栓栓塞风险 |
| 烟酸 | 还原酶抑制剂 | 肌病或横纹肌溶解症风险 |
| 叶酸 | 甲氨蝶呤 | 预防甲氨蝶呤的不良反应或毒性 |
| 钙 | 氟喹诺酮类和四环素类 | 疗效降低，抗生素失效风险 |
| | 左旋甲状腺素和双磷酸盐 | 疗效降低，甲状腺功能减退的风险 |
| 铝和镁 | 氟喹诺酮类、四环素类、左旋甲状腺素类和双磷酸盐类 | 受影响药物的疗效降低 |
| 铁 | 氟喹诺酮类、四环素类、地高辛和左旋甲状腺素 | 受影响药物的疗效降低 |
| | 甲基多巴 | 高血压恶化 |
| 钾 | ACE 抑制剂、血管紧张素受体阻滞剂、地高辛、吲哚美辛、处方钾补充剂和保钾利尿药 | 高钾血症 |

资料来源：https://www.uspharmacist.com/article/drug-interactions-with-vitamins-and-minerals。

# 利用食物改善药物性能

并非所有食物和药物的相互作用都是有害的。有时，当您饱腹服用某些药物时，药物效果更好或不容易引起副作用。例如，如果随餐服用止痛药阿司匹林，可以降低胃肠道的不适；进食会刺激胃液的释放，从而提高吸收抗真菌药物灰黄霉素的能力。

表 25-2 列出了一些药物，在饱腹状态下服用效果更好。

表 25-2　饱腹状态下服用效果更好的药物

| 目标 | 药物 |
| --- | --- |
| 止痛药 | |
| | 对乙酰氨基酚 |
| | 阿司匹林 |
| | 可待因 |
| | 布洛芬 |
| | 吲哚美辛 |
| | 甲芬那酸 |
| | 甲硝唑 |
| | 萘普生 / 萘普生钠 |
| 抗生素、抗病毒药、抗真菌药 | |
| | 乙胺丁醇 |
| | 灰黄霉素 |
| | 异烟肼 |
| | 酮康唑 |
| | 乙胺嘧啶 |
| 抗糖尿病药 | |
| | 格列吡嗪 |
| | 格列本脲 |
| | 妥拉磺脲 |
| | 甲苯磺丁脲 |

（续表）

| 目标 | 药物 |
| --- | --- |
| **降胆固醇药** | |
| | 消胆胺 |
| | 考来替泊 |
| | 洛伐他汀 |
| | 普罗布考 |
| **胃药** | |
| | 西咪替丁 |
| | 雷尼替丁 |

詹姆斯·里巴基（James J.Rybacki），《2002 年处方药基本指南》（*The Essential Guide to Prescription Drugs 2002*，纽约：Harper Collins，2001）。

## 有了这种药，谁还能吃下东西？

相互作用并不是唯一阻碍您从食物中获取营养的药物反应。一些药物有副作用，也会降低食物的营养价值。例如，药物可能：

·大幅降低食欲，这样您就不会吃太多。最著名的例子是使用苯丙胺和苯丙胺类药物，如芬氟拉明（吃惊吧！）作为减肥药。

·让食物变得难吃或难闻，或者偷走您的味觉或嗅觉，这样吃起来就不舒服了。抗抑郁药阿米替林（Elavil）就是一个例子，它会在您的口腔中留下一种特殊的味道。

·导致恶心、呕吐或腹泻，使您无法进食或无法吸收食物中的营养。例如抗生素红霉素和许多用于治疗癌症的药物。

·刺激肠道内壁，这样即使您吃再多的东西，身体也很难从食物中吸收营养。这种相互作用最常见的例子是癌症化疗药物。

一个比较好的消息是，新药物的开发，使得一些药物（包括抗肿瘤药）不太会引起恶心和呕吐。最好的消息是，如果与食物一起服用，许多药物不太可能让您的胃不舒服或刺激肠道（参见表 25-2）。例如，随餐服用或用水送服阿司匹林和其他非处方止痛药，如布洛芬，可能会减少它们刺激胃壁的自然倾向。

**本章亮点**

» 特殊医学情况下的饮食
» 如何使用食物缓解恼人的健康小问题
» 饮食预防疾病，促进身体健康
» 知道何时食物已不能满足治疗需要

# 第 26 章
# 以食为药

健康的饮食为您提供每天所需的营养，使您的身体保持最佳状态。此外，有证据表明，吃得好可以预防或降低一系列严重疾病的风险，包括心脏病和高血压。

这一章讲述了目前营养学家所知道的关于如何使用食物来预防、缓解或治疗疾病的知识。

## 像药物那样给食物下定义

让我们从定义开始。像药物一样的食物可以增加或降低您患特定疾病的风险，或治愈或减轻疾病的影响。例如：

» 食用不溶性膳食纤维(这种纤维不会溶解在肠道中)含量高的食物，如麦麸食物，会使食物更快地通过肠道，产生柔软的大便，降低发生便秘的风险。

» 食用富含可溶性膳食纤维（这种纤维易于溶解于肠道）的食物，如豆类，有助于身体清除血液循环中的胆固醇，防止胆固醇黏附在动脉壁上，降低患心脏病的风险。

» 摄入足量的富含钙的食物（如第10章所述，同时需摄入维生素D）可确保在生命早期阶段骨骼强健生长。

» 吃非常辣的食物，如辣椒，会使鼻子和喉咙的黏膜分泌出一种水状液体，感冒时会更容易擤鼻涕或咳出黏痰。

» 当您情绪低落时，吃（或喝）含有咖啡因、酒精和苯乙胺等情绪改变作用的食物（或饮料）可能会起到提神的作用。反之，当您紧张时，会帮助您冷静下来。（有关食物和情绪的更多信息，请参阅第24章。）

将食物作为药物的好处在于，食物比药物治疗疾病更便宜、更愉快、更容易接受。如果可以选择的话，谁不会选择用燕麦来控制胆固醇水平，而选择可能会导致一系列副作用（包括肾衰竭和肝损伤）的药物呢？优劣显而易见！

## 具有绝对积极的医疗效果的饮食

一些食物和饮食方案显然对身体有好处，因此没有人质疑它们在您生病时会促进恢复健康或让您感觉更好一点。例如，如果做过腹部手术，您就会知道医生在手术后立即开出流质饮食（水－明胶－清汤）疗法，这样就可以通过口腔摄入一些营养物质同时又不会引起肠胃不适。

或者，如果患有1型糖尿病（遗传性不能产生处理碳水化合物所需的胰岛素），您就知道在日常饮食中平衡碳水化合物、脂肪和蛋白质对稳定病情有多么重要。

其他经过验证的好的饮食方案包括：

» **高纤维饮食**：高纤维饮食可加快食物通过消化道。这种饮食可用来防止便秘。如果患有结肠壁憩室，高纤维饮食会降低感染风险。它还可以缓解肠易激综合征（有时称为神经性胃痉挛）引起的不适。其他好处还包括：富含可溶性纤维的饮食也能降低胆固醇（见前一节"像药物那样给食物下定义"）。给聪明的您一句忠告：当您增加膳食纤维摄入量时，一定要喝足够的水（见第12章），以防止纤维聚集，甚至阻塞消化道。

» **限钠饮食**：钠是亲水性的（hydrophilic，hydro= 水；philic= 爱）。可以增加人体组织中的含水量。对于那些对钠的影响敏感的人来说，低盐饮食通常会降低水分潴留，这对治疗高血压、充血性心力衰竭和长期肝病很有用。顺便说一下，饮食中的钠并非全部来自食盐。

» **高钾饮食**：人们使用这种饮食来抵消利尿药（造成排尿更频繁、排尿量更大的药物，导致从尿液中流失过多的钾）引起的钾流失。一些证据还表明，高钾饮食可能会对降低血压有一点微弱作用。

» **低蛋白饮食**：这种饮食是为患有慢性肝肾疾病或遗传性氨基酸（蛋白质的组成部分）代谢障碍的人制定的。低蛋白饮食方案减少了人体组织中蛋白质废物的量，从而降低了组织损伤的可能性。

# 利用食物预防疾病

利用食物作为疾病的一般预防措施是一个有趣的课题。诚然，许多传闻（"我做了这件事，所以那件事就发生了"）表明，吃一些食物，或者不吃另外的一些食物可以提高或降低患某些严重疾病的风险。但传闻不是科学。更重要的指标是跟踪不同饮食人群的科学研究证据，以了解诸如食用或避免脂肪、纤维素、肉类、乳制品、盐和其他食物如何影响他们患特定疾病的风险。一个有趣的例子是纽约布法罗大学2019 年的一份报告。该报告指出，吃的东西可能会影响人的视力。他们的数据表明，与那些避免或减少食用红色或加工肉类、油炸食品、精制谷物和高脂肪乳制品的人相比，经常吃这些食物的人患晚期黄斑变性导致失明的可能性要高出 3 倍。

对健康有益的食品的总称为功能性食品。在这些预防疾病的天然功能性食品中，一个很好的例子是富含维生素 A 的深绿色、黄色、红色和橙色水果和蔬菜，它们可以保护视力。人造功能性食品的一个例子是人造黄油，由食品技术专家调制而成，含有保护心脏和大脑的ω-3 脂肪酸。（有关特定膳食脂肪的更多信息，请参阅第 7 章。）

## 与缺乏症作斗争

食物能起到预防疾病作用，最简单的例子就是食物抵御缺乏症的能力。当一个人没有获得足够的特定营养物质时就会出现相应的缺乏症。例如，缺乏维生素 C 的人会患坏血病，即维生素 C 缺乏症；或者缺乏维生素 B 烟酸的人会患糙皮病。由于面粉在加工过程中一般会去除谷物胚芽中的 B 族维生素，因此在美国销售的几乎所有谷物产品都添加 B 族维生素。

## 复习一下饮食抗癌的证据

真的有抗癌饮食吗？也许并没有。问题是癌症不是一种单纯的疾病，它是很多疾病的组合，有很多原因。有些食物似乎能预防某些特定的癌症，但似乎没有一种食物能预防所有的癌症。例如：

» **水果和蔬菜**：植物含有一些潜在的抗癌物质，例如抗氧化剂，这种化学物质可以阻止被称为自由基的分子碎片连接形成致癌化合物。

然而，尽管过去有研究预测富含抗氧化剂的植物性食品会降低癌症发生的总体风险，但迄今为止，没有任何一项严谨的研究证明这一观点是正确的。

» **富含膳食纤维的食物**：人类无法消化膳食纤维，但生活在我们肠道中的友好细菌可以。这种细菌通过咀嚼膳食纤维分泌脂肪酸来防止细胞癌变。此外，不溶性膳食纤维有助于加快食物排出身体，减少致癌化合物的形成。

30 多年来，医生一直认为食用大量膳食纤维可以降低结肠癌的发病风险，但 1999 年，波士顿百翰女子医院和哈佛大学公共卫生学院的长期护士健康研究数据对这一假设提出了质疑。从那时起，科学家们进行了几项非常大规模的研究，其中一项研究的人数超过 350 000 人。这些研究的结果证实，膳食纤维可能对结肠癌并没有预防作用。但即使膳食纤维不能抗癌，它也能预防便秘。能发挥一项作用还是不错。

» **低脂食品**：一些膳食脂肪似乎会促进各种类型的身体细胞的增殖，但并非所有脂肪都是同样有罪的。在几项研究中，肉类中的脂肪似乎与结肠癌的发病风险增加有关，但乳制品中的脂肪却没有问题。

美国癌症协会饮食、营养和癌症预防咨询委员会发布了一套营养指南，旨在说明如何使用食物来降低癌症风险。以下是美国癌症协会的建议：

» 从植物中选择您所吃的大多数食物。每天吃水果和蔬菜的量至少 5 个或更多。每天吃几次其他植物来源的食物，如面包、谷物、谷物制品、大米、面食或豆类。

» 限制高脂肪食物的摄入，尤其是动物来源的高脂肪食物。选择低脂食物。限制肉类的食用，尤其是高脂肪肉类。

» 积极锻炼身体，达到并保持健康的体重。在一周的大部分时间里，至少每天适度运动30分钟或更长时间。让体重保持在健康范围内。

» 如果您有饮酒的习惯，请适度饮酒。第9章告诉我们：适度饮酒，女性每天只能喝1杯，男性每天只能喝2杯。

## 鱼之盛宴

几十年来，大量研究表明，肉食者患结肠癌的风险高于素食者。牛肉、猪肉和羊肉究竟是如何发挥其不利作用的，仍然是一个有争议的问题。但2015年，加利福尼亚罗马琳达大学的研究人员为这个故事增添了一个新的转折点：他们说，不要只是放弃肉，换一种肉，试着吃鱼吧。

他们的建议基于对70 000多名男性和女性每天菜单的分析。如前所述，素食可以降低22%的结肠癌发病风险。但在膳食中添加鱼类可以更大程度地降低发病风险，比肉食者低43%。

有益的素食加鱼和其他海鲜饮食不仅美味而且可能具有保护作用。它甚至还有一个吸引人的新名字：鱼类素食者（pescovegetarian）。该词来自拉丁语piscis，是鱼的意思。

## 三级素食主义

素食主义不是只有一种饮食方案，而是4种以植物为基础的菜单，每一种都是根据餐盘上的食物和植物来区分的。

· 素食类型1是不吃肉，但吃鱼和家禽或只吃鱼的人的饮食。（公平地说，我声明，许多严格的素食主义者并不认为吃鱼或家禽的人是素食主义者。）

· 素食类型2是不吃肉、鱼或家禽，但吃其他动物产品（如鸡蛋和奶制品）的人的饮食。遵循这种养生法的素食者被称为蛋奶素食者（ovolacto, ovo= 鸡蛋；lacto= 牛奶）。

· 素食类型3是一种专为绝对不吃动物源性食物的人设计的饮食。只吃植物源性食物的素食者被称为严格的素食主义者。

· 素食类型4是一种仅含水果的饮食。自然，使用这种饮食的素食者被称为水果主义者。

## 为健康血压而制定的 DASH 饮食

超过 5 000 万美国人患有高血压，这是心脏病、卒中和心脏或肾衰竭的主要危险因素。

DASH 饮食（Dietary Approaches to Stop Hypertension，阻止高血压的饮食方案）是由美国国立卫生研究院赞助研究开发的一种终身健康饮食方法，旨在帮助治疗或预防高血压，无须药物治疗。它在我们所有人的健康饮食清单中排名第一，因为该饮食方案富含水果和蔬菜，加上钠含量可控的低脂乳制品。这些没有什么特别的。但是 DASH 饮食建议每天从脂肪中获得的卡路里不超过 27%，低于其他几种饮食中35% 的标准。

这种差异似乎确实起到了作用。我们的血压是用两个数字来表示的，就像这样：130/80。第一个数字是收缩压，即心脏跳动并将血液推出血管时，对动脉壁施加的力。第二个较低的数字是舒张压，即两次心跳之间血流对血管壁施加的压力。

2019 年，美国国家心脏、肺和血液研究所（NHLB）报告了 5 项比较 DASH 与普通美国饮食的健康益处的研究结果，以及第五项由NHLB 资助的卓越临床试验结果，所有这些结果都表明 DASH 可以降低血压，降低血液中"坏胆固醇"LDL 的水平。

## 战胜普通感冒

这一节不是关于鸡汤的。关于鸡汤的问题已经解决了，妈妈"医生"是对的，感冒时喝点鸡汤确实有好处。20 世纪 80 年代，佛罗里达州迈阿密西奈山医学中心的马文·萨克勒（Marvin Sackler）发表了第一份严谨的研究报告，表明感冒患者喝热鸡汤比喝普通热水能更快痊愈。此后的数十项研究表明，天哪，他真的是对的。没人知道鸡汤为什么管用，但没人在乎鸡汤为什么起作用了，只要它确实起作用就喝吧。

因此，继续吃其他能让您在涕泪横流时感觉好一点的食物吧，例如甜食。科学家们经过研究，已经解决了为什么甜味剂——白糖、红糖、蜂蜜、糖蜜——可以缓解喉咙痛这一问题。所有的糖都是镇痛药，能覆盖和舒缓受刺激的黏膜。

柠檬并不甜，其维生素 C 含量也比橙汁少，但柠檬制成的热柠檬水（含柠檬和糖的茶）和酸柠檬汁广受欢迎，这是无与伦比的。为什么呢？因为柠檬的强烈味道会穿透您的味蕾，使含糖的东西更可口。此外，酸味能促进唾液分泌，也能使喉咙舒缓。

辣椒、辣根（新鲜磨碎的绝对是最有效的）和洋葱等辛辣的食物含有芥子油，会刺激鼻子和嘴巴的黏膜，甚至会让眼睛流泪。因此，擤鼻涕或咳出黏痰变得更容易。

最后，还有咖啡，这对爱吸鼻涕的人来说是一种真正的福利。当您生病时，体内细胞因子会堆积，这是一种在免疫系统细胞之间传递信息的化学物质，可以抵抗感染。当细胞因子堆积在脑组织中时，您会感到困倦，这可以解释为什么在感冒时人会如此困倦。的确，休息有助于增强免疫系统和抵御感冒，但偶尔您还是得起床，比如，去工作。

## 食物和性：这些食物有什么共同点？

牡蛎、芹菜、洋葱、芦笋、蘑菇、松露、巧克力、蜂蜜、鱼子酱、燕窝汤和酒精饮料。不要以为这是一份非常挑剔的人的菜单。这些食物具有激发性欲的作用。长期以来，人们认为这些食物可以提高性欲和改善性生活中的表现。再看一眼这些食物，您就会明白为什么在列表上的会是它们。

其中的2个，芹菜和芦笋，形状有点像男性的性器官。还有3种，牡蛎、蘑菇和松露，据说会引起人们的性欲，因为它们与女性身体的某些部位相似。牡蛎的锌含量也很高，锌是一种保持前列腺健康并确保雄激素睾酮稳定分泌的矿物质。一份3盎司的太平洋牡蛎可以提供9毫克的锌，大约是成年男性每天建议摄入（11毫克）锌的82%。

鱼子酱（鱼卵）和燕窝汤是生育的象征。洋葱和西班牙苍蝇（斑蝥）所含的化学物质在尿液中排出后会产生轻微的烧灼感；有些人，当然是受虐狂，可能会把这种感觉和性欲激发联系起来。蜂蜜是最典型的甜味剂：圣经中的《所罗门之歌》将其比作爱人的嘴唇。酒精饮料可以放松抑制（但过度放纵会降低性能力，尤其是男性）。至于巧克力，它是一种名副其实的情人鸡尾酒，含有兴奋剂（咖啡因、可可碱），一种叫作花生四烯酸乙醇胺的类大麻化合物，以及苯乙胺，一种在恋爱中的人体内产生的化学物质。

那么这些食物真的能激发性欲吗？是，也不是。性欲食物不是一吃了就让您去寻找情人。而是会让您感觉很好，您可以遵循本能，这是一种对牡蛎、芹菜、洋葱、芦笋、蘑菇、松露、巧克力、蜂蜜、鱼子酱、燕窝汤和葡萄酒的完美描述。

即使是一杯普通咖啡中的咖啡因也能让您更加清醒。咖啡因也是一种情绪提升剂（见第 24 章和第 30 章）和血管收缩剂（一种帮助收缩头部肿胀、跳动的血管的化学物质）。这就是为什么它有助于缓解头痛。但没有什么是十全十美的：喝咖啡可能会加剧 OTC（非处方药）感冒药的副作用，这些感冒药含有减充血剂和 / 或咖啡因，会让一些人感到紧张不安。

在将咖啡与感冒药一起服用之前，一定要查看一下标签上的警告和说明。血管收缩剂会缩小某些血管的直径，并可能限制正常的血液循环。如果您正在服用治疗高血压等慢性病的药物，也要咨询医生是否可以喝咖啡。

## 为更好的身体（和大脑）而吃

柑橘类水果富含维生素 C，这是一种抗氧化的维生素，可以减缓白内障的发展。麸皮麦片提供的纤维可以加速肠道蠕动，随着年龄的增长，食物通过肠道时自然收缩趋势有所减缓（这就是为什么老年人更容易便秘），麸皮麦片正好能对抗这一过程。摄入足够的卡路里可以保持健康的体重，有助于防止皱纹的产生。尽管含充足脂肪的饮食不能完全防止皮肤干燥，但这种饮食确实对皮肤在一定程度起到保护作用。这就是几乎所有明智的饮食专家，包括美国心脏协会和饮食指南，都建议每天食用一些脂肪或油的原因之一。

接下来我们谈谈记忆与饮食。实际上，一句话就可以概括：多样化的饮食。

早在 1983 年，新墨西哥大学医学院对 250 名年龄 60—94 岁之间的健康成年人进行了一项研究，结果表明，食用多种营养食品的人在记忆和思维测试中表现最好。根据新墨西哥医学院病理学教授菲利普·加里（Philip J. Garry）博士的研究，总体良好的饮食习惯似乎比任何一种食物或维生素都更重要。也许记忆力好的人更容易记住他们需要良好的饮食。

或者可能真的是食物增强了记忆力，现在没有人能确定。但是，随着年龄的增长，坚持这种低脂、高纤维饮食可能会帮助您记住：一定要坚持低脂、高纤维饮食。（有关在不同年龄段如何滋养大脑的更多信息，请参阅第 24 章。）

# 关于食物与药物的最后一句话

有时，生命垂危的患者可能会被药物的副作用所吓倒，或对标准医疗抱有很大怀疑。在绝望中，患者可能会拒绝服药，转而进行饮食疗法。唉，这个决定可能会危及他已经受到损害的健康。

没有一位有声望的医生否认健康饮食对患者有好处，无论患者处于何种疾病的任何阶段。食物不仅能维持身体健康，还能提升患者的精神状态，有些食物甚至会增强许多常用药物的效果。但没有证据表明，食品本身可以充分、有效地替代以下药物（其他药物除外）：

» 用于对抗感染的抗生素和其他药物。
» 用于预防传染病的疫苗或免疫接种。"反疫苗（antivax）运动"的出现并没有证明疫苗是有害的，反而拒绝接种疫苗是有害的。过去几年，在美国部分地区，父母拒绝为孩子接种麻疹或百日咳等儿童疾病疫苗，不可避免造成种种本可避免的传染病的流行。
» 用于治疗癌症的药物。

如果您的医生建议您改变饮食习惯，使治疗更有效，理智会告诉您，嘿，有道理。但如果有人建议抛弃医生，扔掉药物，只吃一些食物，请遵循您头脑中的自然警告：这样做不对。要知道，没有免费的午餐，也没有如此神奇的食物。

## 食品和药物史

医生是善变的。确实，他们有这种幽默感。让我们一起见证这部"医学史"，作者是著名的匿名作者，目前仍在医学会议和博客上四处传播：

公元前 2000 年："来吧，吃下这种食物，能治你的病。"

1000 年："相信那种食物能治病的都是异教徒。来，为他们祈祷吧。"

1850 年："这种祈祷都是迷信。要治病吗？来，把这种药水喝下。"

1940 年："那种药水毫无用处。来，把这药丸吞下去。"

1985 年："这种药丸无效。来，服用这种抗生素。"

2020 年："抗生素不起作用。来，吃这食物吧。"

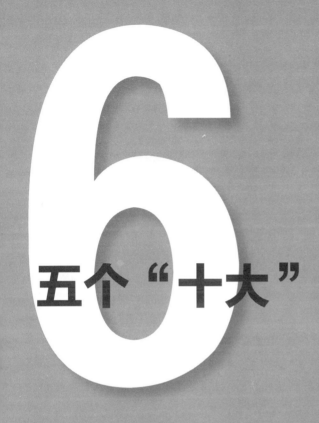

# 五个"十大"

在这一部分中，我们将：

回顾可靠的营养网站

逐条列举加拿大的美食准则

了解一些超级明星食物

归纳总结咖啡的益处

挑选以"P"开头的美食

# 第 27 章
# 美国十大可信的食物与营养网站

本章列出的网站将就营养指南、医学新闻和网络交互功能为您提供准确、平衡的信息。但尽管这些网站很棒，也只是一个开始。如果这套书将这一部分命名为"五个百大"，而不是"五个十大"，那么这一章就更好写了。

也就是说，像您这样好奇的读者没有理由不去挖掘更多的网站，能为您提供感兴趣的新闻。只需在您最喜欢的搜索引擎中键入营养信息，然后就会出现数十个大学和政府网站，以及那些非常想让您尝试他们公司产品的食品公司的商业网站。仔细检查，确保网站可靠（后缀".gov"".edu"和".org"都是好网址）之后，您就可以在网上冲浪了。

警惕互联网骗子！互联网是一个开放的场所，所有人和所有观点都在其中，可能有一些观点离真正的科学还很远。我们都知道，如果有的观点好得都不真实了，那可能真的不真实。因此，再次强调，要浏览网址末尾包含可靠的 3 个字母的网站，也就是说，这些网站的内容是来自政府、学术界或严肃的医学来源，包括医学杂志发表的文章，这些文章的最后一段（即结论部分）甚至连我们这些没有高学历的人都能理解。

# 美国农业部（USDA）食品成分网

很久以前，美国农业部只有一个单一的综合数据库，每个人都随时可以在该数据库中查询任何感兴趣的食物。在过去几年中，该机构扩大并升级了这个网站。现如今，美国农业部食品成分网（www.nal.usda.gov/fnic/foodcomposition）已成为一个多站点网站，有 9 个特定的子类别，涵盖每个人都想知道的关于食品的所有信息。

当您点开网站时，屏幕上会出现这些类别，按出现的先后顺序排列如下：

食品数据中心：扩展版营养概要，可链接至美国农业部营养数据实验室的相关农业和实验研究。

《国家营养数据库标准参考》（2018）中的营养素列表：基本上是旧的美国农业部营养数据库列表，您可以在其中找到所有食物的确切营养价值。

美国农业部食品调查研究小组（USDA Food Surveys Research Group）：包含关于美国居民饮食的最新调查。

总体饮食研究分析结果：特定食品中有毒元素（如工业化学品）的数据。

食品成分实验室的方法和应用：详细说明美国农业部营养数据实验室的任务。

营养信息：是美国营养学会的链接，该协会提供营养学最新研究成果和参考资料，包括维生素和矿物质、食物来源、饮食建议以及一些营养缺乏症和中毒症的临床表现。

食品参考：可以链接到其他食品网站，一般是关于水果和蔬菜的内容。

国际食品成分资源：世界各地的数据库、期刊、会议记录和网站。

# 美国食品药品监督管理局（FDA）

进入美国 FDA 网站（www.fda.gov），就像打开了世界上最大的营养信息玩具店的大门。（虚拟）货架上的东西太多了，您可能会不知道该先拿哪个。幸运的是，在这家"商店"里，所有的玩具都是免费的，而且有很多指向其他有用信息的链接，您可以在这里快乐地逗留几天、几周、几年，甚至可能永远。

FDA 的管理范围包括药品和食品，因此在主页顶部，您可以单击链接，查看有关人和宠物的药物、药物的毒性和副作用、医疗设备（比如起搏器）以及放射性产品的信息。如果您手边有一本第 7 版《人人都能看懂营养学》（*Nutrition For Dummies*，7th Edition），只需简单地点击"食物（Food）"按钮，将打开一个包含多个链接的页面，从食品的召回令和突发事件，到膳食补充剂、包装和营养标签，再加上有关动物、疫苗和其他药物的小道消息。

作为一个写食品和健康的人，我最关心的是召回令、突发紧急情况这部分。我是说，谁不想最快知道橱柜里潜伏的危险呢？看完这些内容之后，您可能需要 1 杯真正好的、健康得出奇的舒缓咖啡（见第 30 章）来压压惊。

# 营养与饮食学会（AND）

营养与饮食学会（www.eatright.org）的网站，前身为美国营养协会，以营养学建议、研究、政策制定为特色，是世界上最大的营养专业人员（主要是注册营养师）组织。（有关营养科学和实践方面的名人录，请参阅第 1 章。）

AND 的主页提供了指向类别的链接，例如专业发展，这些显然是面向协会成员的。但其余的部分则倾向于为消费者提供每日营养小贴士和营养状况报告。

换言之，该网站的内容都是由营养学专家撰写和审查，非常值得一看，如果您能在这个非常可爱的网址（网址的名字叫"吃得好"！）上下功夫，将收获颇丰。

# 美国心脏协会（AHA）

饮食与心脏病风险之间无可争议的联系，以及 AHA 网站的用户友好页面，使得该网站（www.heart.org）成为您网络营养之旅的必经之路。

您可以从主页开始，单击顶部的"健康生活"。当到达下一页时，单击"健康饮食"。然后从"吃得聪明"开始，了解关于食物和膳食的事实。不要在没有点击"心脏协会批准食品"的情况下离开网站，在这里，您将知道超市那些盖着美国心脏协会的"批准印章"的食品意味着什么：该食品含有至少 10% 的一种或多种重要营养素，并且钠和"有害"脂肪含量低到足以满足美国心脏协会的标准。总之，非常值得一看。

# 美国癌症协会（ACS）

曾几何时，美国癌症协会（www.cancer.org）在关于营养来源的屏幕上只是一个小亮点。如今，越来越多的精心设计的研究表明，一些食物和饮食方案可能会降低罹患某些类型癌症的风险，而另一些可能会对健康造成伤害，ACS 网站提供了关于这方面营养研究的可靠报告。

单击 ACS 主页顶部的"保持健康"链接。然后向下滚动至"保持健康"主题，然后单击"健康饮食"和"保持活跃"，获取有关癌症和饮食（当然还有锻炼）的信息。

# 食物过敏研究与教育（FARE）

FARE（www.foodallergy.org）前身为食物过敏和过敏反应，是一个非营利性的会员组织，其参与者包括美国、加拿大和欧洲的患者家属、医生、营养师、护士、支持团体和食品制造商。该组织除了为对特定食物过敏的人提供支持和应对策略外，还提供有关食物过敏的宣传教育。

从该网站主页上，您可以链接到最新消息、每日提示、时事通讯摘录以及所有常见的服务信息。该网站最好的功能是免费的电子邮件提醒系统。向下滚动到该网站的"最佳功能"，您可以填写一张表格，连接到一个与过敏相关的早期预警系统，其中还包括召回问题产品的信息，例如可能错误地含有花生的袋装腰果。

# 梅奥医学中心（Mayo Clinic）

当您访问梅奥医学中心的网页 www.mayoclinic.org 时，可以在搜索框中键入 nutrition（营养）。在我为编写这一版《人人都能看懂营养学》而浏览该网站的那天，这项搜索找到了近 2 000 条条目，从基础知识（食品标签的含义）到适度的异国情调（耶尔巴马特饮料安全吗？）。

当然，营养信息并不是这个获奖网站所能提供的全部。事实上，一个由美国首屈一指的医疗中心创建的网站的优点是，它包含了很多与营养相关的医学链接。

例如，当您浏览完营养物质的内容后，返回主页。然后单击"患者护理和信息"，将弹出一个 A-B-C 框，您可以查看数百种疾病、医疗状况、症状、测试和手术。这个网站差不多每年都会获奖，这已不足为奇了。

# 科学日报（Science Daily）

您可以把这份报纸当成每日营养报纸，里面包含着来自世界各地的健康饮食的新闻，包括那些奇怪的、不寻常的，但又严肃的报道和研究摘录。除了这里，您在任何页面上都找不到如此有趣的营养学消息，例如，从"如何用低碳食物为步行和骑自行车提供能量？"到"锻炼后蛋白质如何清洁肌肉？"以及"泡菜如何促进牙齿健康？"真的，除了这个既有娱乐性又有专业性的特殊网站 www.sciencedaily.com/news/health_medicine/nutrition/，哪里都没有。

所以，享受它吧！

# WebMD

WebMD（www.WebMD.com）是网络上的多用途医疗信息网站，拥有大量关于健康和营养的信息。打开该网站后，请单击主页上的"健康生活"。在这里，您会发现主题列表太多，无法在这里输入一个简单的条目。与所有 WebMD 相关网站（Medscape、Medscape

Reference、Medi-cineNet、eMedicineHealth、RxList、First Aid、WebMD 杂志、WebMD 健康记录和医生目录）一样，这些内容都是最新的、可访问的和可靠的。

# 食品安全新闻（Food Safety News）

为了证明律师可以成为您的营养朋友，西雅图食品安全律师比尔·马勒（Bill Marler）于 2009 年创建了食品安全新闻网（www.foodsafetynews.com），并聘用了一名工作人员及时报道食品安全信息。这个精心撰写、精心挑选、信息量密集的网站包括召回通知、安全措施和相关法律。点击量最大的是"查找所在地健康机构"（包含每个州的健康机构的完整列表）和"所在地区餐厅检查"（如果您所在的州、市或镇没有 ABC 评级贴纸，则不一定随时可以找到）。您可以在主页右侧的侧边栏上找到这两个链接。

**本章亮点**

» 何时会感到饥饿
» 学习如何分配用餐时间
» 如何解读食品标签
» 如何选择合适的饮料

# 第 28 章
# 加拿大十大营养规则

  2019 年 1 月，加拿大卫生部（Health Canada）——负责保持和改善加拿大居民健康状况的政府部门——发布了最新版的膳食指南，同时还颁布了一份方便的食品指南，其中提供了十条健康饮食的合理规则。在这里给大家做个总结，其中交叉引用了美国的膳食指南。想了解更多相关完整信息，请点击 food-guide.canada.ca/en/healthy-food-choices/。

## 注意饮食习惯

  第一条规则简单明了：饿的时候吃，不饿的时候不要吃。您可以在第 14 章中找到更多关于如何区分饿与不饿的内容，在那一章解释了激素是如何发出指令的，"现在就吃！"或者，"住手！吃够了。"

## 多做饭

自己做饭，您可以选择新鲜的食材，并需要提前做好计划，而不是对冰箱里、货架上或精美包装中的食物不假思索地拿起来就吃。更重要的是，烹饪可以是一种团队合作：第一个人称量出配料，第二个人切菜，第三个人翻炒，等等。最重要的是，完整指南的这一部分有一些很不错的食谱。有关烹饪如何改善食物的更多信息，请参阅第20章。

## 享受食物

您是谁——也就是说您来自哪里——往往决定了什么样的食物和菜肴更受您的青睐。给朋友介绍您的饮食文化，可以让您与朋友分享您家乡的历史，同时也可以了解他们家乡的历史。当然，个人的味蕾和经历也很重要，所以请翻到第15章，找出为什么您会喜欢这些食物。

## 和他人一起用餐

分享烹饪，分享美食，分享经验。简而言之，让用餐时光成为家人和朋友团聚的时刻。

## 多吃蔬菜、水果、全谷物食品和蛋白质食品

《饮食指南》特别强调植物源性食物的重要性，甚至敦促您从植物组合中选择蛋白质，如第6章所述。这样做的好处是什么？以自然的方式获取维生素和矿物质，并减少第7章所述的那些可能堵塞动脉的动物饱和脂肪的摄入。

## 限制精加工食品的摄入

如果您离不开热狗，时不时地就想来个，那就折中一下，来一个现代食品科学"改良"过的热狗，就像在第10章"柠檬、酸橙、橘子和培根"专栏中所说的那样。有关食品加工的定义，包括经常被诽谤但非常有用的防腐剂，请参阅第19章。

## 让水成为您的首选饮料

这么说一点都不奇怪。不要喝含糖饮料，来杯白开水吧，白开水可以补充水分，同时不增加卡路里和其他物质。第 12 章通过列举和评估不同种类的水使这一点变得简单明了。

## 利用食品标签

美国和加拿大的公民都赞同第 17 章中所讲的新标签和改进标签，这证明了边界不是无法逾越的。

## 食品营销手段可以影响您的选择

电视和杂志上诱人的食物图片都有一个共同点：食物经过了美化处理，让您恨不得直接从屏幕或页面上把它拿出来吃掉。但是，请保持克制。

## 检查更新指南

我必须得承认，这一条实际上并没有列入指南或食品推荐中去，但由于加拿大人只写了九条规则，所以我在这里增加了第十条，让我们这第二个"十大"名副其实。我说得很有道理，对吧？

# 第 29 章
# 十大明星食品

这一章绝不是具有特殊属性的 A+ 食品的完整列表。例如，我就没有提到鸡汤，对这种万能药还用说些什么呢？这个题目怎么样：十种足够好的食物。

## 鳄梨

这个水果的英文名字是 Avocado，是以 A 开头，但实际上鳄梨的营养成分几乎可以涵盖完整字母表。根据美国农业部国家营养数据库提供的数据，这种浅绿色水果有着厚而多刺的皮，是维生素 $B_6$、维生素 C、维生素 E、维生素 K、叶酸、烟酸、泛酸和维生素 $B_2$ 以及矿物质镁和钾的极好来源。这种绿色水果还可以提供叶黄素（一种保护视力的类胡萝卜素）和 β – 胡萝卜素（另一种在人体内可转化为维生素

A 的类胡萝卜素）。最后，奶油质地的果肉得益于对心脏健康的 ω-3 脂肪酸，其中还隐藏了丰富的膳食纤维（每半个水果含 6—7 克）。

鳄梨唯一的缺点是它的卡路里含量比较高，一个中等大小的水果大约含有 320 卡路里的热量。有个好方法解决这个问题，您可以把鳄梨切成两半分次享用，甚至可以把鳄梨涂在面包上，代替黄油或奶酪，作为一顿营养丰富且卡路里含量较高的午餐。

## 香蕉

想睡个好觉吗？剥开香蕉皮，吃吧！和火鸡一样，香蕉含有人体必需氨基酸——色氨酸，色氨酸是感恩节晚餐后让您昏昏欲睡的原因（尽管严肃的营养学人士说，实际上是这场 11 月盛宴中常见的卡路里起了作用）。再加上放松肌肉的矿物质元素钾和镁，以及帮助身体处理色氨酸的 B 族维生素，现在，您明白为什么 2017 年《农业与食品化学杂志》（*Journal of Agriculture and Food Chemistry*）的一份报告显示，睡前吃一根香蕉会使身体中诱导睡眠的天然褪黑素水平提高180%。对于 1/3 以上的美国失眠人士人来说，这将是一个"甜蜜的梦"。（有关氨基酸的更多信息，请翻阅第 6 章。）

## 豆类

所有豆类都富含可溶性膳食纤维、树胶和果胶，它们可以清除脂肪和胆固醇，防止"坏脂肪"被身体吸收。（燕麦也含有丰富的树胶，尤其是被称为 β - 葡聚糖的树胶，也会产生同样的效果。）

豆类对糖尿病患者也很有价值。因为豆类的消化速度很慢，吃豆类只能使血液循环中的糖分水平缓慢增加。因此，代谢豆类所需的胰岛素比其他类型的高碳水化合物食物（如意大利面和土豆）要少（见第 8 章）。在肯塔基大学一项现已成为经典的研究中，富含豆类的饮食使 1 型糖尿病患者（他们的身体几乎不产生胰岛素）的每天胰岛素注射量减少近 40%。2 型糖尿病患者（他们的身体可产生一些胰岛素，但不够用）能够减少 98% 的胰岛素注射量。

富含豆类的饮食唯一缺点是吃多了会让人肠道产气，因为人类无法消化豆类中的某些膳食纤维和复合糖，如棉子糖和水苏糖，而这些物质正是肠道中的益生菌的饲料，这些益生菌会消化碳水化合物，然后释放二氧化碳和臭甲烷。

减少肠道气体生成的一种方法是在食用豆类之前降低豆类的复合糖含量。方法如下：烧一壶开水，把豆子放进开水中浸泡几小时。豆中的复合糖会渗透入水中，您可以滤干豆子，并加入新的清水来烹饪，这样就可以降低食物中糖的含量。如果做不到这一点，在烹饪前来两次加热和浸泡的过程也可以。

## 芹菜

讨厌羽衣甘蓝？讨厌莴苣？受不了菠菜？那么试试芹菜吧。与其他绿叶蔬菜一样，这种蔬菜也以富含天然硝酸盐而著称。瑞典卡罗琳斯卡研究所的科学家说，硝酸盐可以减少实验小鼠肝脏中脂肪的积累，从而防止非酒精性肝损伤，而非酒精性肝损伤也是人类慢性肝病的主要原因。

额外的好处：芹菜很脆，所以它是薯条的低卡路里替代品。

## 奶酪

多年来，几乎每一位受人尊敬的营养专家、每一个营养学组织和每一份营养学研究报告，包括《美国居民膳食指南》，都大力提倡低脂肪或无脂肪的乳制品。但在2018年，得克萨斯大学健康科学中心（休斯顿）的研究人员发现，没有任何重要证据表明乳脂肪与心脏病和卒中风险增加有关。事实上，从1998—2011年，对3 000名65岁以上的成年人进行了13年的跟踪调查，研究人员得出结论，七烷酸脂肪酸——乳制品（包括全脂奶酪）中的一种脂类——实际上可以降低心脏病和卒中的风险。两年后，《美国营养学会杂志》上的一篇文章在谨慎呼吁进行更多确证性研究的同时，得出了几乎相同的结论。是时候带上布里干酪，在罗克福特狂欢了——当然得吃全麦饼干。

## 巧克力

自从西班牙征服者在蒙特祖马的墨西哥宫廷发现巧克力以来，西方人就一直是巧克力的脑残粉。为什么不呢？可可豆是能量、纤维、蛋白质、碳水化合物、B族维生素和矿物质元素的良好来源（1盎司黑巧克力含有健康女性每天所需的12%的铁和33%的镁）。

巧克力有益心脏健康。没错，巧克力内的脂肪是可可脂，含有

59% 的饱和脂肪酸，主要是硬脂酸。与其他饱和脂肪不同，硬脂酸既不会增加 LDL（"坏胆固醇"），也不会降低 HDL（"好胆固醇"）。此外，硬脂酸使血小板不容易聚集成血块，从而降低心脏病发作或卒中的风险。而且，与其他豆类一样，可可豆含有树胶和果胶，可以在脂肪到达血液之前将其吸收（参见前面的"豆类"一节）。最后，2006年 1 月发表在《美国国家科学院院刊》上的一项研究认为，可可化合物表儿茶酚胺 [（－）epicatechin] )（翻译：减去儿茶酚胺）有助于血管放松，降低血压，再次降低心脏病发作的风险。

巧克力还富含抗氧化剂，这是一种天然化合物，能使自由基（可损伤细胞的小颗粒）失活。2007 年，美国农业部创建了一个量表，对数百种食物的抗氧化剂含量进行排名，红豆排在第 50 位，而不加糖的可可粉为第 10 位；无糖烘焙巧克力，第 16 位；还有黑巧克力，31 位。

以上种种，是否意味着巧克力真的是健康饮食的组成部分呢？对，是的！尤其黑巧克力，尽管其热量较高，但仍是一种名副其实的快乐鸡尾酒。其中含有咖啡因（一种情绪提升剂和中枢神经系统兴奋剂）、可可碱（一种肌肉兴奋剂）、苯乙胺（另一种情绪提升剂）和花生四烯酸乙醇胺（一种与大麻刺激大脑中相同区域的化学物质），尽管要想获得最小的大麻样效果，您必须一次吃下 25 磅或更多的无糖巧克力（详见第 24 章）。

# 坚果

"把椒盐脆饼递给我，我不要薯片。"在吃零食的时候，伸手去拿杏仁，或者核桃，或者营养学家目前推荐的坚果品种吧。虽然从科学层面上讲，所有坚果都是高脂肪食物，但多项研究，包括加利福尼亚州罗马琳达大学的几项研究表明，在降低胆固醇的饮食中添加适量坚果，或用坚果替代肉类等其他高脂肪食物，可将正常至中等水平的总胆固醇和低密度脂蛋白（"坏胆固醇"）降低 12%。

不久前，一项关于核桃的研究登上了报纸头条，在这项研究中，有两种饮食分别提供给志愿者们，这两种饮食都是根据美国国家胆固醇健康计划（National Cholesterol Education Program，NCEP）的建议设计的。吃套餐一的一组志愿者，他们摄取的卡路里的 20% 来自油中的脂肪和肉类等高脂肪食物。套餐二呢，20% 的热量来自高脂肪坚果而不是肉类，但两种控制脂肪的饮食似乎都能降低胆固醇水平。

这提供给我们的信息是，尽管坚果脂肪含量很高，但它们的脂肪是多不饱和脂肪酸和单不饱和胆固醇抑制剂（更多信息请参阅第7章）。坚果还提供其他有益心脏健康的营养物质，如精氨酸（人体利用精氨酸制造一氧化氮——一种阻断血凝块形成的化合物）和膳食纤维。

所以，可以放松地（理智地）享用坚果了，包括一个特例，花生——它是豆类，而不是坚果，花生酱是一种富含蛋白质、低饱和脂肪的豆酱，对心脏健康有好处。

# 沙丁鱼

诚然，1 份 3.5 盎司（100 克）的含汤的罐装金枪鱼的卡路里含量比同等分量的罐装沙丁鱼要少一些，蛋白质也多一些，但二者中对心脏健康的 ω-3 脂肪酸含量几乎相等。把沙丁鱼列入十大明星食物的决定因素是沙丁鱼的鱼皮和鱼骨。沙丁鱼含有 240 毫克的保护骨骼的营养素钙，而金枪鱼只有 34 毫克。环保主义者有这样一个想法：在金枪鱼旁边游泳的海豚有时会"意外"被网住捕杀，但没有一只海豚得到过沙丁鱼三明治来做奖励。**注意**：唯一被认为可以安全食用的鱼骨是罐装沙丁鱼中煮熟和软化的鱼骨。所有其他鱼骨，包括新鲜沙丁鱼中的鱼骨，都是坚硬、锋利的，对健康有害。

# 白茶

20 世纪，大家对茶叶的选择都是红茶或是绿茶。自 21 世纪以来，茶叶中炙手可热的新颜色一直是白色。这 3 种茶的叶子都来自一种植物，茶树。但是，那些用于制作红茶和绿茶的叶子在干燥前会被卷起并发酵，而用于制作白茶的叶子（实际上会表现出淡黄色或红色）则不会。从营养学上来说，这个小小的变化会产生很大的不同。

类黄酮是一种天然化学物质，具有降低胆固醇、降低某些癌症风险以及保护牙齿免受蛀牙细菌侵害的能力。新鲜的茶叶含有丰富的类黄酮，称为儿茶素（catechins）。将茶叶加工成红茶和绿茶的过程中会释放出一种酶，使单独的儿茶素与其他儿茶素结合，形成新的风味和着色剂，称为多酚（polyphenols，poly= 多），使红茶和绿茶具有独特的风味和颜色，但丧失了保护作用。因为白茶叶既不卷曲也不发酵，它们的儿茶素很少会结合成多酚。俄勒冈州州立大学莱纳斯鲍林研究所（LPI）的研究人员表示，白茶中的普通儿茶素含量是绿茶的 3 倍，红茶被远远地甩在第三位。

为什么要关心这个？因为儿茶素对人体有益。例如，当 LPI 研究人员测试白茶抑制细菌细胞突变和减缓导致大鼠结肠癌的细胞变化的能力时，白茶击败了前健康冠军绿茶。当克利夫兰大学医院和凯斯西储大学的科学家将含有白茶提取物的面霜应用于人类皮肤，并将志愿者暴露在人工日光下时，涂了白茶防晒乳的皮肤很少发生癌前病变。公平地说，绿茶制品也有保护作用，但白茶的咖啡因含量比绿茶或红茶都少，这使它成为咖啡因爱好者（caffeine fiend）恢复期的理想饮品。

# 全谷物

您是一个想长命百岁的人吗？哈佛大学和波士顿百翰女子医院的一个营养科学家团队为您推荐了一种饮食模式：全麦谷物。当研究人员查看长期医生健康研究中 86 190 名男性医生一年的健康数据时，他们发现研究志愿者中有 3 114 人死亡，其中 1 381 人死于心脏病和卒中。然后他们再仔细观察，发现饮食习惯很重要。与食用精制谷物制品的男性相比，每天至少食用 1 份全谷物的男性死亡的可能性要低 27%。全谷物组中患心脏病的可能性也降低了 28%，无论他们的体重有多重，无论他们是吸烟还是喝酒，还是服用维生素片，或者有高血压和高胆固醇病史。

迄今还没有人确切知道为什么会有这样的结果。但他们确实知道，全麦是膳食纤维、维生素、矿物质元素和其他植物化学物质（抗氧化剂等植物化合物）的宝库，这些物质通过降低血压和胆固醇来起到保护作用，同时提高身体处理营养物质，尤其是碳水化合物的能力。

现在问题来了，必须吃多少谷类食物才能受益？研究表明，吃得越多越好，但每天吃一次总比什么都不吃要好。要找到合适的谷物，请查看营养成分标签。如果全谷物是第一种配料，每份食物至少含有 2 克膳食纤维，那么您就找到了合适的早餐。您说您讨厌麦片？好吧，试试用全麦面包替代。当然，全谷物在男人和女人面前是一道机会均等的菜。早期的研究表明，女性也可以通过在日常饮食中添加全谷物而获益。

# 第30章
# 咖啡（和茶）的十大好处

java，joe，mocha，mud——随便您怎么称呼它，咖啡是美国最受欢迎的饮料。超过一半的美国人每天喝咖啡，平均每人喝3杯，每年的国家总账单约为400亿美元。一个好消息是，实际上咖啡是一种对人体各部分都有好处的饮料。

首先，咖啡有营养。咖啡由咖啡豆酿造而成，咖啡豆中含有大量的营养物质，最后都出现在您的咖啡杯里。美国农业部数据显示，1杯6盎司的现磨咖啡中镁和钾的含量是半杯煮熟芸豆的12%，钙为16%，而热量仅有2卡路里（相比之下，芸豆的热量为70卡路里）。虽然咖啡确实不含任何蛋白质、膳食纤维和其他可以从豆类中获得的营养物质，但从提升大脑的功能到良好的性爱，咖啡还有更多的益处。

茶作为一种口感良好、有益健康的饮料，虽然其临床研究较少，但在世界各地，它可是头号饮料。即使在热爱咖啡的美国，也有23%

345

的人每天喝 1 杯茶。茶也能提供咖啡因（红茶比绿茶多），但所有茶的咖啡因含量都比等量的咖啡少。有研究数据显示，1 杯 8 盎司的咖啡中咖啡因含量约为 95 毫克，同样大小的 1 杯红茶咖啡因含量约为 48 毫克，绿茶只有 29 毫克。当您读到咖啡中咖啡因的益处时，想想茶也有稍逊一筹但又有其独到之处的好处。简而言之，咖啡是超有能量的冠军，但茶是令人更愉悦的亚军。

## 咖啡点亮大脑

啜一小口咖啡，其中的咖啡因会从您的口腔通过身体，再进入大脑。在那里咖啡因会阻断腺苷的作用，腺苷是一种天然化学物质，可以减缓信号从一个脑细胞到另一个脑细胞的传递。随着腺苷作用的撤退，另外两种天然的大脑化学物质——去甲肾上腺素和多巴胺——会突显其作用，激发神经细胞，让您可以更快地思考。这就是为什么咖啡因会让您更清醒。

一个人需要多少咖啡才能获得这种益处呢？这取决于个体特征。2014 年，发表在《分子精神病学》(*Molecule Psychiatry*) 上的来自咖啡和咖啡因遗传学协会的数据表明，与咖啡因代谢相关的基因使咖啡因对一些人的影响比对其他人的影响更"有益"。

就像所有好东西一样，聪明的身体知道自己的极限，并"调节"吸收量，以获得最佳效果。FDA 建议，一般来说，"适量"的咖啡能提供大约 400 毫克 / 天的咖啡因，差不多是 4 杯 8 盎司的咖啡。FDA 建议女性每天饮用不超过 2 杯 8 盎司的咖啡，使得这个建议更加地"适量"。然而，每个人最了解自己的身体。如果 2 杯咖啡让您紧张或易怒，那就喝 1 杯。如果 4 杯咖啡只会让您变得温和，那就尽情享受吧。

并非所有咖啡的咖啡因含量都相同。例如，一家非常著名的咖啡连锁店的产品，2.5 杯含 400 毫克的咖啡因。哎呀！

## 咖啡消除忧郁

因为淫雨绵绵而情绪低落？或者刚刚您突然意识到必须减肥 5 磅才能穿上最喜欢的牛仔裤？不必沮丧，1 杯咖啡绝对会为让您短暂地振奋精神。

如果这种低落的情绪持续几天或几周，请咨询您的医生。虽然咖啡可以提供短暂的精神提升，但它不能替代有效的抗抑郁药或治疗。

## 咖啡增强耐力

据美国运动医学院（American College of Sports medicine）称，他们的一项为期 40 多年的研究表明，咖啡因可通过增加血液中肾上腺素的水平来增强运动耐力。肾上腺素会触发脂肪酸的释放，这些脂肪酸可在马拉松等耐力运动的早期提供能量，为后续的运动节省糖原（肌肉燃料）。

对那些经常会跑得精疲力竭的受过训练的运动员进行的实验室研究表明，咖啡因的有效剂量是 3 毫克 /2.2 磅体重。因此，对于一名体重 150 磅的马拉松运动员来说，相当于需要 204 毫克咖啡因，大约相当于从 2 杯 8 盎司（每杯 95 毫克）或 3 杯 6 盎司（每个 71 毫克）的咖啡中获得的咖啡因。

这一建议量适用于咖啡，而不是含咖啡因的"能量饮料"，因为在等量的运动饮料中，咖啡因的含量可能是咖啡的数倍。咖啡因过量只能制造抖动。2000—2012 年间，美国毒物控制中心报告了 500 多个电话记录，都是关于这些饮料的不良反应，包括胃肠道不适、肾损害和精神问题。

## 咖啡在提升胆固醇方面是安全的

您可能听说过喝咖啡会增加胆固醇含量。那可不一定。罪魁祸首是咖啡醇和咖啡白醇（kahweol），这是咖啡中的天然化学物质，可能确实会使您的总胆固醇水平升高 20%，增加 LDL（"坏胆固醇"）和甘油三酯（血液中循环的一种脂肪）的水平。但通过纸质过滤器过滤咖啡会捕获并移除这些化学物质。看，问题已解决。

## 咖啡可以降低卒中风险

2011 年，发表在医学杂志《卒中》（Stroke）上的一份报告认为，喝咖啡的女性卒中风险比从不喝咖啡的女性低 25%。随后又进行了许多类似的研究，包括 2013 年的一项研究，研究人员比较了 80 000 多名健康男性和女性的"喝饮料的习惯"。这一次，咖啡的优势是每天至少喝一杯咖啡的人卒中的风险降低了 20%。研究人员将其归功于咖啡因扩张血管和降低凝血的能力。

绿茶也有类似的功效，但效果不太明显。为了获得和每天 1 杯咖啡相同的好处，您必须每天喝 4 杯绿茶。

到 2015 年，研究人员发现咖啡和绿茶的保护作用比之前的研究结果报告的更高。现在，我们可以说，每天喝 1 杯咖啡（或 2 杯绿茶）可以将卒中风险降低 32%。2017 年，一项确凿的研究表明，即使每周只喝 1 杯咖啡，也可以降低 7% 的卒中风险。

## 咖啡可以降低某些癌症的发病风险

当然，没有绝对确凿的证据表明某种食物确实可以预防癌症，但食用一些食物（包括咖啡）似乎确实能降低某些疾病的发病风险。2015 年，欧洲癌症和营养前瞻性调查研究（European Prospective Investigation into Cancer and Nutrition Study，EPIC）的科学家发现，每天喝 3 杯咖啡的女性患子宫内膜癌的风险比不喝咖啡的女性低 19%。在美国，长期进行的护士健康研究（Nurses' Health Study，NHS）显示，与从不喝咖啡的女性相比，每天喝 4 杯咖啡的女性患病风险降低 18%。还有一些类似的研究表明，喝咖啡的人患结肠癌、肝癌和恶性黑色素瘤的风险较低。

## 咖啡可以预防 2 型糖尿病

2014 年，NHS 的研究人员发现，与不喝咖啡的人相比，每天喝 4 杯咖啡的人患 2 型糖尿病的风险降低了 20%。再加 1 杯，风险就会降低 30%。

虽然众所周知，咖啡可以最大限度地提高胰岛素敏感性，提高身体以健康方式代谢糖的能力，但发现这些数据的哈佛大学营养学和流行病学教授弗兰克·胡（Frank Hu）仍然认为，没有足够的研究数据来确切说明多少咖啡可以控制 2 型糖尿病。但他肯定纯咖啡（对不起，不加奶油或糖）有益健康。

## 咖啡不能让每个人都保持清醒

FDA 表示，人体所摄入的咖啡因量的一半需要 4—6 小时才能代谢完毕，也就是说咖啡因的保持清醒的能力大约可持续 7 小时。所以，如果喝咖啡让您难以入睡，那么最后一杯咖啡要在正常休息时间之前很久喝下。另一方面，虽然没有人知道为什么，但实际上有些人会在睡前喝杯咖啡来放松自己。

## 咖啡可以降低男性勃起功能障碍（ED）的风险

聪明的您一定知道我会写这方面的内容，对吧？那么，它来了：休斯顿德克萨斯大学健康科学中心 2015 年的一份报告显示，与不喝咖啡的人相比，每天摄入 190—285 毫克咖啡因的男性（相当于 2-3 杯普通咖啡）勃起功能障碍的风险降低了 42%。与咖啡的其他好处一样，其作用机制可能是放松血管、增加血液流量和稳固勃起。（唯一的例外是患有糖尿病的男性。）

## 喝咖啡的人更长寿

从 1995 年开始，美国国立卫生研究院对 50 多万美国男性和女性进行了大约 12 年的跟踪调查。他们于 2013 年在《新英格兰医学杂志》上发表的研究结果表明，喝咖啡（常规或不含咖啡因）与健康长寿之间存在着明显的联系。

根据 NIH 国家癌症研究所的尼尔·弗里德曼（Neal Freedman）的说法，"咖啡与长寿的关联性在男性和女性中相似，并且参与研究者喝咖啡越多，关联性越强，虽然对于那些每天喝 2—3 杯咖啡的人和那些喝得更多的人来说，结果非常相似。我们研究中的最高等级是每天喝 6 杯及以上。说到杯子，我指的是美国常见的 8 盎司的杯子。"为什么会有这种关联？弗里德曼说，还没有人确切知道咖啡中数百种化合物中的哪一种可能对健康有益，但他相信今后会有更多的研究，最终揭开谜团。

弗里德曼是对的。2015 年，哈佛大学陈曾熙公共卫生学院（Harvard's T. H. School of Public Health）进行了一项为期 30 年的类似研究，表明咖啡中的抗炎化合物对长寿有益，但与之前的弗里德曼一样，研究人员呼吁进行更多研究，以最终弄清楚咖啡杯中的保护元素。

# 第 31 章
# 十大以字母"p"开头的上佳食物

如果看到这一章的标题时，您觉得这是个笑话，先不要急着否定，再想一想。数一数您最喜欢的营养书中列出的食物，您会发现，比起字母表中的其他字母，更多的食物的名字以 p 开头。选出十种营养丰富的以 p 开头的食物是轻而易举的事。

好奇的人请注意：本章中的营养物质数字来自美国农业部：www.nal.usda.gov/fnic/nutrient-lists- standard-reference-legacy–2018（详见第27 章）。

## 番木瓜（papaya）

番木瓜（papaya），也被称为木瓜（pawpaw），是一种梨形瓜，其浅黄色果肉有多种功能，可以在未成熟时烹调食用，也可以在成熟后生吃（挑那种橘黄色的金皮果实）。无论是哪种方式，一个小的成熟木瓜可以提供成年人每天所需一半的维生素 A，超过一天所需的维生素 C，以及每天所需 10% 的膳食纤维。注意，烹饪木瓜会降低维生素 C 的含量，因为维生素 C 受热容易分解。

聪明的厨师应该知道，木瓜的叶子也很有用。叶子中充满木瓜蛋白酶，这是一种在商业肉类嫩化剂中发现的蛋白水解酶。在木瓜诞生的中美洲，用木瓜叶包裹肉是标准的嫩化技术。但是木瓜蛋白酶会刺激皮肤，所以，处理木瓜叶时要小心哦。

# 梨（pear）

梨是苹果的植物学近亲，苹果是夏末秋初的水果，在美国西北部产量最为丰富。华盛顿州是苹果和梨的主要生产地。虽然苹果更受欢迎一些，但从营养学角度来说，梨是更好的选择。的确，1 个 5 盎司的新鲜梨比 1 个 5 盎司的苹果多 9 卡路里热量，同时，也多 25% 的蛋白质，30% 的膳食纤维，包括果肉中的可溶性果胶和果皮中的不溶性纤维半纤维素，以及木脂素，就是在咀嚼梨时嘎吱作响的细小颗粒中所含的物质。梨还含有 40% 的铁和 50% 的叶黄素（一种保护视力的天然植物化学物质）。所以，就像每天吃 1 个苹果的人一样，那些每天吃 1 个梨的人更少需要处方药，这也就不足为奇了。

梨忌粗暴的处理方式。擦破或切片会释放多酚氧化酶，一种加速水果中酚类（醇）氧化的酶，会产生团状的能使果肉变黑的棕色化合物。可以将切好的梨片浸泡在具有保护性的酸性抗氧化溶液中，如柠檬汁或醋水，来延缓这种自然反应，这一技巧同样适用于切好的苹果、香蕉和土豆。

不幸的是，并不是梨的每一部分都有好处。像桃核、杏核和苹果籽一样，梨籽也含有杏仁苷，一种氰化物 / 糖化合物，在胃中分解成氰化氢。偶尔吃一粒种子对成年人来说并不一定有害，但对儿童来说，即使吞下少量种子都可能是致命的。

# 豌豆（peas）

与其他豆类（大豆和花生）一样，豌豆富含膳食纤维（每半杯豌豆约含 4.4 克膳食纤维）和蛋白质（每半杯豌豆约含 4.29 克蛋白质）。半杯豌豆含有 477 个国际单位（IU）的维生素 A（是男性推荐膳食摄入量的 16%，女性的 21%）、11.36 毫克维生素 C（RDA 的 19%）和 1.24 毫克铁（育龄女性 RDA 的 8%）。

## 挑选完美的豌豆

并非所有的豌豆都是一样的。例如，新鲜豌豆是直接从豆荚中取出的菜豆。Petits pois 在法语中意为"小豌豆"，即成熟但尚未完全成形的豌豆。干豌豆是整个的豌豆脱去自然水分，在烹饪前必须浸泡。劈开的豌豆是经过煮沸、去皮并劈开成两半的干豌豆，这种干豌豆不用浸泡就可以煮。因为干豌豆减去了天然水分，每盎司豌豆的固体成分含量会增加，从而可以获得更多的营养，当然也包括卡路里。豌豆荚是早期的带荚的果实，里面只有一丁点豌豆；最嫩的称雪豌豆；糖豌豆是雪豌豆的一种。彩蛋来了：把豆荚和豌豆一起吃，相当于在饮食中添加膳食纤维。

除了含有如此多的营养素外，豌豆也很美味。刚摘下来的豌豆含糖量很高，但采摘后几小时内，几乎一半的糖变成淀粉。所以，您吃的豌豆越新鲜，味道就越甜。还可以直接从豆荚里把豌豆剥出来，直接放进嘴里或沙拉里。如果要烹饪豌豆，最好动作快点。使豌豆呈现绿色的色素——叶绿素对酸敏感。当绿色蔬菜（包括豌豆）被加热时，叶绿素与烹饪水或豌豆本身的酸发生反应，形成一种称为脱镁素的褐色色素，使豌豆变成橄榄褐色。快速烹饪避免了这种黑乎乎的食物被端上餐桌。比较罐装豌豆和冷冻豌豆的颜色，这是证明这种颜色差异的一个很好的例子。

尽管豌豆有很多优点，但它们并不完美。豆类是最容易引发过敏反应的食物之一。一些营养指南警告说，干豌豆可能和被称为 MAO（单胺氧化酶）抑制剂的抗抑郁药物相互作用，导致血压飙升。嘌呤是蛋白质代谢的副产物，可能会加重痛风（一种关节炎）。一些营养学家认为，干豌豆中有足够的蛋白质来引起痛风。

# 菠萝（pineapple）

菠萝的英文是 pineapple，但它既不是一棵松树（pine），也不是一个苹果（apple）。菠萝的营养物质含量仍然可以用"买一赠一"来形容。首先，它富含膳食纤维（每杯菠萝含 2.3 克膳食纤维）和维生素 C（每杯菠萝含 79 毫克维生素 C，占女性 RDA 的 72%，男性的 60%）。其次，菠萝含有一种天然的肉类嫩化剂，即蛋白水解（蛋白溶解）酶——菠萝蛋白酶，与木瓜中的木瓜蛋白酶相似（见本章前面的章节）。在牛肉、羊肉、猪肉或小牛肉上盖上新鲜菠萝块，放在冰箱里过夜，可以得到微甜的、鲜嫩的肉。

# 芭蕉（plantain）

芭蕉是香蕉家族的一员，但与它的表亲即剥即吃不同，芭蕉在植物学上被归类为一种蔬菜。另一个不同之处是，香蕉成熟时会将其淀粉转化为糖，但芭蕉却不能，所以必须在食用芭蕉之前将其煮熟，使其淀粉颗粒膨胀并裂开，从而软化果肉。在拉丁美洲烹饪中很受欢迎的"炸香蕉"通常是油炸芭蕉，添加大量的糖，以使原本含淀粉的食物变甜。

另一方面，一份芭蕉的维生素 A 含量是等量香蕉的 10 倍以上，维生素 C 含量是前者的 2 倍，钾含量是前者的 1/3。

与香蕉一样，芭蕉富含 5- 羟色胺、多巴胺和其他天然神经递质（使脑细胞能够交流的化学物质），这些物质起到情绪提升的作用。如果最新的关于巧克力研究是正确的，您可以将芭蕉浸泡在融化的黑巧克力中，更能增加幸福感（详见第 29 章）。

# 猪肉（pork）

与羊肉和牛肉相比，猪肉的卡路里含量更少，总脂肪、饱和脂肪和胆固醇含量也更少。当您读到这本书时，来自阿尔伯塔省拉科姆研究中心（阿尔伯塔大学）和萨斯卡大草原养猪中心（萨斯喀彻温省）的一个加拿大研究小组正在努力在猪肉中添加有益心脏健康的 ω-3 脂肪酸。从 2011 年开始，科学家们给试验动物喂食富含 ω-3 的亚麻籽和菜籽油，希望能在保持猪肉储存稳定性和美味的同时，增加其营养价值。

当然，有些人可能会说，为什么要这么麻烦呢？如果您的目标是食用 ω-3 脂肪酸，为什么不只吃鱼和海鲜呢？要知道，鱼和海鲜是这些有益脂肪的主要来源。但科学仍在前进。迟早，1 块含 ω-3 脂肪酸的猪排肯定会砸到您的桌子上。在此之前，表 31-1 列出了猪肉、羊肉和牛肉的可比脂肪统计数据。

表 31-1　脂肪含量（烤里脊 /100 克）

| | 猪肉 | 羊肉 | 牛肉 |
|---|---|---|---|
| 卡路里 | 142 | 217 | 257 |
| 总脂肪含量 / 克 | 4.9 | 11.4 | 15.8 |
| 饱和脂肪酸含量 / 克 | 1.7 | 4.6 | 6.2 |
| 胆固醇 / 毫克 | 53 | 90 | 83 |

# 马铃薯（potato）

尽管有"土豆让人发胖"的神话，但谦逊的土豆仍是一种营养价值无可争议的可以填饱肚子的食品。1 个 7 盎司的烤土豆，包括土豆皮在内，含有 220 卡路里的热量，主要是淀粉碳水化合物，外加 4 克膳食纤维、5 克蛋白质，而且几乎没有脂肪。诚然，这些蛋白质是"不完整的"，某些必需氨基酸的含量有限。但是您可以用传统的方法来解决这个问题，比如，煮土豆时浇上点牛奶。或者可以把一些（低脂）奶酪融化来烤土豆。（有关蛋白质性质的更多信息，参阅第 6 章。）

土豆含有大量维生素 C，曾经生吃以预防坏血病，即维生素 C 缺乏症。土豆越新鲜，维生素 C 含量越高。例如，在阴凉处储存 3 个月后，土豆会损失大约 1/3 的维生素 C；6 个月后，会损失大约 2/3。长期储存也会将土豆的淀粉转化为糖，所以它尝起来更甜，不像土豆。但淀粉向糖的转化与温度有关：如果土豆在 70—75 华氏度的温度下储存，糖就会转化为淀粉。

18 世纪中叶爱尔兰马铃薯大饥荒是由致病疫霉（phytophthora infestans）引起的，这种真菌会使土豆腐烂。土豆本身对人类也可能相当危险。马铃薯是茄科植物的一员，它能产生一种称茄碱（solanine）的神经毒性物质（因此马铃薯的学名为茄属块茎），这使得细胞很难来回传递信息。茄碱存在于植物的绿色部分（叶子、茎、表皮上的绿色斑点），不溶于水，不受热影响。生土豆中的茄碱在烹饪后仍会存在。是的，一个成年人可能需要一次吃大约 3 磅土豆或 2.4 磅土豆皮才会茄碱中毒，但比起后悔，更安全的做法是：把任何发芽或长绿斑的土豆扔掉。

# 对虾（prawn）

美国人和英国人都说英语，但有时同一个词在美国说的是一件事，在英国意味着另一件事。举个例子：对虾。在美国，对虾是一种非常大的虾；在英国，一点虾都没有。

几年来，龙虾、螃蟹、牡蛎、蛤蜊和贻贝等虾由于其高胆固醇含量而被排除出健康饮食。但是，随着营养学家越来越关注各种脂肪酸，特别是有害的饱和脂肪酸所起的作用（更多信息，参阅第7章），低饱和脂肪酸的食物又重新出现在菜单上。

的确，1份100克的虾含有约195毫克的胆固醇，而1份90%的瘦肉汉堡含有约82毫克的胆固醇。但这种汉堡含有4.2克饱和脂肪酸，占RDA的23%，是对虾中饱和脂肪酸（0.3克）的14倍。此外，像其他鱼类和海鲜一样，对虾也是有益心脏健康的ω-3脂肪酸的良好来源。

想要把矿物质，如镁和锌，都被包含在一种美味的食物中，并且每一份都含有99卡路里的热量？要快速简便地得到这些好东西，只需将虾煮至不透明，然后蘸着调味料吃即可。

# 西梅（prune）

如果把prune叫作干李子（dried plum），您会更喜欢它吗？ 2000年，加州西梅委员会说服FDA批准对这种水果进行更名，这就是为什么现在一箱箱西梅被贴上干李子（dried plum）的标签。

当然，不管怎么称呼它，西梅都是一种富含抗氧化剂、维生素A、非血红素铁（植物中铁的形式）和纤维素的食物。其中含有大量的纤维：同样都是1盎司，西梅的膳食纤维含量比干豆多得多。

西梅真正的营养价值在于其缓解便秘的能力。西梅中含有二氢苯基靛苷，是一种天然化学物质，与许多非处方泻药中的活性成分双氯酚相对应。二氢苯基靛蓝素是一种兴奋剂，它能引起肠道收缩，从而推动食物前进。因此，如果吃太多的西梅，您可能会腹泻，这是可以预料到的。会让您感到惊讶的是吃干李子会引起一些人对亚硫酸盐产生过敏反应。亚硫酸盐用于防止干果（包括西梅）的果肉变黑。为了降低发生严重副作用的风险，包括潜在致命的过敏反应（一种全身反应，可能会影响呼吸），所有含有亚硫酸盐的干果标签上都有明显的警告。有关食物过敏的更多信息，请参阅第 23 章。

# 南瓜（pumpkin）

　　南瓜最早发现于新大陆，现在除了南极洲以外，其他大陆都有南瓜生长。它是南瓜家族的一员，利用率很高，一点也不浪费。煮熟的南瓜花和叶子是绿色蔬菜，干南瓜子或烤南瓜子是高蛋白、高纤维的零食，南瓜肉是维生素 A 和维生素 C 非常好的来源。

　　最有营养的南瓜是金色的圆柱形品种，例如由罐头南瓜的主要销售商 Libby 种植和加工的狄更森南瓜。事实上，罐装南瓜是加工食品打败天然食品的又一例子：同样是 1 盎司，普通罐装南瓜的维生素 A 含量是煮熟的新鲜南瓜的 20 倍，钙含量是煮熟的新鲜南瓜的 2.5 倍，但维生素 C 含量较少。

　　世界各地的农民竞相看谁能种出最大的南瓜。目前的美国纪录保持者是康涅狄格州的亚历克斯·诺尔（Alex Noe）种植的 2 294 磅重的大南瓜，但这个巨人仍然被 2016 年比利时的马蒂亚斯·威利米恩斯（Mathias Willemijns）种植的 2 626 磅重的世界冠军南瓜所压倒。在 www. backyardgardener.com 上，您可以找到世界上最大的南瓜排行榜，以及如何种植巨型蔬菜的十大技巧。我敢打赌，您看的时候一定会忍不住感叹："哇！"

# 附　录
# 营养学术语表

　　同任何科学一样，营养学也有自己的专业词汇，因此在本书的每一章中，您都会找到与特定材料相关的许多术语定义。

　　美国农业部（USDA）和卫生与公众服务部（HHS）推出的每一版《美国居民膳食指南》中都包含了更新、更广泛的词汇表。本附录包括美国农业部和卫生与公众服务部在最新指南（2021—2025 年）中的一些术语定义。

　　**添加糖（added sugars）**——在食品加工过程中添加的糖（如蔗糖或葡萄糖）、包装成甜味剂的食品（如食糖）、糖浆和蜂蜜中的糖以及浓缩水果或蔬菜汁中的糖。不包括牛奶、水果和蔬菜中的天然糖。

　　**全因死亡率（all-cause mortality）**——特定时间段内任何（或所有）原因造成的死亡总数。全因死亡率不包括特定原因的死亡率，即特定疾病（如心血管疾病或癌症）的总死亡人数。

**体质指数**（body mass index，BMI）——体重（kg）除以身高（m）的平方。BMI 是脂肪和肌肉缺乏或过剩的指标。2 岁及以上人群的 BMI 的分级包括体重不足、正常体重（正常体重通常被称为健康体重）、超重和肥胖。超重和肥胖是指体重大于给定身高下的健康体重，而体重不足是指体重低于健康体重。

**卡路里**（calorie）——是用于测量食物和饮品的能量含量以及身体的能量使用（支出）的单位。1 千卡等于将 1 千克水的温度升高 1 摄氏度所需的能量（热量）。维持身体的各种功能需要能量，包括代谢过程和体力活动。碳水化合物、脂肪、蛋白质和酒精是食物和饮品中的产能物质。如果没有明确规定，"卡路里"指的是"千卡"。

**碳水化合物**（carbohydrates）——一种常量营养物质。碳水化合物包括糖、淀粉和纤维素：

» **糖**——由一个糖单元（单糖，如葡萄糖和果糖）或两个相连的糖单元（双糖，如乳糖和蔗糖）组成的碳水化合物。糖包括白糖和红糖，还有水果糖、玉米糖浆、糖蜜和蜂蜜（见添加糖）。

» **淀粉**——许多葡萄糖单元连接在一起形成淀粉。含有淀粉的食物包括蔬菜、干豆、豌豆和谷物（如大米、燕麦、小麦、大麦、玉米）等。

» **纤维素**——植物中固有且完整的不可消化的碳水化合物和木质素。纤维素由膳食纤维、食物中天然存在的纤维和功能性纤维组成，功能性纤维是一种单独存在的、不易消化的碳水化合物，对人体有有益的生理作用。

**心血管疾病**（cardiovascular disease，CVD）——心脏病以及可能导致心脏病发作、胸痛（心绞痛）或卒中的血管系统（动脉、毛细血管、静脉）疾病。

**胆固醇**（cholesterol）——一种存在于所有动物组织中的天然甾醇。游离胆固醇是细胞膜的一种成分，是类固醇激素（雌激素、睾酮、醛固酮）和胆汁酸的前体。人类能够合成足够的胆固醇以满足生物需求，并且没有证据表明需要从饮食中摄取胆固醇。

**血液胆固醇**（blood cholesterol）——在血液的血清中以独特的颗粒形式转运的胆固醇，包含脂质和蛋白质（脂蛋白）。又称血清胆固醇。其中两种类型的脂蛋白是：

» **高密度脂蛋白**（HDL-C）——常被称为"好胆固醇"，可将胆固醇从组织输送到肝脏，再由肝脏排出体外。

» **低密度脂蛋白**（LDL-C）——常被称为"坏胆固醇"，可携带胆固醇到动脉和组织。高 LDL-C 水平会导致动脉中胆固醇的积聚。

**膳食胆固醇**（dietary cholesterol）——动物源性食物中的胆固醇，包括肉类、海鲜、家禽、鸡蛋和乳制品。植物源性食物，如谷物、蔬菜、水果和油，不含膳食胆固醇。

**辅食添加**（complementary feeding）——辅食添加的过程从母乳或婴儿配方奶粉被其他食物和饮品替代开始，一般持续到 24 个月，直到幼儿完全过渡到家庭普通膳食。

**辅食**（complementary foods and beverages，CFB）——为婴儿或幼儿提供营养和能量的食品和饮品（液体、半固体和固体），母乳或婴儿配方奶粉除外。

**杯当量**（cup equivalent）——蔬菜、水果或牛奶类食品被认为等于 1 杯的量。一些食物的杯当量可能和一杯的体积不同，因为：①食物经过浓缩（如葡萄干或番茄酱）；②食物在生的状态下比较蓬松，不能很好地压缩到杯子中（如蔬菜沙拉）；③食物是以不同的形式测量的（如奶酪）。

**膳食结构**（dietary pattern）——膳食中不同食物、饮料和营养物质的数量、比例、种类或组合，以及习惯性食用的频率。

**膳食营养素参考摄入量**（dietary reference intakes，DRI）——由美国国家科学院、工程院和医学院制定的营养参考值，具体基于年龄、性别和生理状况，涵盖 40 多种营养物质。DRI 为维生素、矿物质和其他营养物质提供参考值，包括：①标明能满足大多数健康人需求的每天摄入量；②标明最高摄入水平，以避免过量带来的损伤。

**可接受的宏观营养素分布范围**（acceptable macronutrient distribution ranges，AMDR）——一些特殊能量来源于物质的摄入量，在该范围内，既能提供必需营养素，又能降低慢性病风险。如果摄入量在 AMDR 范围之外，则有可能增加慢性病和 / 或必需营养物质摄入不足的风险。

**适宜摄入量**（adequate intakes，AI）——基于观察或实验确定的一组（或多组）健康人群平均营养物质摄入量的近似值或估计值，建议的每天平均营养素摄入量水平。当无法确定膳食营养素推荐供给量（recommended dietary allowance，RDA）时使用。

**慢性病风险降低摄入量**（chronic disease risk reduction intakes，CDRR）——有足够证据表明能使慢性病风险降低的最低摄入量。该营养物质参考值目前仅适用于钠元素。

**平均需求量**（estimated average requirements，EAR）——

估算出的每天平均营养物质摄入量水平，以满足特定生理状况群体和性别组中一半以上健康个体的需求。

**膳食营养素推荐供给量**（recommended dietary allowance，RDA）——在特定生理状况群体和性别组中，足以满足几乎所有（97%—98%）健康个体营养需求的平均膳食摄入水平。

**可耐受的最高摄入量**（tolerable upper intake level，UL）——对于特定生理状况群体和性别组中的几乎所有个体而言，不会对健康造成不利影响的最高平均每天营养素摄入水平。当摄入量增加到 UL 以上时，对健康不利影响的风险增加。

**膳食补充剂**（dietary supplement）——一种旨在补充饮食中营养物质的产品，其含有一种或多种营养成分（包括维生素、矿物质、草药或其他植物、氨基酸和其他物质），可以以药丸、胶囊、滴丸或液体的形式口服，并在成分列表中标记为膳食补充剂。

**进食**（eating occasion）——包括吃一顿饭、吃零食或喝饮料，在此期间会消耗一些含卡路里或不含卡路里的食物或饮品（见进食频率）。

**基本卡路里**（essential calories）——基本的食物与饮品所提供的能量，这些食物与饮品既与美国农业部所倡导的低饱和脂肪酸、低糖低钠的饮食结构相一致，又能满足营养需求。

**纯母乳喂养**（exclusive human milk feeding）——仅给婴儿喂食母乳，不添加婴儿配方奶粉和 / 或其他补充食品和饮品（包括水），药物、维生素和矿物质元素补充剂除外。

**脂肪**（fat）——一种常量营养物质（参见固体脂肪和油）。

» **单不饱和脂肪**——单不饱和脂肪有 1 个双键，在动植物产品中都存在。富含单不饱和脂肪的植物源性食物包括坚果和植物榨的油（如菜籽油、橄榄油、高油酸红花油和葵花籽油），在室温下呈液态。

» **多不饱和脂肪**——多不饱和脂肪有 2 个或更多双键，根据第一个双键的位置不同，可分为 2 种类型。多不饱和脂肪存在于许多不同的植物和一些鱼类中。

» **ω-3 脂肪酸**——3 种主要的 ω-3 脂肪酸分别是 α- 亚麻酸（ALA）、二十碳五烯酸（EPA）和二十二碳六烯酸（DHA）。α- 亚麻酸是必需营养素，因为它不能由人类合成，因此是饮食中不可少的。ALA 的主要来源包括豆油、菜籽油、核桃和亚麻籽。EPA 和 DHA 是在鱼类和贝类中发现的长链 ω-3 脂肪酸。

» **ω-6 脂肪酸**——有 4 种主要的 ω-6 脂肪酸：亚油酸（LA）、花生四烯酸（ARA）、γ- 亚油酸（GLA）和共轭亚油酸（CLA）。亚油酸是必需营养素，因为它不能由人类合成，因此在饮食中必不可少。LA 的主要来源是坚果和液体植物油，包括大豆油、玉米油和红花油。

» **饱和脂肪酸**——饱和脂肪酸没有双键。主要来源是动物源性食物，如肉类和乳制品，以及热带植物油，如椰子油或棕榈油。一般来说，饱和脂肪酸含量高的脂肪在室温下是固体形式。

» **反式脂肪酸**——反式脂肪酸是不饱和脂肪酸，在反式构型中含有 1 个或多个孤立（即非共轭）双键。反式脂肪酸存在于反刍动物（如牛和羊）源的食物中，包括乳制品、牛肉和羊肉。

**食品类别**（food categorie）——为便于描述，将类似食品按其消化吸收方式进行分组的方法。美国农业部 / 农业研究所已制定了 150 个互不相容的食品类别，以说明《在美国，我们吃什么》（WWEIA）中报告的各种食品或饮品。《在美国，我们吃什么》是美国国家健康和营养检查调查中关于食物的这一部分（想要了解更多信息，请访问下面的网站：http://seprl. ars.usda.gov/Services/docs.htm?docid=23429）。举个例子，WWEIA 中的食品类别包括汤、玉米片和酵母面包。当对含有多种成分的食品进行归类时，不会按其组成部分归类。例如，所有比萨饼都被归入比萨饼类别（参见食物组）。

**公共健康关注的食品成分**（food components of public health concern）——包括过量或不足的营养物质和其他膳食成分（与膳食营养物质参考摄入量相比，如果营养物质的生物测量值可用，也可与其生物测量值相比），并在科学文献中与一般人群或亚人群的不良健康结果相关联。

**食品环境**（food environments）——影响食品选择和食品供应的因素和条件。这些环境包括家庭、儿童保育（早期保育和教育）、学校、课后计划、工作场所、食品零售店和餐厅，以及个人和家庭购买食物和饮料的其他场所。食品环境还包括宏观层面的因素，包括粮食营销、粮食生产和分配系统、农业政策、联邦营养援助计划和经济价格结构。

**食品组**（food groups）——为便于描述和指导，对相似的食物进行分组的方法。美国农业部饮食结构将食物组分为水果、蔬菜、谷物、乳制品和蛋白质食品。这些组别中，一些又有其亚组，如深绿色蔬菜或全谷物，这些亚组可能有摄入的目标量或限制量。当将含有多种成分的食品归于某食物组时，会将其分解成主要的组成部分。例如，比萨饼可以分为谷物（面饼）、奶制品（芝士）、蔬菜（酱汁和蔬菜配料）和蛋白质食物（一些配料）食物组。

**饮食结构建模**（food pattern modeling）——调整食品类别或食品组的每天摄入量以满足特定标准的过程，如满足营养素摄入目标、限制营养素或其他食物成分，或改变特定食品类别或食品组的比例或数量。

**粮食安全**（food security）——所有人现在和将来都能获得充足、安全和营养的食物，以维持健康和积极的生活。

**强化**（fortification）——人为地向食品中添加一种或多种必需营养素，无论这些营养素是否包含在食物中。强化可用于预防或纠正人群或特定人群中已证明的缺陷；补充在加工、储存或处理过程中损失的天然营养素；或者在食物中添加一种营养素，使其水平与传统食物相当。例如当谷物上标记有浓缩谷物时，必须添加叶酸。

**进食频率**（frequency of eating）——每天进食次数（见"进食"）。

**妊娠期糖尿病**（gestational diabetes）——以前未诊断为糖尿病的女性在妊娠期间发生的糖尿病。

**妊娠期体重增加**（gestational weight gain）——女性在妊娠期间增加的体重。

**健康**（health）——身体、精神和社会状态全面健康的状态，而不仅仅是没有疾病或不虚弱。

**母乳**（human milk）——在喂养（即哺乳）过程中提供的母乳，可以是新鲜母乳，也可以是冷藏或冷冻后拿来哺乳。

**母乳喂养**（human milk feeding）——仅用母乳喂养或与婴儿配方奶粉和/或补充食品和饮品（如牛奶）一起喂养。

**妊娠期高血压病**（hypertensive disorders of pregnancy）——妊娠期间发生的一组疾病，包括妊娠高血压、先兆子痫和子痫。

**婴儿配方食品**（infant formula）——可模拟母乳或可以完全或部分替代母乳的食品，仅作为婴儿食品，属于特殊用途食品。

**等热量**（isocaloric）——具有相同的能量值。例如，两种膳食结构在常量营养素比例上不同，但能量含量相同，为等热量。

**瘦肉**（lean meat）——根据美国农业部和美国食品药品监督管理局对食品标签使用的定义，任何脂肪含量低于10%，或每100克中脂肪少于10克的肉类称为瘦肉。例如，95%的瘦肉碎牛肉，熟食；烤牛排，只有瘦肉；烤猪排，只有瘦肉；烤鸡胸或鸡腿，不带皮；还有熏/腌火腿，只有瘦肉。

**年龄阶段**（life stages）——由 NHANES 抽样权重定义的年龄组或 DRI 定义的年龄 – 性别组，包括：

» 婴幼儿（出生不足 24 个月）

» 儿童和青少年（2—19 岁）

» 成年人（20—64 岁）

» 生育期妇女（20—44 岁）

» 哺乳期妇女（20—44 岁）

» 老年人（65 岁及以上）

**常量营养素**（macronutrient）——提供能量的膳食成分。常量营养素包括蛋白质、脂肪和碳水化合物。

**神经认知**（neurocognitive）——与思考和推理能力有关，包括集中注意力、记忆事物、处理信息、学习、说话和理解的能力。

**神经认知发展**（neurocognitive development）——婴儿期和儿童期思维和推理能力的成熟。神经认知发展包括：认知发展、语言和交流发展、运动和身体发展以及社会 – 情感和行为发展。影响或可受神经认知发展影响的内容包括学业成绩、注意力缺陷障碍（attention deficit disorder，ADD）或注意缺陷多动障碍（attention deficit hyperactivity disorder，ADHD）、焦虑、抑郁或孤独症谱系障碍（autism spectrum disorder，ASD）。

**营养密集型食品**（nutrient-dense food）——营养密集型食品包括天然富含维生素、矿物质和其他物质、可能对健康产生积极影响的食品；瘦肉型或低固体脂肪、不添加固体脂肪、糖、淀粉或钠的食品；保留食物的天然成分（如纤维）的食品。所有未添加固体脂肪或糖的蔬菜、水果、全谷物、鱼、蛋和坚果都被视为营养密集型食品，如未添加固体脂肪或糖的瘦肉或低脂液态奶、肉和家禽。与含有固体脂肪和 / 或添加糖的食物相比，营养密集型食物能提供大量的维生素和矿物质（微量营养素）以及相对较少的卡路里。

**营养密集型代表性食品**（nutrient-dense representative food）——就美国农业部的饮食结构建模而言，营养密集型代表性食品是指每个项目群中添加糖、钠和固体脂肪最少的食品。

**营养证据审查委员会**（nutrition evidence systematic review，NESR）——以前称为营养证据库（nutrition evidence library，NEL）。NESR 专门进行与食品和营养相关的系统审查。NESR 系统审查包含一系列研究，使用严格透明的方法来搜索、评估、分析和综合与联邦政策和计划相关主题的科学证据，回答重要的公共卫生问题。想了解更多相关信息，请访问：nesr.usda.gov。

**油**（oil）——室温下呈液态的脂肪。油来自许多不同的植物和一些鱼类。常见的油包括菜籽油、玉米油、橄榄油、花生油、红花油、大豆油和葵花籽油。许多食物天然富含油脂，如坚果、橄榄、一些鱼和鳄梨。主要由油组成的食物包括蛋黄酱、某些沙拉酱和不含反式脂肪的软人造黄油（桶状或挤压状）。油中单不饱和或多不饱和脂肪含量高，饱和脂肪含量低于固体脂肪。一些被称为热带油的植物油，如椰子油、棕榈油和棕榈仁油，饱和脂肪含量高，出于营养学的考虑，应归为固体脂肪。出于营养目的，含有反式脂肪的部分氢化油也应被视为固体脂肪（见脂肪）。

**盎司当量**（oz equivalent）——谷物或蛋白质食品组中相当于1盎司的食品量。如果食物的水分含量较低或较浓稠（如坚果、花生酱、干肉、面粉），则其盎司当量可能小于1盎司；如果食物含有大量水分（如豆腐、熟豆、熟米饭或面食），则重量可能大于1盎司。

**分量**（portion size）——在1次进食中提供或食用的食物量（见"进食"）。

**产后瘦身**（postpartum weight loss）——产后体重从基线水平到后期时间点的体重变化。

**加工肉类**（processed meat）——通过熏制、腌制或添加化学防腐剂保存的肉类、家禽或海鲜产品。加工肉类包括培根、香肠、热狗、三明治肉、包装火腿、意大利腊肉肠（pepperoni）和萨拉米香肠（salami）。

**蛋白质**（protein）——一种常量营养素。蛋白质是每个动物细胞的主要功能和结构成分。蛋白质由氨基酸组成，其中9种是必需氨基酸，不能由人类合成，必须从饮食中获得。膳食蛋白质的质量取决于其氨基酸组成与人体生长、维持和修复需求的关系。蛋白质质量由两个因素决定：消化率和氨基酸组成。

» *动物蛋白*——来源于肉类、家禽、海鲜、鸡蛋和牛奶以及乳制品的蛋白质。

» *植物蛋白*——来源于植物的蛋白质，如干豆、全谷物、水果、坚果和种子。

**方案**（protocol）——2020年美国膳食指南咨询委员会用于对科学问题进行系统审查的计划方案。

**习惯消费参考量**（reference amount customarily consumed, RACC）——营养成分标签上列出的分量，该参考值基于美国食品药品监督管理局确定的通常在单一进食场合食用的食品或饮品的量。

**精制谷物（refined grain）**——缺少麸皮、胚芽和／或胚乳的谷物和谷物产品，以及非全谷物的任何谷物产品。许多精制谷物中纤维含量低，但含有硫胺素、核黄素、烟酸和铁，并富含叶酸。

**肌减少症（sarcopenia）**——一种进行性和全身性的骨骼肌质量损失，单独发生或同时伴有肌肉力量和肌肉能量的丧失。

**海鲜（seafood）**——生活在海洋、淡水湖泊和河流中的海洋动物。海鲜包括鱼类，如鲑鱼、金枪鱼、鳟鱼和罗非鱼，以及贝类，如虾、蟹和牡蛎。

**社会经济地位（socioeconomic status）**——一种经济和社会指标，由美元收入、贫困率百分比、粮食安全、联邦援助计划资格或教育水平等因素决定。

**固体脂肪（solid fat）**——室温下一般呈固体形式的脂肪。固体脂肪存在于除海鲜以外的动物源性食品中，也可以通过氢化从植物油中提取。一些热带油料植物提取的油，如椰子油和棕榈油，由于其脂肪酸组成，被认定为固体脂肪。固体脂肪比液体油（如大豆油、菜籽油和玉米油）含有更多的饱和脂肪和／或反式脂肪，单不饱脂肪酸和／或多不饱和脂肪酸含量较低。常见的固体脂肪包括：黄油、牛肉脂肪（牛脂、板油）、鸡肉脂肪、猪肉脂肪（猪油）、人造奶油、起酥油、椰子油、棕榈油和棕榈仁油。固体脂肪含量高的食物包括：黄油、全脂奶酪、奶油、全脂牛奶、全脂冰淇淋、大理石纹肉、普通绞牛肉、培根、香肠、禽类的肉皮以及许多用这些产品制作的烘焙食品（如曲奇、薄脆饼干、甜甜圈、糕点和牛角面包等）。牛奶和奶油（黄油）的脂肪成分在室温下是固体（详见"脂肪"部分）。

**糖（sugar）和加糖饮料（sweetened beverages）**——添加各种形式糖的液体。这些饮料包括但不限于苏打水（普通饮料，非无糖饮料）、果味饮料、运动饮料、能量饮料、甜水以及添加糖的咖啡和茶饮料。又称卡路里甜味饮料。

**全谷物（whole grain）**——由全谷物种子制成的谷物和谷物产品，通常称为谷粒，由麸皮、胚芽和胚乳组成。如果谷粒已经破裂、压碎或剥落，它必须保留与原始谷粒相同的麸皮、胚芽和胚乳的相对比例，才能称为全谷物。许多（但并非全部）全谷物也是膳食纤维的来源。

# 关于作者

卡罗尔·安·林兹勒（Carol Ann Rinzler）曾是《纽约每日新闻》的营养专栏作家，著有30多本与健康相关的书籍，其中包括《控制胆固醇》（*Controlling Cholesterol For Dummies*）、《新食品全集》（*The New Complete Book of food*）、《雌激素与乳腺癌：对女性的警告》（*Estrogen and Breast Cancer: A Warning for Women*），以及《莱昂纳多的脚》（*Leonardo's Feet*）——美国科学促进会称其为"近年来普通人所能读到的最佳科普读物"。

# 作者致谢

首先，我要感谢 Wiley 出版社专业知识过硬且亲切和蔼的工作人员。策划编辑特蕾西·博吉（Tracy Boggier）和伊丽莎白·斯蒂尔韦尔（Elizabeth Stillwell）指导该书从构思到完成。项目编辑克里斯蒂娜·古思里（Christina Guthrie）在不可避免的危机中使本书的写作能顺利进行。还有技术编辑雷切尔·尼克斯（Rachel Nix），经过她的评论和建议，本书内容更加充实。

与之前的版本一样，我要感谢那些花时间与我分享其知识和专长的人。美国国家科学院、工程院和医学院的斯蒂芬妮·米切利（Stephanie Miceli）和达娜·科尔森（Dana Korsen）对美国饮食指南背后的科学提供了宝贵的见解。费城宾夕法尼亚大学医学院和儿童医院的阿基瓦·科恩（Akiva Cohen）、威尔康奈尔医学院的罗杰·哈特尔（Roger Härtl）、卡尔曼·罗宾逊（Kalman Rubinson），以及纽约大学兰贡医学中心－纽约大学医学院的唐纳德·威尔逊（Donald Wilson）阅读了部分手稿，并提出了宝贵意见。纽约大学罗伯特·格罗斯曼医学院的梅尔·罗森菲尔德（Mel Rosenfeld）慷慨地为我打开了通往非凡神经科学世界的大门。纽约大学朗根医学中心的吉姆·曼德勒（Jim Mandler）总是准备好一位专家，让我随时可以咨询。

威廉·埃金斯（William Eakins）分享了他对历史事实的百科全书式知识。在本书的各章之间，亚历克西斯·盖伯（Alexis Gelber）穿插了有关新型冠状病毒肺炎大流行的文章来防止"营养过剩"。大卫·汉德林（David Handlin）解决了我的数学问题，比如 108 中的"0"。威廉·希克斯（William Hicks）让我了解最新的医学伦理。丹尼·尼尔森（Danny Nelson）解释了奇妙的热力学概念，即没有冷，只有热。彼得·萨斯（Peter Sass）的逻辑简单而严谨。沙扎伊布·谢赫（Shahzaib Shaikh）向我展示了直角的重要性。在写作困难的日子里，罗斯玛丽·卡迪洛（Rosemary Cardillo）、路易斯·丹克伯格（Louis Dankberg）和露丝·伊登鲍姆（Ruth Edenbaum）耐心地听取了我的抱怨。正是有这些人的帮助，本书才得以问世。

图书在版编目（CIP）数据

人人都能看懂的营养学：第 7 版／（美）卡罗尔·安·林兹勒（Carol Ann Rinzler）
著；刘燕萍，王嫩寒，钟岚译. — 长沙：湖南科学技术出版社，2024.1
（国际临床经典指南系列丛书. 第二辑）
ISBN 978-7-5710-2503-8

Ⅰ. ①人… Ⅱ. ①卡… ②刘… ③王… ④钟… Ⅲ. ①营养学 Ⅳ. ①R151

中国国家版本馆 CIP 数据核字 (2023) 第 230463 号

国际临床经典指南系列丛书　第二辑
RENREN DOU NENG KANDONG DE YINGYANGXUE DI−QI BAN

人人都能看懂的营养学　第 7 版

著　者：[美] 卡罗尔·安·林兹勒(Carol Ann Rinzler)
译　者：刘燕萍　王嫩寒　钟　岚
审　译：马良坤
出 版 人：潘晓山
出版统筹：张忠丽
责任编辑：李　忠　杨　颖
特约编辑：王超萍
出版发行：湖南科学技术出版社
社　　址：长沙市芙蓉中路一段 416 号泊富国际金融中心
网　　址：http://www.hnstp.com
湖南科学技术出版社天猫旗舰店网址：http://hnkjcbs.tmall.com
邮购联系：0731-84375808
印　　刷：长沙艺铖印刷包装有限公司
　　　　　（印装质量问题请直接与本厂联系）
厂　　址：长沙市宁乡高新区金洲南路 350 号亮之星工业园
邮　　编：410604
版　　次：2024 年 1 月第 1 版
印　　次：2024 年 1 月第 1 次印刷
开　　本：710mm×1000mm　1/16
印　　张：24.25
字　　数：403 千字
书　　号：ISBN 978-7-5710-2503-8
定　　价：98.00 元

（版权所有·翻印必究）